Steinhauer

Springer

*Berlin*
*Heidelberg*
*New York*
*Barcelona*
*Budapest*
*Hongkong*
*London*
*Mailand*
*Paris*
*Santa Clara*
*Singapur*
*Tokio*

I. Füsgen · H. Melchior

# Inkontinenzmanual

## Diagnostik – Therapie – Rehabilitation

2., überarbeitete Auflage
mit 56 Abbildungen

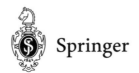

Springer

Prof. Dr. med. Ingo Füsgen
Universität Witten/Herdecke
III. Medizinische Klinik/Geriatrie der Kliniken St. Antonius
Tönisheider Str. 24
42553 Velbert-Neviges

Prof. Dr. med. Hansjörg Melchior
Akadem. Lehrkrankenhaus der Philipps-Universität, Marburg
Klinik für Urologie, Städtische Kliniken Kassel
Mönchebergstraße 41 – 43
34125 Kassel

ISBN 3-540-54457-7
2. Aufl. Springer-Verlag Berlin Heidelberg New York

ISBN 3-540-17068-5
1. Aufl. Springer-Verlag Berlin Heidelberg New York

Die Deutsche Bibliothek – CIP-Einheitsaufnahme

Füsgen, Ingo:
Inkontinenzmanual : Diagnostik – Therapie – Rehabilitation / Ingo
Füsgen ; Hansjörg Melchior. – 2. Aufl. – Berlin ; Heidelberg ; New York ;
Barcelona ; Budapest ; Hongkong ; London ; Mailand ; Paris ;
Santa Clara ; Singapur ; Tokio : Springer, 1997
    ISBN 3-540-54457-7

Einbandgestaltung: de'Blik, Berlin
Herstellung: ProduServ GmbH Verlagsservice, Berlin
Satz: Fotosatz-Service Köhler OHG, Würzburg
SPIN: 10031710        13/3020-5 4 3 2 1 0 – Gedruckt auf säurefreiem Papier

# Vorwort

„Harninkontinenz ist die Fachbezeichnung für das Unvermögen, den Harn willentlich zurückzuhalten". Als Krankheitssymptom kennen wir die Inkontinenz seit vielen Jahrhunderten, doch existieren über sie in der medizinischen wie in der übrigen Literatur entgegen der Bedeutung des Themas bisher nur wenige Ausführungen. Selbst in international renommierten Urologiebüchern fehlt bis heute ein eigenes Kapitel Inkontinenz (z. B. Tanagho u. McAnich 1992). Dafür dürfte in erster Linie verantwortlich sein, daß Mediziner die Inkontinenz meist als hygienisches Problem sehen und nicht als Symptom von Krankheiten, die einer Diagnostik und Therapie sehr gut zugänglich sind. Dazu kommt sicherlich noch, daß Inkontinenzbeschwerden im fortgeschrittenen Alter oft sowohl vom Patienten als auch vom Arzt als natürlich und altersbedingt angesehen werden. Viele inkontinente Patienten (ältere und jüngere) verschweigen dieses Übel dem Arzt – meistens aus Schamgefühlen – und verheimlichen es sogar vor dem Lebenspartner. Dabei ist Urininkontinenz nicht bloß ein urologisches Symptom. Vielmehr kann sie aus Scham- und Demütigungsgefühlen zu einer sozialen Isolation und Depression führen, ist also ein medizinisches, hygienisches und vor allen Dingen psychosoziales Problem!

Die Inkontinenz stellt eines der großen geriatrischen Syndrome dar (neben Demenz, Depression, Immobilität, Instabilität und Malnutrition). Aufgrund der Altersabhängigkeit ist damit die Inkontinenz eine der großen Herausforderungen des demografischen Gesellschaftswandels. Die Zahl der inkontinenten Senioren wird von derzeit 2 Mio. auf annähernd 3,5 Mio. im Jahre 2030 steigen. Inkontinenz im Alter kann dabei schwere Folgeerscheinungen haben wie Harnwegsinfekte, Hautläsionen, vermehrte Pflegebedürftigkeit und somit Institutionalisierung.

Inkontinenzdiagnostik und -therapie bedeuten nicht nur ein medizinisches, hygienisches und pflegerisches, sondern auch ein volkswirtschaftliches Problem. 1995 wurden etwa 2 Mrd. DM für die ambulante Versorgung Inkontinenter gebraucht, der gleiche Betrag ist für die Inkontinenzversorgung in Pflegeheimen in Ansatz zu bringen. Diese Kosten werden sich – ohne Inflationsausgleich – bis zum Jahre 2030 verdoppeln, wenn sich nicht Gesundheitspolitiker, Mediziner, hier speziell die Hausärzte, Urologen und Gynäkologen sowie Geriater, und der pflegerische Bereich dem Problemfeld Inkontinenz stellen.

Die erste Auflage des Inkontinenzmanuals war nicht nur im Verkauf erfolgreich, sondern bildete auch für viele den Kristallisationspunkt, sich mit dem Problemfeld Inkontinenz interdisziplinär zu beschäftigen. Auch diesmal ist es uns wieder ein Anliegen, mit dem vorliegenden Büchlein einen Brückenschlag zu schaffen zwischen interessierten Patienten, Arzt und allen anderen Personen, die sich um von Inkontinenz Betroffene kümmern, sei es professionell, freiwillig oder schicksalshaft. Dies ändert nichts daran, daß die Hauptzielgruppe des Büchleins die niedergelassenen Kollegen sind.

Velbert und Kassel, im Juni 1997             I. Füsgen
                                             H. Melchior

# Inhalt

# Geschichtliche Anmerkungen

Das Wort „Inkontinenz" leitet sich aus der lateinischen Sprache ab, in der „Continentia" Zurückhalten oder Unterdrücken bedeutet. „Incontinentia" würde dann mit Unvermögen zu übersetzen sein. Nachfolgend wird besonders auf den unfreiwilligen Harnabgang eingegangen, die „Incontinentia urinae", die zwar kein vital bedrohliches Krankheitsbild ist, aber aufgrund ihrer sozialen oder hygienischen Probleme zunehmend gesellschaftliches Interesse findet.

Die anormale Harnentleerung ist schon von jeher Gegenstand ärztlicher Bemühungen gewesen. Schon um das Jahr 3000 v. Chr. wurden in Ägypten Sonden bzw. Katheter aus Zinn und Bronze hergestellt und ebenso wie auch in Indien Instrumente aus Schilfrohr, Strohhalmen oder eingerollten Palmblättern zum Katheterisieren verwendet (Thalheim 1995). Incontinentia urinae bedeutete auch in der Vergangenheit ohne Zweifel für viele Betroffene ein ernstes Problem, das dem in unserer heutigen Zeit, insbesondere mit seinen medizinischen Auswirkungen, vermutlich ähnlich ist. In der Literatur existieren jedoch nur wenige Hinweise. Zu den frühesten Berichten zählen der *London Medical Papyrus* aus dem Britischen Museum in London und der in Luxor gefundene *Papyrus Ebers*, der sich jetzt in Leipzig befindet. Beide Manuskripte, die vermutlich etwa 1500 bzw. 1100 v. Chr. entstanden sind, enthalten erstmals Hinweise über Harninkontinenz und ihre Behandlungsmöglichkeiten. So werden hier inkontinenzverhütende Arzneien beschrieben und Hinweise auf Vorrichtungen zur Urinsammlung beim inkontinenten Mann und für inkontinenzverhütende Hilfsmittel bei der Frau aufgeführt. Beim weiblichen Geschlecht handelt es sich wahrscheinlich um eine Art goldenen Phallus, der intravaginal, also in der Scheide verblieb und zweifellos bei Streßinkontinenz nach einer Entbindung eingesetzt wurde.

Auch die chinesische Medizin schildert Störungen der Harnorgane, aber außer Akupunkturvorschriften werden nur empirische Rezepte verordnet.

Erst um Christi Geburt wird der Einsatz des Katheters bei einer vermutlichen Überlaufinkontinenz und bei Harnverhaltung beschrieben. Der Katheter wurde damals wahrscheinlich aus dem Stengel eines Lauchgewächses – vielleicht einer Alliumart – hergestellt. In Persien scheint man dagegen bereits fortschrittlicher gewesen zu sein. Obwohl Zarathrusta im Zend-Avesta die Götter um Heilung der gestörten Harnentleerung ersucht, scheinen die Perser seit uralter Zeit Katheter eingelegt zu haben. In den türkischen und armenischen Texten finden wir ebenfalls Blasenfunktionsstörungen erwähnt, jedoch ohne Angaben über eventuellle Versorgungs- bzw. Behandlungsmethoden.

Mehrere 1000 Jahre tritt das Wissen über Diagnostik und Behandlung der Inkontinenz auf der Stelle. „Hier und da können gewitzte Scharlatane einige Erfolge für sich buchen, aber häufiger noch kommt es zur Katastrophe" (Dufour 1992). Die studierten Ärzte hielten es für unter ihrer Würde, die „niederen Organe" zu behandeln.

Persönlichkeit und Genie des Hippokrates (460 – 377 v. Chr. ) erhellen ein wenig die Kenntnisse der alten griechischen Medizin auf dem Gebiet der Urologie. Er klassifiziert die Leiden der Harnorgane und unterscheidet drei Arten von Störungen: (schmerzhafte) Dysurie, Strangurie (tropfenweises Harnlassen) und Ischurie (Harnverhaltung). Bei dieser Aufteilung weiß er allerdings nicht die Anzeichen und Ursachen voneinander zu trennen. Er geht auch kurz auf die Harninkontinenz und ihre Therapie ein. Dabei empfiehlt er, bei einem Blasenhalsdefekt der Frau zur Unterstützung den Finger in die Vagina einzuführen.

Symbolisch geht ein Bibeltext des Buches Kohelet oder Prediger Salomo (etwa 3. Jahrhundert v. Chr.) in der Ptolemäer-Zeit im Kapitel 12, 6 auf das Problem ein. Dort heißt es: „.... ja, eh der silberne Strick zerreißt, die goldene Schale bricht, der Krug an der Quelle zerschmettert wird, das Rad zerbrochen in die Grube fällt, der Staub auf die Erde zurückfällt als das, was er war, und der Atem zu Gott zurückkehrt, der ihn gegeben hat. „In diesem Text bedeutet der „silberne Strick" den Harnstrahl, die „goldene Schale" die Harnblase, der „Krug" den Leib und das „Rad" das Leben. Ob es zu dieser Zeit irgendwelche Hilfsmittel gab – was eigentlich anzunehmen ist – konnte bisher nicht geklärt werden.

Hippokrates gab, wie bereits oben erwähnt, einige Hinweise zur Inkontinenz, die später noch einmal von Galen ergänzt wurden. Die gesamte Medizin des Spätmittelalters wird von diesen beiden Autoren beherrscht. Dies bedeutet für den Bereich „Inkontinenz", daß keine nennenswerten Fortschritte in der Diagnostik und Behandlung erzielt wurden. Erst mit dem 16. Jahrhundert bekommt die Heilkunde Auftrieb und damit auch die urologische Wissenschaft. Trotz der neuen anatomischen und physiologischen Kenntnisse machen die Kenntnisse von der Pathologie der Harnorgane und auch die urologische Technik nur langsame Fortschritte. Den wichtigsten Forschungsgegenstand bildet weiterhin das „anormale Harnlassen". Die Ausdrücke *Dysurie, Strangurie* und *Ischurie*, mit denen seit den Zeiten des Hippokrates mehr schlecht als recht umgegangen wird, dienen sowohl zur Bezeichnung von Symptomen als auch der unterschiedlichsten Erkrankungen, so daß allgemeine Verwirrung herrscht. Außerdem erklären sich viele Irrtümer dieser Zeit dadurch, daß die eigentlichen Leiden des Urogenitalapparates durch die weitverbreiteten und schlecht verlaufenden Geschlechtskrankheiten verdeckt und verschlimmert werden.

Eines der ersten Bücher über Kinderkrankheiten verfaßte 1544 der Engländer Thomas Phaer. Dieses Werk enthält ein Kapitel mit der Überschrift

„Of Pyssing in the Bed", womit er das für Kinder und Eltern gleichermaßen unangenehme Bettnässen – die Enuresis nocturna – beschrieb. Das Inkontinenzproblem Erwachsener blieb dagegen unbeachtet, ausgenommen bei Frauen nach einer Entbindung. In den Kräuterbüchern des 16. Jahrhunderts tritt der Begriff Harn- oder Urininkontinenz nicht auf. Wohl stößt man auf die Diagnose „Harnträufeln". Hiergegen empfiehlt Adam Loniitzer (1564) – er nannte sich Lonicerus und stammte aus Frankfurt/Main – die Wurzel des Eibisch (Althaea officinalis, Fam.: Malvaceen). Sie wurde auch im 18. und 19. Jahrhundert noch bei katarrhalischen Infektionen des Urogenitalsystems benutzt. Häufig erwähnt wird die Bärentraube (Arctostaphylus uva ursi, Fam.: Ericaceen), die bis heute ihren Platz in der Phytotherapie behaupten konnte.

Der deutsche Chirurg Lorenz Heister (1683–1758) verfaßte 1718 ein Lehrbuch der Chirurgie, in dem Möglichkeiten zur Inkontinenztherapie aufgezeigt wurden, z. B. durch Kompression vom Damm aus, durch Bruchbänder oder Einsatz einer Penisklemme. In England beschreibt 1777 Thomas Leake, ein Lehrer für Geburtshilfe, zwei Hilfsmittel für die Inkontinenzversorgung. In den folgenden Jahrzehnten mehren sich die Literaturhinweise, wobei oft recht obstruse Therapien empfohlen werden.

In dem 1725 erschienenen Werk *Der curieuse und vernünftige Zauber-Artzt* von Christoph de Hellwig (Pseudonym Valentin Kräutermann) werden Rezepte wie Asche von Igeln, Kröten oder Ziegendreck empfohlen. Die Problematik der Inkontinenz in der Frauenheilkunde umreißt Carl Gustav Carus (1789–1869) in seinem 1820 in Leipzig erschienenen *Lehrbuch der Gynäkologie*, dem 1822 eine Ergänzung *Zur Lehre von Schwangerschaft und Geburt* folgte.

Nach 1830 folgen Publikationen, die teilweise auch aus heutiger Sicht sinnvoll und weiterführend sind; in diesem Zusammenhang sei der amerikanische Arzt James Marion Sims (1813–1883) genannt. Der Begründer der Homöopathie, Christian Friedrich Samuel Hahnemann (1755–1843), berichtet in seinem 1833 erschienenen Werk *Reine Arzneimittellehre* über das unwillkürliche Harnlassen und seine verschiedenen Formen. Wesentlich intensiver geht er allerdings in seinem Werk *Chronische Krankheiten, ihre eigentümliche Natur und homöopathische Heilung* (1928) auf diese Krankheitserscheinungen ein. Die in der Homöopathie gebräuchlichen Arzneien, wie Belladonna (Atropa belladonna, Fam.: Solanaceen) bei krampfartigen Zuständen im Urogenitalbereich, Nux vomica (Strychnos nux vomica = Brechnuß, Fam.: Loganiaceen) und Scilla maritima (Meerzwiebel, Fam.: Liliaceen), bei unfreiwilligem Harnabgang infolge Husten gehen in diese Zeit zurück. Aus der amerikanischen homöopathischen Schule stammt die Verwendung von Hydrangea arborescens (Baumhortensie, Fam.: Saxifragaceen) durch Nottingham (1899). Er berichtet über einen Patienten, der seit 8 Jahren an Incontinentia urinae litt. Diesen konnte er mit einem Fluidextrakt aus Hydrangea (Dosis: alle 3–4 Stunden einen Teelöffel voll) in kurzer Zeit heilen. Madaus (1938) berichtet, daß auch der Frauenflachs oder das Leinkraut (Linaria vulgaris, Fam.: Scrophulariaceen) bei Enuresis und Harninkontinenz verordnet wurden.

Einer der geriatrischen „Urväter", Dr. E. Canstatt, beschrieb 1839 Inkontinenz als Folge der Blasenlähmung und Erweiterung der Harnblase. Als Ursache für die „Überlaufblase" werden Strikturen der Harnröhre, Vergrößerungen und Ausartungen der Vorsteherdrüse, Blasensteine, Blasenhämorrhoiden usw. genannt. Hier wird auch bereits erwähnt, daß Incontinentia urinae oft mit Stuhlverstopfung kombiniert ist. Der Katheter wird zu dieser Zeit nur in der Diagnostik eingesetzt.

1836 beschreibt Christoph Wilhelm Hufeland (1762–1836) in seinem Buch *Enchiridion medicum* den unwillkürlichen Urinabgang (Incontinentia urinae, Enuresis) recht genau. Er schreibt: „Der Kranke verliert entweder den Urin ohne Wissen und Willen beständig (Enuresis completa), oder nur ohne Willen, der Andrang kommt zu schnell und so dringend, daß er ihm sogleich nachgeben muß (Enuresis incompleta, spastica); oder er verliert ihn nur im Schlafe (Enuresis nocturna)". Therapeutisch wird für die Enuresis spastica eine Entfernung des Reizes je nach seiner Ursache angegeben. Dagegen ist nach Auskunft von Hufeland die Enuresis completa (atonica) schwer zu heilen. Neben Roborantia, Exitantia, Adstringentia werden noch kalte Duschen und Elektrizität angegeben. Aber hier wird auch bereits angesprochen, daß in unheilbaren Fällen nichts anderes übrigbleibt als das Tragen eines Urinhalters oder Kompressoriums. Hilfsmittel dieser Art waren zu dieser Zeit nicht gerade billig (Urinsperrer 2 Thaler, Urinhalter 3–4 Thaler, Tragebeutel 1–3 Thaler), so Becker 1820.

Dagegen mutet die Behandlung der nächtlichen Enuresis bei Kindern durch Hufeland richtig modern an. Er empfiehlt Reduzierung der Trinkmenge vor dem Schlafengehen, das mehrmalige Wecken während der Nacht, um den Urin zu lassen, aber auch Verhaltenstherapie. Im äußersten Fall rät er zum Anbinden einer biegsamen Flasche in der Nacht.

Unterstützt wird das erneute Aufgreifen der Inkontinenz in der Literatur Anfang des 19. Jahrhunderts sicherlich durch die zunehmenden Kenntnisse der Anatomie und Physiologie. Hier ist Ludwig Bernhard Kohlrausch (1811–1854) zu erwähnen, der die erste umfassende Untersuchung über die Funktion der Blase und des Blasenhalses 1854 publizierte. Über die Blasendynamik berichten dann 1880 Mosso und Pellicani, die am Physiologischen Institut der Universität Turin arbeiteten. 1898 schildern schließlich Zuckerkandel und Frankl-Hochwarth in ihrem Buch *Die nervösen Erkrankungen der Blase* die lokalisierte Elektrisationsbehandlung mit Faradayschen Strömen, direkt oder perkutan. Fast neuzeitlich klingt in diesem Buch der Satz: „Keine Berechtigung haben Ätzungen der Harnröhre oder gar die Verwendung von Verweilkathetern", eine Therapie, die zu dieser Zeit – oft zum Schaden des Patienten – angewandt wurde.

In der ersten Hälfte des 20. Jahrhunderts macht die Diagnostik der Blasen- und Urethralfunktionsstörungen große Fortschritte. Erwähnt sei die Arbeit von Kruse (1927) über die „Cystometrischen Messungen des Blasendrucks und ihre klinische Bedeutung". Hinsichtlich der Therapie ergaben sich nur durch die Erfindung des Ballonkatheters Anfang des 20. Jahrhunderts wesentliche neue Aspekte. Um das Jahr 1930 hatte der amerikanische

Urologe Frederic E. B. Foley die geniale Idee des selbsthaltenden Ballonkatheters, der heute als Dauerkatheter Verwendung findet (Thalheim 1995).

Erst in der zweiten Hälfte unseres Jahrhunderts beobachtet man eine intensivere therapeutische Beschäftigung mit dem Problem Inkontinenz. Nach Lachnit (1983) dürften dafür zwei Gründe ausschlaggebend sein: So zwang einerseits die enorme Zunahme des Anteils älterer Menschen dieses früher tabuisierte Thema endlich aufzugreifen, zum anderen ermöglichten moderne Untersuchungsmethoden – etwa Messungen der Urodynamik und die Erforschung neuer Materialien für Hilfsmittel – weitere Therapieformen. Die Folge waren eine völlig neue Perspektive der Harninkontinenz und die Entwicklung zahlreicher chirurgischer Behandlungsmethoden.

Auch in der konservativen Therapie erzielte man Fortschritte. Man besann sich nicht nur auf ältere Angaben, etwa zum Kürbis (Cucurbita pepo, Fam.: Cucurbitaceen) oder die Untersuchungen zur Sabalpalme (Serenoa repens, bzw. Sabal serulatum, Fam.: Arecaceen), die auch heute noch ihren Stellenwert in der Therapie haben, sondern auch auf bereits bekannte chemische Verbindungen, wie etwa das in Hyoscyamus- und Atropaarten (Fam.: Solanaceen) vorkommenden Atropin. Dessen chemische Modifikation führte zum Trospiumchlorid und damit zu einem der bewährtesten, aber auch weiterhin zeitgemäßen und – wie aktuelle Studien (s. S. 137, Medikamentöse Therapie) unterstreichen – immer noch erfolgreichen Anticholinergikum in der Inkontinenztherapie.

# Daten zur Inkontinenz

Harninkontinenz ist ein vordringliches Gesundheitsproblem in der Bevölkerung (Höfner 1995). Bei strenger Definition der Inkontinenz ist mit einem Vorkommen bei 5–10 % aller Erwachsenen zu rechnen (National kidney and urologic diseases advisory board 1994). Inkontinenzsymptome sind bei 30–45 % der erwachsenen Frauen über 18 Jahre zu beobachten (Herzog u. Fultz 1990; Simeonova u. Bengtsson 1990; Yarnel et al. 1981; Sengler et al. 1993; Minaire u. Jacquetin 1992). Zwischen 30 und 33 % der zu Hause lebenden über 65jährigen leidet unter Inkontinenz, wobei Frauen anscheinend mehr davon betroffen sind als Männer (Herzog u. Fultz 1990; Hollo 1984; Brocklehurst 1993; Burgio 1994; Lagace et al. 1993).

## Altersabhängigkeit

Mit zunehmendem Alter nimmt die Inkontinenz zu (Abb. 1) (Gotved 1983; Beske 1994; Molander 1993; Madersbacher 1996). Während nur 0,2 % der Menschen im Alter von 5–64 Jahren unter Inkontinenz leiden, sind es bei den älteren zu Hause lebenden Mitbürgern schon über 30 %, bei den akut Pflegebedürftigen etwas über ein Drittel, im Krankenhaus etwa 30 % und 50–70 % in Pflegeheimen (Resnick 1995, Molander 1993, Fonda et al. 1988, 1990: Steel u. Fonda 1995; Ouslander 1990; Borrie u. Davidson 1992, Diokno 1995, Andem 1995). Dabei steigt die Prävalenz der Inkontinenz bei den Frauen mit der Zahl der geborenen Kinder und nach gynäkologischen Operationen (Molander 1993).

Die Altersabhängigkeit der Inkontinenz ist ein Faktor, der bei unserer derzeitigen Bevölkerungsentwicklung für die Zukunft enorme Bedeutung hat. Im Jahr 2000 werden bereits 25 % der Gesamtbevölkerung über 60 Jahre alt sein und im Jahr 2030 mehr als ein Drittel der Bevölkerung die 60-Jahres-Grenze überschritten haben. Durch diese Entwicklung wird sich die Zahl inkontinenter Personen in der Bundesrepublik von derzeit etwa 3,7 Mio. auf 4,4 Mio. im Jahre 2030 erhöhen (Abb. 2).

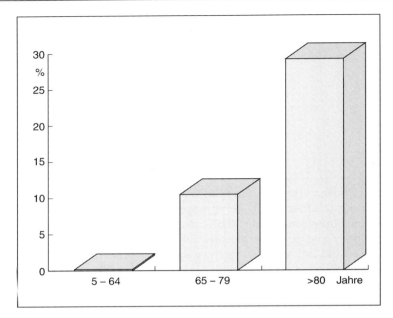

**Abb. 1.** Harninkontinenz in Abhängigkeit vom Lebensalter. (Nach Beske 1994)

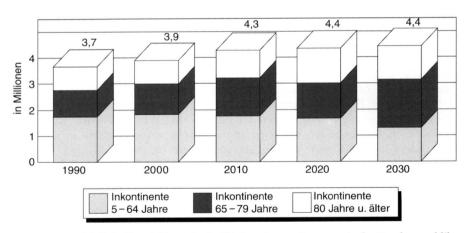

**Abb. 2.** Voraussichtliche Entwicklung der Zahl inkontinenter Personen in der Bundesrepublik Deutschland nach Altersgruppen 1990–2030. (Nach Beske 1994)

## Pflegebedürftigkeit und Inkontinenz

In geriatrischen Kliniken und Pflegeinstitutionen ist ein hoher Anteil Inkontinenter zu beobachten (Garcia 1997; Lenzen u. Füsgen 1995; Fonda et al. 1988; Fonda et al. 1990; Steel 1995; Ouslander 1990; Borrie 1992; Andem 1995). Mit zunehmender Pflegebedürftigkeit, insbesondere Immobilität und Hirnleistungsstörungen, steigt die Inzidenz der Inkontinenz an. Bei schwer Bettlägerigen liegt sie bei etwa 83 %.

## Inkontinenz in der ärztlichen Praxis

Bisher existieren nur wenige Erhebungen, die korrekte Zahlen über den Anteil inkontinenter Patienten in der ärztlichen Praxis dokumentieren. Die Prävalenz von Harninkontinenz bei 384 Frauen in einer englischen Allgemeinpraxis betrug 53 % (Harrison u. Memel 1994). Bei 2911 Frauen, die von 60 französischen Hausärzten untersucht wurden, gaben 1075 (37 %) Inkontinenzepisoden an (Minaire u. Jacquetin 1992). 25 % der älteren Männer, die eine ärztliche Praxis aufsuchen, haben in den letzten 5 Jahren mindestens einmal ein Miktionsproblem gehabt (Wolfs et al. 1994).

Für die Bundesrepublik Deutschland wurde 1996 (Füsgen a, b) eine statistisch relevante Stichprobe in 347 Arztpraxen im gesamten Bundesgebiet mit insgesamt 6607 über 50 Jahre alten Patienten untersucht. Beim Allgemeinmediziner waren 56,1 % und beim Urologen 64,2 % der über 50jährigen Patienten von Inkontinenz betroffen. Dabei sind Frauen mit 61,8 % in der Allgemeinpraxis und 77,3 % in der urologischen Praxis deutlich häufiger betroffen als Männer mit 40,5 % in der Allgemeinpraxis und 37,5 % beim Urologen. Nicht unerwartet findet sich eine deutliche Altersabhängigkeit: Während bei den 50- bis 59jährigen in der Allgemeinpraxis etwa 27 % inkontinent sind, sind es bei den 80- bis 84jährigen 73 %.

Bedrückend ist die hohe Anzahl von inkontinenten Patienten, mit denen noch kein Arztgespräch stattgefunden hat. In der Allgemeinpraxis hat der Arzt mit 44,7 % der von Inkontinenz betroffenen Patienten noch kein Gespräch über ihr Leiden geführt, und auch beim Urologen wird in 35,9 % die Inkontinenz in der Praxis tabuisiert. Besonders deprimierend ist, daß gerade die Altersgruppe der 50- bis 70jährigen nur selten mit ihrem Arzt über das Problem spricht (Abb. 3). Dabei wäre es gerade diese Altersgruppe, für die in der Regel noch alle therapeutischen Optionen offen stehen. 72 % aller Betroffenen leiden länger als ein Jahr an der Inkontinenz, und nur bei 43 % fand bisher ein Arztgespräch statt. Lieber weichen die Betroffenen auf eine Hilfsmittelversorgung aus, statt eine gezielte Diagnostik und Therapie zu suchen. Fast 70 % erfahren keine Versorgung oder versorgen sich ohne ärztlichen Rat selbst. Die Studie hat weiterhin gezeigt, daß diese Situation beim Facharzt (Urologen) sich nur unwesentlich günstiger darstellt. Frauen und Männer tabuisieren dabei in gleicher Weise das Thema Inkontinenz.

Bedrückend waren weiterhin bei der Erhebung neben der starken Tabuisierung der Inkontinenz die anscheinend bestehenden Mängel bei therapeuti-

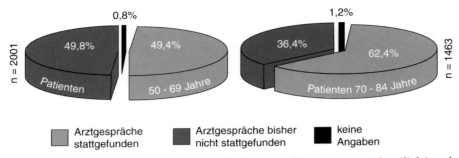

**Abb. 3.** Tabuisierung der Inkontinenz in den beiden Altersklassen 50—69 Jahre (*links*) und 70–84 Jahre (*rechts*)

schen Fragestellungen. So wurde z.B. die Frage nach der Sinnhaftigkeit des Einsatzes von Anticholinergika und Spasmolytika bei der Behandlung der Streßinkontinenz von 34,5% der Allgemeinmediziner und 20,2% der Urologen bejaht, obwohl bei diesem Krankheitsbild diese Medikamente kontraindiziert sind.

## Einfluß der Multimorbidität

Das Risiko, eine Blaseninkontinenz zu entwickeln, steigt unter anderem auch mit dem Ausmaß der Multimorbidität (gleichzeitiges Bestehen mehrerer

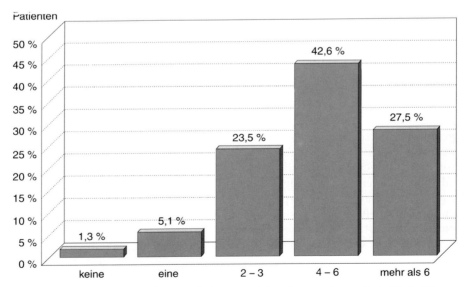

**Abb. 4.** Multimorbidität bei über 60jährigen Harninkontinenten (n = 5880). (Nach Füsgen 1997)

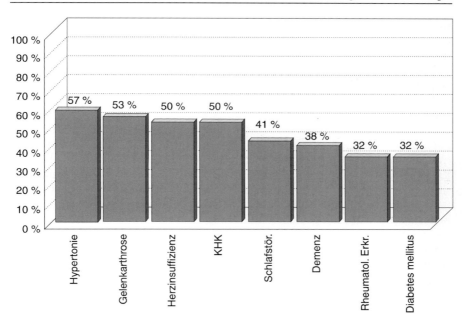

**Abb. 5.** Begleiterkrankungen bei über 60jährigen Harninkontinenten. (Nach Füsgen 1997)

Krankheiten). So ist es nicht verwunderlich, daß von Inkontinenz Betroffene in über 70% unter mehr als vier behandlungsbedürftigen Krankheiten leiden (Abb. 4). Dies betrifft beide Geschlechter in gleicher Weise. Es ist dabei nicht wichtig, ob sich an einem Organsystem mehrere Krankheiten entwickelt haben, wie z. B. Herz- und Koronarinsuffizienz. Entscheidend ist vielmehr die Vielfalt der Leiden, beispielsweise daß zu einer Erkrankung des Herz-Kreislauf-Systems noch eine Störung des Bewegungsapparates und evtl. noch Stoffwechselstörungen hinzukommen. Teilweise korreliert der Einfluß der Multimorbidität mit dem Alter der Patienten, da mit steigendem Alter in der Regel auch eine steigende Multimorbidität zu beobachten ist. Besondere Probleme bietet die Multimorbidität nicht nur in der Diagnostik, sondern auch in der Therapie. Insbesondere ist hier an die oft notwendige Multimedikation mit ihren Nebeneffekten zu denken. Im übrigen leidet der Inkontinente unter den selben Multimorbiditätsmustern (Abb. 5), wie wir sie aus Erhebungen von Kontinenten bei Hausärzten kennen.

## Bedarf an Diagnostik und Therapie

Die Dunkelziffer der Inkontinenzversorgung ohne Diagnostik der zugrundeliegenden Ursachen ist hoch und betrifft zunächst Patienten, die Inkontinenzhilfsmittel anwenden, ohne einen Arzt zu konsultieren. In einer amerikanischen Studie (Teasdale et al. 1988) wurde festgestellt, daß ein Drittel der

Befragten sich selbst als nicht inkontinent bezeichnete, jedoch die Frage nach Urinverlusten bejahte. Es ist auf der Grundlage solcher Ergebnisse davon auszugehen, daß nur ein Bruchteil der symptomatischen Personen sich selber als betroffen einstuft und von daher bereit ist, eine Therapie aufzusuchen (Diokno et al. 1986).

Unangebrachte Schamgefühle lassen insbesondere inkontinente ältere Personen oft ihre Probleme verschweigen. Auch wenn Flecken und Geruch die Krankheit aufdecken, wollen sie ihr Leiden nicht zugeben. Möglicher Grund könnte sein, daß die Beschwerden als „natürlich" und „altersbedingt" betrachtet werden. Dazu kommt noch, daß gerade ältere Betroffene über das Krankheitsbild „Inkontinenz" mit seinen Problemen zu wenig aufgeklärt sind (Branch et al. 1994). Deshalb ist der Wunsch nach Diagnostik und Betreuung der Inkontinenz wahrscheinlich kleiner als der tatsächliche Bedarf. Findet allerdings eine Aufklärung statt und werden die Älteren in ein Therapieprogramm aufgenommen, dann sind selbst hochbetagte Patienten voller Optimismus und Engagement dabei (McDowell et al. 1996).

Obwohl 50 % der inkontinenten Frauen die Notwendigkeit medizinischer Hilfe angeben, nutzt nur ein Drittel diese wirklich. Viele sehen die Inkontinenz als normal an (Lara u. Nacey 1994). Nur 4,4 % inkontinenter Frauen gehen wegen ihrer Inkontinenz zum Hausarzt (Minaire u. Jacquetin 1992), und nur 13 % ärztlich betreuter inkontinenter Frauen informieren ihren behandelnden Arzt über ihr Inkontinenzproblem (Harrison u. Memel 1994). Selbst von den Frauen, die bereits eine Beeinträchtigung ihrer sozialen Situation durch die Inkontinenz angeben, sucht nur die Hälfte medizinische Hilfe (Yarnell et al. 1981). Trotz bestehender schwerer Inkontinenz bei über 65jährigen Patienten, die überwiegend länger als ein Jahr bestand, suchten nur etwa 30 % einen Arzt auf (Lee et al. 1991).

Nicht nur allgemein, sondern auch bei Spezialisten herrscht oft die Meinung vor, die Inkontinenz sei eine normale Konsequenz des Alterns (Bödeker 1995). Vielen Patienten, die sich wegen zunehmenden Leidensdrucks schließlich doch an einen Arzt wenden, werden deshalb ohne ausreichende Diagnostik und Prüfung einer Behandlungsindikation nur Inkontinenzhilfsmittel verordnet.

Nach Brocklehurst (1993) verschrieben die Hausärzte in England in 45 % der Fälle Vorlagen oder Windeln, in 36 % Tabletten und überwiesen nur in 42% der Fälle zu einem Spezialisten. Bei nur 22% wurde eine abdominelle, rektale oder vaginale Untersuchung durchgeführt. In Deutschland ist die Situation nicht besser (Abb. 6).

In Amerika nutzten 55% der inkontinenten Frauen ausschließlich Windeln, Vorlagen, Toilettenpapier und absorbierende Kleidungsstücke. 45% sahen sich in ungewohnter Umgebung zuerst nach einer Toilette um. 28% führten Toilettengänge in bestimmten Zeitabständen durch, 16% hielten eine spezielle Diät ein bzw. reduzierten die Trinkmenge. Nur 12% führten Beckenbodengymnastik durch, nur 6% nahmen Medikamente ein (Diokno 1995).

Da einerseits viele Betroffene sich selbst als nicht behandlungsbedürftig ansehen und andererseits im Rahmen der ärztlichen Versorgung nicht

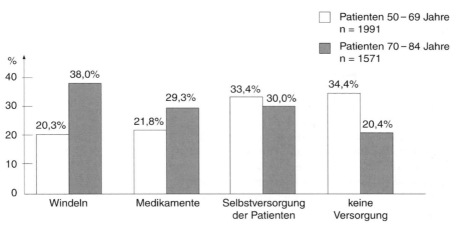

Mehrfachnennungen möglich

**Abb. 6.** Gegenwärtige Versorgung von Patienten in der ärztlichen Praxis bei Harninkontinenz

gezielt nach Inkontinenz gesucht wird, ist eine äußerst geringe Inkontinenz-aufdeckung die Folge. Dieses „Eisberg-Phänomen" führt dazu, daß schätzungsweise nur etwa 15 % der von Inkontinenz Betroffenen in medizinischer Behandlung sind (Crowder 1991; Holst u. Wilson 1988; Lagace 1993). Dabei kann schon der Allgemeinarzt bis zu 70 % der Patienten mit einfachen Mitteln erfolgreich behandeln (Seim et al. 1996).

## Komplikationen

Diagnostik und Behandlung der Inkontinenz sind für die weitere Lebensqualität und Lebenserwartung des Patienten von entscheidender Bedeutung. Inkontinente Frauen weisen eine hohe Koinzidenz von Begleiterkrankungen auf. Körperliche Folgen der Inkontinenz sind Hautreizungen, Druckulzera, Harnwegsinfekte bis zur Urosepsis, Stürze und Knochenfrakturen. Psychosozial führt die Harninkontinenz zur Isolation, Depression und in vielen Fällen zur Unterbringung in einem Heim (Bödeker 1995).

Die Hälfte der harninkontinenten Frauen einer großen schwedischen Studie klagte über wiederholte Harnwegsinfektionen, Hautjucken, Ausfluß oder brennenden Schmerz (Iosif u. Bekassy 1984). Bei der Untersuchung von Molander et al. (1990) waren dies 65 %. Auch andere Autoren berichten über eine höhere Frequenz von Harnwegsinfekten bei Harninkontinenz (Minaire u. Jacquetin 1992).

Die Koinzidenz von Harnwegsinfekt und Inkontinenz erklärt sich pathophysiologisch durch das in Windeln oder Vorlagen herrschende feuchte körperwarme Milieu als Nährboden für Bakterien mit der Folge der aufsteigenden Infektion. Dies wird bei Frauen noch begünstigt durch die kurze

Harnröhre und bei älteren Frauen durch die örtlichen atrophischen Erscheinungen. Die Harnwegsinfektion selbst führt zur Ausbildung einer Drangkomponente oder kann diese verstärken, was zur Verschlechterung der Inkontinenz führt. Etwa 80% der Inkontinenz im Alter ist das Resultat einer Harnblasenhyperaktivität, wobei in etwa 30% diese Überaktivität mit dem Bestehen von Restharn kombiniert ist, was wiederum zu Harnwegsinfektionen und damit zu einer Verschlechterung der Inkontinenz führt (Madersbacher 1987).

Koyano u. Shibata (1985) wiesen einen direkten Zusammenhang zwischen Mobilität, Inkontinenz und Frühsterblichkeit nach. Die Sterblichkeit nimmt bei Immobilität mit dem Schweregrad der Inkontinenz zu. Immobilität, neurologische Erkrankungen, Erkrankungen des unteren Harntraktes und des Darmes, des Atmungssystems sowie vorausgegangene urogenitale Operationen sind bei Inkontinenz häufiger. Immobile Frauen weisen auch häufiger eine Urgeinkontinenz auf (Diokno 1995).

## Volkswirtschaftliche Kosten

In den USA betragen die Betreuungskosten für die Inkontinenz über 11,2 Mrd. Dollar (Hu 1994a). Dabei werden allerdings sehr unterschiedliche Kosten pro Betroffenen genannt (Baker u. Bice 1995; Hu et al. 1994b). In Frankreich werden für die Windelkosten pro Jahr und Patient 2000 US-Dollar angegeben (McGrother u. Clarke 1996). Das würde bei geschätzten 2,5 Mio. Inkontinenten etwa 5 Mrd. Dollar allein für die Windelversorgung bedeuten. In Deutschland betragen z. Z. die durchschnittlichen Windelkosten pro Patient und Jahr zwischen 800 und 1500 DM. Über die sozialpflegerischen Aufwendungen, bzw. über die medizinischen Kosten im Bereich von Diagnostik und Therapie gibt es weder Angaben noch Schätzungen. Vermutlich liegen die Gesamtkosten in der Bundesrepublik Deutschland für die ambulante Windel- bzw. Vorlagenversorgung und für Medikamente über 2 Mrd. DM (Melchior 1995).

Die Betreuung harninkontinenter Patienten in Heimen ist ebenfalls mit nicht unerheblichem Aufwand verbunden. Nach Untersuchungen aus Velbert muß pro Jahr und Patient mit 8510 DM gerechnet werden (Lenzen u. Füsgen 1995). Dies ergibt einen jährlichen Aufwand für die Pflege von harninkontinenten Personen von 2,25 Mrd. DM für den Heimbereich in der Bundesrepublik Deutschland.

# Anatomische und physiologische Grundlagen der Harnblasenfunktion

> Um die Urininkontinenz zu verstehen, ist es wichtig, die Funktion, den Aufbau und die neuronale Versorgung des unteren Harntraktes zu kennen. Die Einmündung der Harnleiter in die Harnblase verläuft schräg durch die Blasenwand. Dadurch entsteht eine Art Druckverschluß, welcher einen Rückstau nach oben verhindert.

## Die Harnblase

Die Harnblase ist ein muskuläres Hohlorgan, das zur Speicherung und Entleerung des Urins dient. Die Harnblase hat reine Reservoirfunktion für den stetig aus den Ureteren einträufelnden Urin. Die normale Fassung beträgt zwischen 150 und 500 ml. Bei stärkster Füllung kann die Harnblase einen Liter oder mehr enthalten. Eine volle Blase hat Kugelform, eine wenig gefüllte Schalenform. Durch Anpassung der Blasenmuskulatur an die jeweilige Füllungsmenge wird ein konstanter Blasentonus aufrechterhalten. Diese Anpassung wird durch die elastische Eigenschaft der glatten Blasenmuskulatur ermöglicht und ist nur bedingt neuronal gesteuert. Aufgebaut ist die Blasenmuskulatur aus einer inneren und äußeren Längsschicht, einer mittleren Zirkulärschicht (Abb. 7) und einer inneren Schleimhautauskleidung. Die Gesamtheit der Blasenmuskelfasern wird als Detrusormuskel (M. detrusor

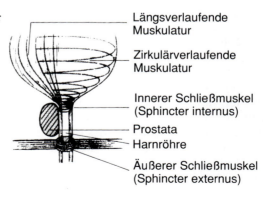

**Abb. 7.** Aufbau der Blasenmuskulatur

Längsverlaufende Muskulatur

Zirkulärverlaufende Muskulatur

Innerer Schließmuskel (Sphincter internus)

Prostata

Harnröhre

Äußerer Schließmuskel (Sphincter externus)

vesicae) bezeichnet. Im Blasendreieck (Trigonum vesicae), das zwischen den Harnleiterschlitzen und dem Abgang der Harnröhre liegt, ist die Schleimhaut glatt, während sie in den übrigen Abschnitten (fortlaufende) Falten bildet.

Die innere Muskelschicht des M. detrusor vesicae zieht über den Blasenhals und verläuft als längsorientierte, innere Urethralmuskelschicht durch die gesamte weibliche Harnröhre, beim Mann vermischt sie sich mit der Prostatamuskulatur. Die mittlere Detrusorschicht endet am Blasenhals in Form einer Platte; die Muskelfasern sind konzentrisch um den Blasenhals angeordnet (M. sphincter urethrae internus). Die äußere Blasenmuskelschicht geht in die zirkuläre Urethralmuskelschicht über, sie verläuft korkenzieherartig als Doppelspirale vom Blasenhals zum Diaphragma urogenitale (vorderer Beckenboden) und wieder zum Blasenhals zurück. Alle Muskelschichten bestehen aus glatter Muskulatur, sind demzufolge vegetativ innerviert und damit vom Willen weitgehend unabhängig. Dem gegenüber steht der Sphincter urethrae externus (äußerer Schließmuskel) als quergestreifter, somatisch innervierter und damit dem Willen unterstellter Muskel. Er gliedert sich in zwei Abschnitte: einmal in den eigentlichen Sphinkterteil, der konzentrisch um die Urethra gelagert und im Beckenboden integriert ist; zum anderen besteht er aus vertikal verlaufenden Muskelfasern, die sich mit der glatten Urethralmuskulatur vermischen und teilweise den Blasenhals erreichen.

Die Harnblase liegt dem Beckenboden (Diaphragma pelvis) auf, der aus dem M. levator ani gebildet wird. Harnröhre (Urethra) und Beckenboden bilden einen rechten Winkel, der für den Blasenausgangsverschluß wichtig ist und der im physiologischen Fall nur durch Kontraktion des Trigonum vesicae zu Beginn der Miktion aufgehoben wird. Dadurch öffnet sich der Blasenausgang, und das Harnlassen wird eingeleitet. Eine früher wahrscheinlich unterschätzte Rolle spielt das in den hinteren Abschnitten reichlich zwischen den Muskelfasern vorhandene Bindegewebe. Vor allem bei der Frau hat es eine Funktion beim Verschluß der Harnröhre, da Elastizität und Turgeszenz dieses Bindegewebes von der Östrogenkonzentration im Organismus abhängig sind. Eine Insuffizienz dieses Gewebes kann zwar eine Urininkontinenz nicht allein hervorrufen, aber doch begünstigen.

## Innervation

Die Kontraktilität des M. detrusor vesicae wird über die parasympathischen Bahnen des N. pelvicus gesteuert, dessen Reflexzentrum in den Sakralsegmenten des Rückenmarks S2–S4 liegt (Abb. 8). Der Tonus des Blasenmuskels unterliegt dagegen in erster Linie sympathischen Einflüssen, welche aus den thorakalen Segmenten des Grenzstranges kommen und über den N. plexus hypogastricus vermittelt werden.

Diese sympathischen Nerven (Abb. 9) mit dem Retentionszentrum im oberen Lumbalmark (Th12 bis L2) verhindern durch Aktivierung des N. ple-

**Abb. 8.**  Parasympathisches Nervensystem

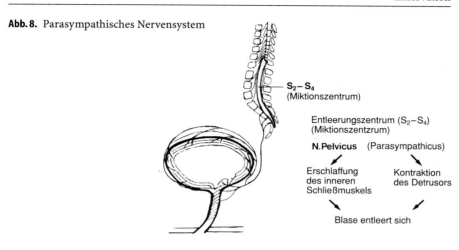

Entleerungszentrum ($S_2-S_4$)
(Miktionszentzrum)

**N. Pelvicus**  (Parasympathicus)

| Erschlaffung des inneren Schließmuskels | Kontraktion des Detrusors |

Blase entleert sich

**Abb. 9.**  Sympathisches
Nervensystem

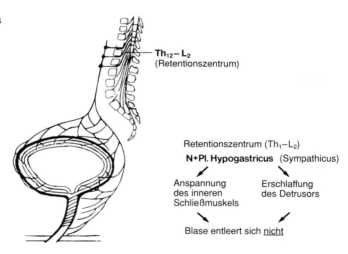

Retentionszentrum ($Th_1-L_2$)

**N+Pl. Hypogastricus**  (Sympathicus)

| Anspannung des inneren Schließmuskels | Erschlaffung des Detrusors |

Blase entleert sich <u>nicht</u>

xus hypogastricus die Blasenentleerung durch Erschlaffung des Detrusormuskels und Anspannung des Schließmuskels. Das sympathische Nervensystem kontrolliert die Urinspeicherung über vorwiegend im Blasenmuskel liegende Beta-Rezeptoren und durch Alpha-Rezeptoren im Blasenhalsbereich. Neurotransmitter sind Acetylcholin (Wirkung auf die Blase) und Noradrenalin (Wirkung auf Urethra und Trigonum vesicae). Eine Stimulation der Beta-Rezeptoren entspannt den M. detrusor vesicae, eine Stimulation der Alpha-Rezeptoren erhöht den Verschlußtonus des Blasenhalses.

   Je mehr sich die sympathischen und parasympathischen Nerven der Blase nähern, desto inniger ist ihre Vermischung. Selbst der somatische N. pudendus hat autonome Begleiter. In der Blase kommunizieren die sympathischen und parasympathischen Nervenelemente, man spricht von einem intramuralen „Short neuron-System". Dadurch wird eine wechselseitige Integration und Regulation sympathischer und parasympathischer Einflüsse auf die glatte Muskulatur möglich, was manche bisherige Widersprüchlichkeit in der Harnblasenphysiologie erklärt.

So kann man nur mit Einschränkung die sympathischen Nn. hypogastrici auch heute noch als Blasenfüllungsnerven und die parasympathischen Nn. pelvici als Entleerungsnerven bezeichnen, wenn man die Motoriksteuerung durch den Parasympathikus in den Vordergrund stellt und dem Sympathikus eine Hemmwirkung auf die Motorik bzw. eine die motorische Parasympathikusversorgung modulierende Funktion einräumt.

Auch die glatt muskulären Anteile des urethralen Sphinktersystems werden sympathisch innerviert, die quergestreifte Sphinktermuskulatur wie die gesamte Beckenbodenmuskulatur dagegen somatisch über den N. pudendus und den Plexus pelvicus aus den Spinalsegmenten S3 und S4 (Abb. 10).

Die Blasensensibilität wird über somatische Fasern im N. pudendus und viszerosensible Bahnen des Parasympathikus dem Rückenmark (S2–S4) zugeleitet. Die Rezeptoren für Schmerz, Temperatur und Berührung (Exterozeptoren) liegen primär direkt unterhalb des Uroepithels, die für Dehnung und Empfindungen (Propriozeptoren) in der Blasenmuskulatur. Vom Sakralmark steigen die sensiblen Nervenbahnen in den Hintersträngen (Tractus spinothalamicus) auf und gelangen zum Miktionszentrum im Hirnstamm, wo sie auf die motorischen Bahnen des Tractus reticulus spinalis umgeschaltet werden und deszendierend in den Vorderhörnern wieder zu den Segmenten S2–S4 gelangen. Von dort werden sie über den Plexus pelvicus und den N. pudendus wieder dem unteren Harntrakt zugeleitet.

Blasenfüllung und -entleerung stehen normalerweise unter spinaler, subkortikaler und kortikaler Kontrolle. Während der Füllphase wird kein Harndrang empfunden, weil afferente Kontraktionsimpulse unbewußt gehemmt

**Abb. 10.** Somatisches Nervensystem

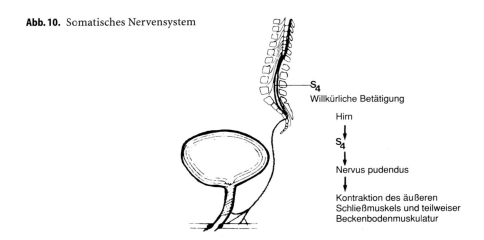

S4
Willkürliche Betätigung

Hirn

S4

Nervus pudendus

Kontraktion des äußeren
Schließmuskels und teilweiser
Beckenbodenmuskulatur

werden. Auch nach Erreichen der Blasenkapazität lassen sich Detrusorkontraktionen trotz vorhandenen Harndrangs noch eine zeitlang unterdrücken, wobei der unwillkürliche und der willkürliche Sphinktertonus allmählich zunehmen. Während der Entleerungsphase ist es umgekehrt: Die Hemmung des Detrusors wird aufgehoben, die der Auslaßmotorik dagegen in Gang gesetzt. Es ist das Verdienst von Bradley u. Scott (1978), dieses komplexe System der Innervation des unteren Harntraktes analysiert und definiert zu haben. Bradley u. Scott definieren vier Funktionskreise, die miteinander zusammenhängen. Nur durch eine ausgewogene und koordinierte Zusammenarbeit der verschiedenen Funktionsschleifen ist ein geordneter Ablauf des Miktionsreflexes möglich.

Der erste Funktionskreis beinhaltet Bahnen zwischen Frontalhirn und der Formatio reticularis des Hirnstamms mit Verbindungen zu Thalamus, Basalganglien und Kleinhirn (Abb. 11). Dieser Funktionskreis koordiniert die willentliche Kontrolle des Miktionsreflexes. Eine Schädigung dieser Strukturen bewirkt also einen teilweisen oder völligen Verlust der willkürlichen Kontrolle über den Blasenreflex, es kommt zu einer Verminderung hemmender Impulse mit nachfolgender Hyperaktivität des Blasenmuskels (ungehemmte neuropathische Blase, s. S. 38).

Der zweite Funktionskreis entspringt in der Formatio reticularis des Hirnstammes und zieht über spinale Bahnen zum sakralen Miktionszentrum im Bereich S2/S4 (Abb. 11). Zusätzlich führen sensorische Afferenzen von der Blasenmuskulatur direkt zum Hirnstamm, sie ziehen am sakralen Miktionszentrum vorbei. Dieser Funktionskreis integriert den eigentlichen Detrusorreflex und ist verantwortlich für eine koordinierte Blasenentleerung.

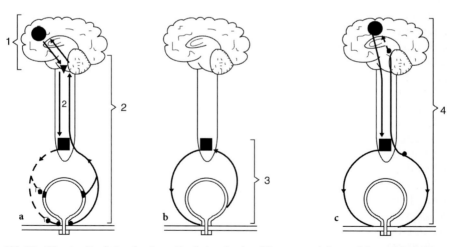

**Abb. 11.** Die vier Funktionskreise: **a** Funktionskreis 1 (Kortex- und Stammhirnverbindungen mit Kleinhirnanschluß), Funktionskreis 2 (Stammhirn-Sakralmark-Harnblasenverbindungen), **b** Funktionskreis 3 (Harnblasen-Sakralmark-Sphincter urethrae externus-Verbindungen), **c** Funktionskreis 4 (Kortex-Sakralmark-Beckenbodenverbindungen)

Der dritte Funktionskreis stellt die Verbindung Blase – sakrales Miktions-zentrum – Sphincter externus urethrae her. Dieser Funktionskreis ist zustän-dig für die Koordination von Blasenmuskel und urethraler Muskulatur. Er garantiert das feine Zusammenspiel von Blasen- und Muskelkontraktion und Beckenbodenrelaxation. Störungen im Bereich dieses Funktionskreises kön-nen durch multiple Sklerose, Querschnittslähmung, Tumoren des Rücken-marks, periphere Neuropathien wie bei Diabetes mellitus sowie durch loka-le Erkrankungen der ableitenden Harnwege verursacht werden.

Der vierte Funktionskreis stellt die Verbindung Gehirnrinde – Sakralmark – Beckenboden her. Er ermöglicht die willentliche Beeinflussung des quer-gestreiften Sphincter externus urethrae. Eine Schädigung dieses Funktions-kreises (z.B. bei MS, nach Schädel-Hirn-Traumen, Querschnittslähmung, zerebralen Gefäßerkrankungen oder lokalen Erkrankungen des unteren Harntraktes) bewirkt den Verlust der willentlichen Kontraktion des Sphinc-ter externus urethrae.

Im Sakralmark gibt es sekundäre Kurzschlußverbindungen zwischen den sensorischen Afferenzen und den motorischen Efferenzen, welche dann wirksam werden, wenn die spinalen Bahnen durch Erkrankung oder Verlet-zung zerstört worden sind (sekundäres, spinales Miktionszentrum).

## Physiologie der Miktion

Im Verlauf der körperlichen und sozialen Entwicklung (Erziehung) wird dem Kind die zunehmende Spannung seiner Blasenwand bewußt. Das Kind lernt das Reflexzentrum für die Blasenfunktion im Hirnstamm zu kontrol-lieren: Einerseits den bei voller Blase einsetzenden Harndrang zu unter-drücken und damit die drohende, unpassende Blasenentleerung – zumindest temporär – zu verhindern, andererseits auch bei nicht hinreichender Bla-senfüllung – prophylaktisch – eine Miktion auszulösen. Diese Fähigkeit kön-nen im Säugetierbereich, unabhängig von der sonstigen Lernfähigkeit, nur noch Hund und Katze erwerben.

Die Harnblase als plastisches Hohlorgan hat die Aufgabe, die kontinuier-lich anfallende Urinproduktion aufzufangen und zu speichern, so daß eine Harnentleerung in größeren Portionen und Abständen möglich ist. Die pla-stischen Eigenschaften der glatten Detrusormuskulatur machen dabei eine Akkomodation unterschiedlicher Füllungsvolumina möglich, ohne daß eine wesentliche Erhöhung des Blaseninnendrucks eintritt. Nach dem La Place-schen Gesetz ist dies allerdings nur unter Zunahme der Wandspannung bis zum Erreichen der Dehnungsgrenze der viskoelastischen Wandelemente möglich. Dabei wird in der Speicherphase durch den Sympathikus die Moto-rik des Detrusors inhibiert (Beta-Rezeptoren) und gleichzeitig der glattmus-kuläre Sphinkter tonisiert (Alpha-Rezeptoren). Der Dehnungsreiz wird über die vegetativen Nerven ins Gehirn weitergeleitet und dort als Harndrang bewußt wahrgenommen. Hirnareale (Areale im Gyrus frontalis superior und Gyrus cinguli anterior), Thalamus, das limbische System und die Basalganglien sowie Hirnstamm und Bereiche des Kleinhirns steuern die Füll-phase und die Entleerungsphase. Von besonderer Bedeutung für die Koordination von Blasenentleerung und Urinspeicherung ist dabei das Kleinhirn. Diese Bereiche koordinieren die muskuläre Tonuserhöhung im Beckenbodenbereich bei einem steigenden Blasenvolumen sowie die Unterdrückung von Detrusorkontraktionen während der Speicherphase. Bei abgeschlossener zerebraler Entwicklung können diese unwillkürlichen Kontraktionen während der Blasenfüllung vollständig unterdrückt werden, und die Blase entleert sich dann nur noch nach willkürlicher Aufhebung der hemmenden Impulse, die mit der Erschlaffung des Beckenbodens verbunden ist. Bei der Miktion kehren sich also die synergen (zusammenwirkenden) Verhältnisse der aktivierenden und hemmenden Impulse um: Die Hemmung der Neurone zum Detrusormuskel wird aufgehoben, gleichzeitig werden aber Blasenhals, Urethra und Beckenboden (externer Sphinkter) gehemmt, und dadurch entsteht eine Tonusverminderung mit Druckreduzierung. Das führt zur reflektorischen Erschlaffung von internem und externem Sphinkter. Über den parasympathischen N. pelvicus erfolgt dann die Kontraktion des Detrusors. Nach Beendigung der Miktion wird der Zustand der Blasenfüllphase durch erneute Umkehr der aktivierenden und hemmenden Impulse erreicht.

Die normale Miktion ist ein dynamischer Prozeß, der das Zusammenspiel verschiedener physiologischer Abläufe und Prozesse beinhaltet. Wenn sich die Blase füllt, bleibt der Druck in der Regel niedrig (unter 15 cm $H_2O$). Der erste Drang ist individuell sehr unterschiedlich, bewegt sich aber in der Regel zwischen 150 und 350 ml, die normale Blasenkapazität beträgt zwischen 300 und 600 ml. Wird eine normale Miktion eingeleitet, steigt der echte Blasendruck (also Blasendruck minus intraabdomineller Druck) soweit an, daß er den urethralen Widerstand überwindet und der Urin sich vollständig entleert.

## Besonderheiten im Alter

Altern allein ist nicht für eine Inkontinenz verantwortlich, aber verschiedene physiologische Veränderungen im Alter können an der Entwicklung einer Inkontinenz beteiligt sein.

Wie alle unsere Organe macht auch die Harnblase einen degenerativen Alterungsprozeß durch, in dessen Folge Funktionsstörungen mit Harnretention und Harninkontinenz auftreten können. Elbadawi et al. (1993 a, b, c, d) haben dies in ihren Arbeiten gezeigt. Zunächst verändert die Lamina propria der glatten Muskelzellen ihre Struktur („dense band pattern"). Später erfahren dann die Abstände zwischen den Muskelzellen Variationen („dysjunction pattern").

Dieses Stadium des „dysjunction pattern" ist charakterisiert durch neugebildete Zellprotrusionen, die für die Kalziumionen einen reduzierten Widerstand darstellen. Dadurch kommt es anstelle der normalen mechanischen Reizübertragung zu elektrischen Kurzschlußverbindungen, so daß der Detrusor vesicae die Eigenschaft eines Synzytiums mit rascher Übertragung der Kontraktionspotentiale von einer Zelle zur anderen erhält und ganze Muskelareale nahezu synchron stimuliert werden können. Daraus resultiert dann eine myogene Detrusorhyperaktivität mit Instabilität.

Gleichzeitig kommt es zu einer weitgehenden Degeneration mit vollständiger Separation und Isolation der einzelnen Muskelzellen („wide spread degeneration") und reichlich Kollagen- und Elastinfasern im Interstitium („Fibroelastose"). Diese „wide spread degeneration" führt zu einem weitgehenden Verlust der Detrusorkontraktilität und damit zur Restharnbildung, auch ohne Blasenauslaßobstruktion. So ist bei betagten Patienten ein Restharn zwischen 30 und 50 ml als normal anzusehen. Bei beiden Geschlechtern ist im Alter eine Zunahme der ungewollten Detrusorkontraktionen und gleichzeitig eine Restharnbildung festzustellen (Resnick 1995). 40–75% der inkontinenten Älteren weisen solche ungewollten, einschießenden Detrusorkontraktionen auf.

Mit den Untersuchungen von Elbadawi et al. (1993) konnte die alte Hypothese widerlegt werden, daß Miktionsstörungen alter Männer wie Pollakisurie, Nykturie und imperativer Harndrang, ggf. mit Harninkontinenz, stets Folge einer Blasenauslaßobstruktion, insbesondere durch Prostatahyperplasie seien. Bereits Diokno et al. (1986, 1992, 1994) konnten nachweisen, daß alte Männer, welche bereits wegen einer BPH (benigne Prostatahypertrophie) operiert worden waren, häufiger über dysurische Beschwerden klagten, als solche, die noch nicht an der Prostata operiert wurden (Tabellen 1 und 2).

Mit zunehmendem Alter nimmt also die Blasenkapazität ab, ein Restharn wird häufiger, und ungewollte Detrusorkontraktionen sind bei fast allen Älteren nachzuweisen.

Ältere Patienten scheiden vermehrt Urin während der Nacht aus, ohne daß eine spezielle Erkrankung vorliegen muß (Bödeker 1995). Eine Nykturie von 1- bis 2mal gilt deshalb für ältere Menschen als normal. Ab dem 6. Le-

**Tabelle 1.** Obstruktive Miktionsstörungen bei alten Männern. (Nach Diokno et al. 1992)

| Obstruktion | ohne BPH-OP % | trotz BPH-OP % |
|---|---|---|
| ++ | 7,3 | 17,3 |
| + | 7,6 | 12,8 |
| (+) | 20,1 | 16,5 |
| 0 | 65,0 | 53,4 |

**Tabelle 2.** Miktionsstörungen bei alten Männern: urodynamische Befunde in %. (Nach Diokno et al. 1994)

| | |
|---|---|
| Blasenauslaßobstruktion | 42,5 |
| Detrusorinsuffizienz | 28,0 |
| reduzierter Miktionswiderstand | 20,5 |
| normale Blasenfunktion | 10,0 |

bensjahrzehnt ist eine Pollakisurie (häufige Miktionen ohne vermehrte Harnausscheidung) aufgrund von Reflexen, die bei jüngeren Menschen keine Rolle spielen (z. B. Miktionszwang bei kalten Füßen oder laufendem Wasser usw.), häufig. Im hohen Alter kann sogar eine Miktion in Raten, vor allem am Morgen und nach länger erzwungenen Pausen, normal sein, sofern die Blasenentleerung soweit wie möglich restharnfrei erfolgt. Bei Frauen vermindert sich der Harnröhrenverschlußdruck, und die funktionelle Harnröhrenlänge wird kürzer. Mit fortschreitendem Alter nimmt bei beiden Geschlechtern die Sensibilität von Harnröhre und Blase ab.

Beim Mann vergrößert sich häufig die Prostata, deutliche Miktionsbeschwerden haben 15 % der älteren Männer (Diokno et al. 1992). Urodynamische Untersuchungen haben gezeigt, daß Männer mit obstruktiven Blasensymptomen nur in weniger als der Hälfte der Fälle eine nachweisbare Blasenauslaßobstruktion haben. Fast 30 % hatten dagegen eine gestörte Detrusorkontraktilität, 20 % einen eher verminderten Miktionswiderstand und 10 % eine normale Blasenfunktion (Diokno et al. 1994).

All die genannten Faktoren begünstigen die Harninkontinenz. Verstärkend wirken sich Erkrankungen außerhalb des Harntraktes, die Nebenwirkungen von Medikamenten und, nicht zu vergessen, psychische Einflüsse aus.

## Begriffsbestimmung

Aus medizinischer Sicht wird die Harninkontinenz definiert als „Unvermögen, den Harn willkürlich zurückzuhalten" (Pschyrembel 1986). Unter Harninkontinenz versteht man also jeden unfreiwilligen Harnabgang (Fischer et al. 1995). Konkret bedeutet dies, daß der Patient keine Kontrolle über die Miktion besitzt, d.h. Ort und Zeit des Harnablassens selbst willentlich nicht bestimmen kann, was nicht als Krankheit, sondern als Symptom für eine Bandbreite möglicher ursächlicher Krankheiten gesehen werden muß. Aus diesem Grunde gehört zur Diagnose der Harninkontinenz neben der Bestimmung der Form und des Grades (relativ/absolut) immer auch die Ursache, welche im funktionellen, neurogenen oder anatomischen Bereich liegen kann.

Nach dem Standardisierungskommitee der International Continence Society ist Inkontinenz „ein Zustand, in dem unfreiwilliges Urinieren ein soziales und hygienisches Problem ausmacht, das objektiv festgestellt werden kann" (Bates et al. 1979). In dieser Definitin wird deutlich, daß Inkontinenz ein über den medizinischen Rahmen hinausgehendes Problem bedeutet.

# Inkontinenzeinteilung

Vereinfacht ausgedrückt kann die Harninkontinenz auf einer Störung des Verschlußsystems (passive Inkontinenz) oder auf einer Störung der Blasenmuskulatur (aktive Inkontinenz) beruhen. Ist die Nervenversorgung des unteren Harntraktes gestört, können aktive, passive und auch Mischformen der Inkontinenz beobachtet werden. Von diesen „urethralen Inkontinenzformen" muß man die extraurethrale Harninkontinenz abgrenzen, deren Ursachen Fehlbildungen des Harntraktes mit ektoper Uretermündung oder Urinfisteln (Urethra-Scheiden-Fisteln, Blasen-Scheiden-Fisteln) sind. Diese einfache Differenzierung ist für die tägliche Praxis von grundsätzlicher Bedeutung, da eine passive Harninkontinenz – aufgrund einer Schließmuskelschwäche – die Domäne operativer Eingriffe am Blasenhals und an der Harnröhre ist, die aktive Harninkontinenz in erster Linie konservativ medikamentös, physikalisch oder psychosomatisch zu behandeln ist, und die extraurethrale Harninkontinenz ausschließlich durch Operation behoben werden kann.

## Passive Inkontinenz

Die passive Inkontinenz ist bei der Frau häufig auf eine Insuffizienz des Beckenbodens bzw. eine Hypotonie der Urethra zurückzuführen, wodurch der Widerstand des Verschlußsystems herabgesetzt wird. Die Blasenfunktion kann dabei völlig intakt sein. Diese Insuffizienz des Beckenbodens ist überwiegend die Folge von Ermüdungserscheinungen, etwa nach vielen Geburten, schwerer körperlicher Arbeit oder Adipositas, und wird meist durch ein Östrogendefizit in der Menopause verstärkt. Eine passive Inkontinenz ist aber auch bei einer subvesikalen Obstruktion mit Überlaufblase (z. B. beim Prostataadenom beim Mann) zu beobachten.

## Aktive Inkontinenz

Bei aktiver Inkontinenz ist die Speicher- bzw. Haltefunktion der Blase durch vorzeitige, nicht hemmbare Kontraktionen in der Blasenmuskulatur gestört, so daß aufgrund dieser sog. Detrusorinstabilität der Urin oft bis zur vollständigen Entleerung der Blase unfreiwillig abgeht. Die Detrusorhyperakti-

vität ist kein einheitliches Krankheitsbild, sondern kann entzündliche, neoplastische, neurogene und psychogene Ursachen haben.

## Schweregrade der Inkontinenz

Für die Inkontinenzversorgung in der Praxis ist oft weniger die Genese als
der Schweregrad der Inkontinenz von Bedeutung. Die Schwere der Inkontinenz hat Bedeutung für die Lebensqualität, für die Komplikations- und
Behandlungsproblematik sowie für die entstehenden Kosten. Sie ist abhängig
von der jeweils abgehenden Urinmenge (einige Tröpfchen bis zu massivem
Abgang), von der Zahl der Episoden (gelegentlich bis dauernd) und den
Umständen des Inkontinenzauftretens (unerwartet bis einschätzbar). Neben
der Einschätzung des Schweregrads einer Inkontinenz ist ohne Zweifel noch
von besonderer Bedeutung, ob die Harninkontinenz mit einer Stuhlinkontinenz kombiniert ist oder nicht.

Eine internationale Einteilung für die verschiedenen Problembereiche der
Inkontinenz existiert bisher nicht. Die Gesellschaft für Inkontinenz-Hilfe
e.V. (GIH) hat den Versuch unternommen, eine Klassifikation der Inkontinenz nach der abgehenden Urinmenge pro Zeiteinheit zu erarbeiten:

Klassifikation der Inkontinenz (Gesellschaft für Inkontinenz-Hilfe e.V.)

- sporadische Inkontinenz    bis 10 ml/h
- belastende Inkontinenz     bis 25 ml/h
- schwere Inkontinenz        bis 50 ml/h
- absolute Inkontinenz       über 50 ml/h

## Temporäre versus bleibende Inkontinenz

Die Unterscheidung zwischen einer temporären Inkontinenz und einer  dau-
ernden Inkontinenz ist für den klinischen Alltag von Bedeutung. Akute
Inkontinenzsymptome, die sich direkt auf akute Krankheitsbilder oder iatrogene Probleme beziehen lassen, können durch gezielte Behandlung der zugrundeliegenden Krankheit bzw. durch Veränderungen bestimmter Medikationen unproblemhaft beherrscht werden. Dagegen bedarf eine Inkontinenz,
die nicht direkt einem akuten Krankheitsbild bzw. bestimmter Medikationen
zuzuordnen ist und über längere Zeit besteht, einer entsprechenden Diagnostik (s. S. 75). Bereits 1984 hat Resnick eine Eselsbrücke für die Ursachen
temporärer Inkontinenz vorgestellt.. Kürzere Eselsbrücken wie z.B. von Kane
et al. (1989) „drip" (Delirium, restringierte Mobilität, Infektion und Inflammation und fäkale Impaktion, Polyurie und Pharmazeutika) beinhalten
praktisch dasselbe.

Ursachen für temporäre Inkontinenz. (Nach Resnick 1984)
Eselsbrücke: „diapers" = englisch = Windeln"

- Delirium (Verwirrtheitszustand)
- Infektion (symptomatischer Harnwegsinfekt)

- Atrophie (atrophische Urethritis/Vaginitis, Streß- und Urgeinkontinenz)
- Pharmazeutika (Medikamente, z.B. Psychopharmaka, Anticholinergika)
- Endokrine Ursachen (Hyperglykämie, Hyperkalziämie)
- Restringierte Mobilität (Immobilität)
- Stuhlverhaltung (Koprostase, Stuhlverhaltung plus Überlaufinkontinenz)

Viele Ältere sind in ihrer Mobilität eingeschränkt. Kommt noch eine akute Erkrankung (Pneumonie, Herzinsuffizienz, Schlaganfall, Oberschenkelhalsfraktur) hinzu, tritt häufig eine Inkontinenz auf. Gerade bei einer Hospitalisierung mit den damit verbundenen Barrieren für den älteren Patienten (Bettgitter, Toilette im Flur) bei der häufig bestehenden Immobilität einschließlich der akut zu behandelnden Krankheit erscheint Inkontinenz oft unvermeidlich. Dazu werden häufig die physiologischen Altersveränderungen (verkürzte Drangzeit, eingeschränkte Seh- und Hörfähigkeit in fremder Umgebung) zu wenig beachtet. Gerade bei auftretender Bewußtseinstrübung und Verwirrtheitszuständen – auch als Folge von Medikamenten – bedarf es besonderer Inkontinenzbetreuung und Fürsorge, was in vielen Krankenhäusern und Heimen leider oft zu wenig beachtet wird.

Symptomatische Harnwegsinfekte sind eine der typischen Ursachen für temporäre Inkontinenz beim älteren Patienten. Gerade in der Menopause sind sie oft mit einer atrophischen Urethritis und Vaginitis kombiniert. Eine entsprechende Behandlung der Ursachen führt schnell wieder zur Kontinenz. Symptomatische Harnwegsinfekte sind in der Regel auch in der niedergelassenen Praxis gut therapierbar (Nicolle 1995) und bei alten Menschen häufig Folge eines vorausgegangenen Krankenhausaufenthaltes mit Eingriffen am Harntrakt, z.B. Katheterismus (Sanderson 1995).

Übersehen werden oft die Nebenwirkungen bestimmter Medikamente (s. S. 49). Oft führt eine Summe von Faktoren (Immobilität, Medikamente/Anticholinergika, chronische Obstipation/Impaktbildung) fast zwangsweise zu einer Inkontinenz bei älteren Patienten.

Eine vermehrte Urinausscheidung kann durch zu hohe Flüssigkeitszufuhr, Diuretika (insbesondere Schleifendiuretika), Hyperglykämie und Hyperkalziämie sowie durch Ausschwemmung peripherer Ödeme hervorgerufen werden und schnell in eine Inkontinenz übergehen.

Gerade Patienten mit Herzinsuffizienz und venöser Insuffizienz haben bevorzugt nachts vermehrten Harnfluß, der dann schnell bei begleitender Schlafmitteleinnahme zur nächtlichen Inkontinenz führt.

Die bleibenden Inkontinenzformen müssen den bekannten 5 Inkontinenztypen zugeordnet werden. Sie sind auf Seite 29 aufgeführt und werden anschließend behandelt. Je nach Art und Form der Inkontinenz bestehen unterschiedliche Diagnostik- und Therapiebedürfnisse.

# Inkontinenzformen

Innerhalb der Harninkontinenz unterscheidet man nach den auslösenden Ursachen entsprechend der Definition der International Continence Society (1976) grob immer noch folgende 5 Formen:

- Streßinkontinenz,
- Dranginkontinenz (Urgeinkontinenz),
- Reflexinkontinenz,
- Überlaufinkontinenz,
- Extraurethrale Inkontinenz.

**Tabelle 3.** Klassifikation der Harninkontinenz

| Name | Ursache |
|---|---|
| *Belastungs-(Streß-)inkontinenz* | Sphinkterschwäche (Schließmuskelschwäche) |
| *Drang-(Urge-)inkontinenz* Ungehemmte neuropathische Blase (supraspinale Reflexinkontinenz) | Zerebrale Läsion (hirnorganische Schädigung) |
| Motorische Drang-(Urge-)inkontinenz | Detrusorhyperaktivität (Blasenmuskelüberaktivität) |
| Harninkontinenz bei Detrusorinstabilität | Detrusordegeneration |
| Sensorische Drang-(Urge-)inkontinenz | Blasenhalsinstabilität (Blasenüberempfindlichkeit) |
| *Überlaufinkontinenz* Obstruktive Überlaufinkontinenz | Blasenauslaßobstruktion |
| Funktionelle Überlaufinkontinenz | Detrusorinsuffizienz, Blasenmuskelinsuffizienz |
| Detrusorareflexie (infranukleäre Inkontinenz) | Spinalläsionen |
| *Reflexinkontinenz* (supranukleäre Reflexinkontinenz) | Spinalläsion (Rückenmarksläsion) |
| *extraurethrale Inkontinenz* | Urinfistel |

Da die 1976 von der International Continence Society (ICS) vorgeschlagene Klassifikation der Harninkontinenz nach ihren Ursachen insbesondere bei älteren Betroffenen für viele zu beobachtenden Inkontinenzformen nicht mehr ausreicht, ist die in Tabelle 3 dargestellte Klassifikation von einer Expertengruppe anläßlich eines Consensus-Meetings 1994 erarbeitet worden.

In Amerika werden neben Streß-, Urge-, Überlauf- und Reflexinkontinenz noch extra die gemischte Inkontinenz (Streß- und Urgeinkontinenz kombiniert) und die funktionelle Inkontinenz in der Klassifikation der Inkontinenz aufgeführt (US-Department of health and human services 1996). Unter „funktioneller Inkontinenz" versteht man dabei die Inkontinenzformen, deren Ursachen außerhalb des unteren Urintraktes zu suchen sind, wie körperliche oder kognitive Einschränkungen bzw. Schädigungen (Williams et al. 1982). Auch wenn die funktionelle Inkontinenz häufig bei behinderten, oft pflegebedürftigen älteren Patienten gefunden wird, sollte dieser Begriff als Ausschlußdiagnose verstanden werden und nicht die Abklärung der anderen Inkontinenzursachen erübrigen (Skelly u. Flint 1995).

## Besonderheiten der weiblichen Harninkontinenz

Von dem Problem „Harninkontinenz" ist rein quantitativ überwiegend die Frau betroffen. Bis zum 60. Lebensjahr leidet fast ausschließlich die Frau an Inkontinenz. Im Vordergrund steht dabei die Streßinkontinenz. Mit zunehmendem Alter gewinnt dann die Dranginkontinenz an Bedeutung. So stehen zwei Inkontinenzformen für die Frau Vordergrund: Die Streß-(Anstrengungs- oder Belastungs-)inkontinenz und die Urge- oder Dranginkontinenz. Anderen Inkontinenzformen begegnet man relativ selten, sie sind in der Regel allerdings auch schwieriger zu behandeln. Im gynäkologischen Bereich sind hier vor allem vesikovaginale Fisteln zu nennen. Ihre chirurgische Therapie ist eine Herausforderung und erfordert eine besonders gewissenhafte präoperative Diagnostik und Planung des operativen Zugangs. Sie können entzündliche oder iatrogene Ursachen haben oder maligne sein. Große vesikovaginale Fisteln nach Geburtstraumata sind in Länder der Dritten Welt häufig, bei uns aber eine ausgesprochene Rarität. Kongenitale Anomalien, wie ektope Uretermündungen, sind ebenfalls selten, müssen jedoch stets in differentialdiagnostische Überlegungen einfließen.

## Besonderheiten der männlichen Harninkontinenz

Beim Mann spielen zwei Inkontinenzformen, die Urge- oder Dranginkontinenz und die Überlaufinkontinenz bei Prostatahyperplasie, eine besondere Rolle. Harninkontinenz ist bei Männern bis zum 50. Lebensjahr eine recht seltene Erkrankung. Dies hat seine natürliche Ursache in dem stabilen Schließmuskelmechanismus, der den Blasenhals, die gesamte prostatische Harnröhre und den quergestreiften äußeren Harnröhrenschließmuskel umfaßt. Eine auftretende Streßinkontinenz beim Mann ist praktisch immer traumatischen Ursprungs. Sie kann nur dann auftreten, wenn sowohl der glattmuskuläre Anteil der prostatischen Harnröhre als auch der quergestreifte äußere Harnröhrenschließmuskel geschädigt sind. Dies kann allgemein nur im Zusammenhang mit schweren Beckenringfrakturen oder mit operativen Eingriffen an der Prostata geschehen. Bei einer radikalen Prostataentfernung aufgrund eines Karzinoms muß man in 3–5% der Fälle mit einer Inkontinenz durch mangelnde Schließmuskelfunktion rechnen.

Nach Operationen aufgrund einer gutartigen Prostatavergrößerung ist die Wahrscheinlichkeit einer Schließmuskelverletzung bei der Operation außerordentlich gering, und zwar unabhängig davon, ob man endoskopisch über die Harnröhre oder offen chirurgisch vorgeht.

Ist der Patient nach einer Operation inkontinent, muß dies nicht notwendigerweise die Folge einer Schließmuskelschädigung sein. Meist liegt die Ursache in einer gleichzeitig bestehenden motorischen und/oder sensorischen Dranginkontinenz, manchmal auch in einer gleichzeitig bestehenden Reflexinkontinenz, z.B. bei Bandscheibenvorfall. Der ungehemmten neuropathischen Blase kommt mit zunehmendem Alter eine besondere Bedeutung zu. Um eine solche weiterbestehende Inkontinenz nach Prostataoperation zu vermeiden, empfiehlt sich unbedingt eine urodynamische Abklärung vor einer Prostataoperation.

## Belastungs-(Streß-)inkontinenz

**Definition**

Unwillkürlicher Urinabgang aus der Harnröhre bei passiver, intraabdomineller Druckerhöhung (Husten, Niesen, Pressen) ohne nachweisbare Detrusorkontraktionen und ohne Harndrang.

So ist die Streßinkontinenz definitionsgemäß ein Zustandsbild, bei dem es während intraabdominaler Druckspitzen ohne Kontraktion des Detrusormuskels zum unwillkürlichen Urinverlust durch die Harnröhre kommt (Abrams et al. 1990). Es handelt sich dabei also um eine Beeinträchtigung der Verschlußfunktion der Urethra, die häufig mit einem Verlust der unterstützenden Wirkung des Beckenbodens (Abb. 12) und dadurch mit einem Deszensus verbunden ist. Die Streßinkontinenz wird in drei Schweregrade unterteilt.

Schweregrade der Streßinkontinenz

- Urinabgang beim Husten, Lachen oder Niesen = Grad I
- Urinabgang beim Gehen oder leichter körperlicher Tätigkeit = Grad II
- permanenter Urinabgang, auch im Liegen = Grad III

**Abb. 12.** Dynamische Drucktransmission auf die Urethra unter Streßbedingungen. Bei intaktem Beckenboden erfolgt bei intraabdomineller Druckerhöhung eine gleichzeitige urethrale Druckerhöhung (horizontaler Vektor), liegt eine Beckenbodenschwäche vor, so überwiegt der vertikale Vektor, es resultiert eine reduzierte Drucktransmission auf die Urethra. (Nach Graber 1973)

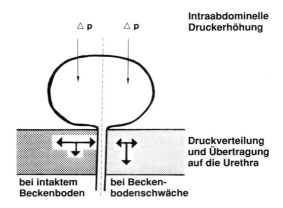

## Ursache

Schließmuskelschwäche durch Hypertonie der Harnröhre und/oder Insuffizienz des Beckenbodens.

## Pathophysiologie

Die Belastungs-(Streß-)inkontinenz betrifft vor allem Frauen, deren Schließmuskelsystem im Verlauf ihres Lebens mehreren Schädigungsprozessen ausgesetzt ist. Vor allem bei Geburten kommt es häufig zu Beeinträchtigungen der Muskulatur und Schädigungen des N. pudendus und damit zu einer-Schwächung des Beckenbodens (Smith et al. 1989; Tapp et al. 1988). Verschiedene Kompensationsmechanismen halten während der reproduktiven Jahre eine adäquate Blasenfunktion trotz Beckenbodeninsuffizienz meist aufrecht, der weitgehende Wegfall der weiblichen Sexualhormone nach der Menopause führt jedoch zur progredienten Atrophie des Urogenitaltraktes und der Beckenbodenmuskulatur. Dies führt in weiterer Folge zu einer Häufung von Inkontinenzsymptomen in der Menopause. Im Greisenalter begünstigt schließlich die altersbedingte Muskelatrophie eine Schließmuskelschwäche der Frau.

Je nach Beschaffenheit von Beckenboden und Blasenaufhängeapparat findet man die Zystozele bei Beckenbodenschwäche und intaktem Ligamentum pubovesicale, den vertikalen Deszensus bei insuffizientem Ligamentum, den rotatorischen Deszensus bei insuffizientem Aufhängeapparat und Beckenbodenschwäche insgesamt (Abb. 13). Bei unauffälligem Harnblasensitus kommt die Harnröhrenhypotonie als Inkontinenzursache in Betracht. Die Tonusverminderung der Harnröhre kann nervös durch Sympathikushypotonie und operative Läsion des Plexus hypergastricus oder mechanisch durch urethrale und periurethrale, meist postinflammatorische Fibrose bedingt sein.

Bei Männern ist eine Belastungs-(Streß-)inkontinenz außergewöhnlich selten, da der Beckenboden geschlossen ist und die prostatische Harnröhre ein kräftiges Verschlußsystem darstellt. Eine Schließmuskelschwäche bei

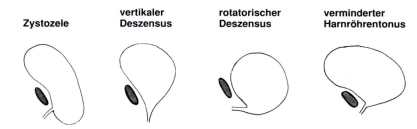

| Zystozele | vertikaler Deszensus | rotatorischer Deszensus | verminderter Harnröhrentonus |

**Abb. 13.** Formen der Streßinkontinenz

Männern ist fast immer exogen-traumatisch (ausgedehnte Beckenringfraktur mit Zerreißen der membranösen, sphinktären Harnröhre) oder durch Prostataoperationen bedingt.

## Symptome, Diagnose und Therapie

Die abgehende Harnmenge hängt vom Füllungszustand der Blase ab. Es besteht keine gesteigerte Miktionsfrequenz oder Dysurie.

Die Diagnose einer Streßinkontinenz kann meist durch die Anamnese und die Untersuchung der Vulva (bei Bedarf mit Test nach Bonney) gestellt werden. Bei 30–40% der Patientinnen jedoch läßt sich aus Anamnese und klinischer Untersuchung keine eindeutige Diagnose stellen. Erst die urodynamische Untersuchung ermöglicht die richtige Diagnose, insbesondere da Mischformen von Streßinkontinenz und Dranginkontinenz in einer Häufigkeit von 20% zu erwarten sind.

Die Behandlung einer Streßinkontinenz ist angezeigt, wenn der Harnverlust als störend empfunden wird. Im Vordergrund steht heute die konservative Behandlung. So sollte jeder Inkontinenzoperation eine konservative Therapie über drei bis sechs Monate vorangehen. Medikamentöse Therapie und physikalische Maßnahmen stehen also im Vordergrund. Dabei hat bei älteren Patientinnen gerade die Östrogentherapie den Vorteil, daß dadurch auch die häufig bestehenden Blaseninfekte reduziert werden (Nicolle 1995). Erst wenn die Medikation und/oder ein Beckenübungsprogramm unter Anleitung, eine Vaginalkonentherapie oder eine Elektrostimulation keinen Erfolg zeigen, sollte ein operatives Vorgehen in Betracht gezogen werden (Ralph et al. 1995).

Konservative Therapie der Streßinkontinenz

- Regelung der Lebensweise und Eliminierung belastender Faktoren,
- Pharmakotherapie S. 197,
- Physiotherapie S. 174,
- Balneotherapie S. 185,
- Pessarbehandlung S. 101,
- Einsatz von Vorlagen S. 111.

Zu allen Punkten der Übersicht mit Ausnahme des ersten siehe entspr. Seite.

### Konservative Behandlung

Die Indikation zur konservativen Behandlung der weiblichen Streßinkontinenz wird in den letzten Jahren immer breiter gestellt. Prinzipiell ist bei jeder Patientin mit einer leichteren Form der Streßinkontinenz der Versuch gerechtfertigt, zunächst mit konservativen Methoden eine Besserung der Inkontinenzsymptome zu erreichen. In den letzten Jahren hat auf der Basis von Publikationen über Spätergebnisse von Deszensus- und Inkontinenzoperationen, die ein Nachlassen des Therapieeffektes im Laufe der Zeit erkennen ließen, ein Umdenken eingesetzt. Unter einer Inkontinenzbehandlung einschließlich Rehabilitation verstehen wir heute zunehmend eine kontinuierliche Betreuung, bei der die Operation nur einen Baustein des Behandlungskonzeptes ausmacht. Dazu kommt, daß es durch die Enttabuisierung und Aufklärung über das Thema Inkontinenz vielen Patientinnen leichter fällt, sich früher und bereits mit leichteren Inkontinenzformen an einen Arzt zu wenden. Außerdem ist eine wachsende Bereitschaft bei den Ärzten zu einer anspruchsvollen konservativen Therapie zu erkennen. Welcher Methode man sich dabei bedient, hängt vom Allgemeinzustand der Patientin, von der Funktion des Verschlußorgans, dem Ausmaß der Beckenbodeninstabilität und nicht zuletzt von der Erfahrung des Arztes und der eingesetzten Therapeuten ab. Dabei sind schnelle Erfolge nicht zu erwarten.

Frühstens nach vier bis sechs Monaten läßt sich z.B. unter Physiotherapie der Effekt einschätzen. Motivation und Compliance der betroffenen Frau spielen eine wichtige Rolle.

### Regelung der Lebensweise und Eliminierung belastender Faktoren

Fehlernährung, Übergewicht und körperliche Inaktivität führen zu einer gestörten Koordination zwischen Bauchdecken- und Beckenbodenmuskulatur. Eine adäquate Gewichtsabnahme bei adipösen Frauen sollte zu Beginn jeder Inkontinenztherapie angestrebt werden. Dazu ist allerdings eine individuelle diätetische Beratung durch den Arzt oder die Diätassistentin erforderlich (Methfessel 1993). In Zusammenhang mit Fehlernährung und Übergewicht stehen in der Regel falsche Miktions- und Defäkationsgewohnheiten. Chronische Obstipation mit einer Stuhlentleerung alle vier bis fünf Tage, verbunden mit starkem Pressen zum Lösen der harten Kotsäule, belasten die Levatorplatte erheblich. Auch die zu seltene Miktion wirkt sich ungünstig auf das Schließmuskelsystem aus. Geregelte Miktionen und Defäkationen, ggf. mit Hilfe eines Kalenders, sind unbedingte Voraussetzungen für die Effektivität weiterer Behandlungen.

Chronische Bronchitis mit Hustenanfällen (Asthma, Rauchen) belastet den Beckenboden in ungünstiger Weise und stellt oft den Erfolg der Streßinkontinenztherapie in Frage. Hier ist eine Sanierung der chronischen Bronchitis anzustreben. Nach Untersuchungen von Bump u. McClish (1992) wird bei Raucherinnen die Streßinkontinenz nicht allein durch den Husten verstärkt, sondern als weitere pathogenetische Faktoren wirken die Abnahme der adrenergen Rezeptoraktivität, der antiöstrogene Effekt und die Störung der Kollagensynthese unter Nikotinabusus.

### Verhaltensmodifikation

Jeder abdominelle Druckanstieg belastet den Beckenboden. Unter physiologischen Bedingungen sollte analog dazu auch eine Reflexkontraktion der Beckenbodenmuskulatur erfolgen. Dieser Mechanismus wird jedoch von vielen Frauen im Laufe der Zeit verlernt. Durch Verhaltensmodifikation, wie z. B. die Anwendung spezieller Atemtechniken beim Heben schwerer Lasten und bei der Sportausübung, kann vor allem Frauen mit Formen der leichten Streßinkontinenz sehr einfach geholfen werden. Bei älteren Frauen führen häufig falsche Trink- und Miktionsgewohnheiten zu Erkrankungen des unteren Harntraktes (Hanzal 1995). Verhaltensmodifikation durch Selbstkontrolle anhand eines Miktionsprotokolls (Miktionsschemas) ist hauptsächlich bei der Reizblase wirksam, hat aber auch bei der Streßinkontinenz Erfolge gezeigt.

### Operative Therapie

Die Problematik der operativen Therapie der Streßinkontinenz zeigt sich in der Tatsache, daß in der Literatur mehr als 200 Methoden und Modifikationen beschrieben werden. Ein Vergleich der Ergebnisse ist schwierig, da der Erfolgsbeurteilung unterschiedliche Kriterien zugrunde gelegt werden. Damit läßt sich erklären, weshalb die Erfolgsrate einer Operationsmethode zwischen 40 und 96 % variiert.

Entschließt man sich zur operativen Korrektur einer Streßinkontinenz, ist zunächst einmal die Diagnosesicherung eine unabdingbare Voraussetzung. Außerdem ist zur Entscheidung, welches der zahlreichen verschiedenen Operationsverfahren zur Anwendung kommen soll, die exakte Definition des vorliegenden anatomischen Defektes wichtig. Da es sich in der überwiegenden Mehrzahl der Fälle um elektive Eingriffe handelt, ist nicht zuletzt auch der subjektive Leidensdruck der Patientin und die genaue Kenntnis von Erfolgs- und Komplikationsraten der einzelnen Verfahren in die Indikationsstellung einzubeziehen. Dies alles impliziert, daß Streßinkontinenzoperationen nur nach eingehender urologischer bzw. gynäkologischer Untersuchung – einschließlich der Urodynamik – nach dem Einsatz von bildgebenden Verfahren (Röntgen, Ultraschall) und auf der Basis einer intensiven Information der Patientin vorgenommen werden sollten (Hanzal 1995).

Operationsmethoden weiblicher Harnstreßinkontinenz:

1. vaginale Verfahren (Kolporrhaphie),
2. retropubische Verfahren [Kolposuspension (Marshall, Marchetti, Krantz; Burch)],
3. kombinierte vaginal-retropubische Verfahren [Nadelsuspension (Stamey, Peyrera, Raz), Fascienzügelplastik (Narik, Palmrich), alloplastische Schlingen (Zödler)],

4. künstlicher Sphinkter,
5. periurethrale Injektionen.

### Kolporrhaphie

Die Kolporrhaphie ist keine Inkontinenzoperation im üblichen Sinn, sondern dient in erster Linie der Korrektur eines Deszensus. Primärer Angriffspunkt dieser vaginalen Operationstechnik ist der Beckenboden, der beidseits exakt präpariert und nach Versenkung von Zysto-, Rekto- oder Enterozelen durch Nähte in der Medianen aproximiert wird (Nichols u. Randall 1989). Die Erfolgsraten scheinen vom Funktionszustand der Beckenbodenmuskulatur abhängig zu sein. Wenn dieser sich verschlechtert, sind nach einer gewissen Latenzzeit Rezidive möglich (Hanzal et al. 1993).

### Kolposuspension

Die von Burch 1968 angegebene abdominelle Operationstechnik, bei der die Vaginalwand beidseits der Urethra auf Höhe des urethrovesikalen Überganges jeweils an das Ligamentum ileopectineum (Coopersches Ligament) fixiert wird, hat die ältere Methode nach Marshall, Marchetti und Krantz, bei der die Naht an das retrosymphysäre Periost erfolgte, weitgehend abgelöst (Burch 1968; Marshall et al. 1948). Die laparoskopische Kolposuspension ist im Vergleich zu anderen laparoskopischen Operationen relativ einfach. Langzeitergebnisse liegen allerdings bisher noch nicht vor. Kolposuspensionsverfahren haben hohe Heilungs- und niedrige Komplikationsraten, zeigen jedoch keinen korrigierenden Effekt auf den Beckenboden. Postoperative Blasenentleerungsstörungen werden zwischen 15 und 20 % angegeben. In 15 % der Fälle resultiert eine Detrusorinstabilität. Die Kontinenzrate wird zwischen 70 und 96 % angegeben, wobei auch die Spätergebnisse mit 85 % am besten sind (Ralph et al. 1995).

### Nadelsuspension

Die Nadelsuspension (auch Blasenhalssuspension) wurde erstmals 1959 von Peyrera beschrieben. Das Ziel dieser Methode war es, eine hohe Kontinenzrate bei einer geringen Morbidität zu erzielen. Seit dieser Zeit wurden 15 Modifikationen entwickelt, von denen 5 weite Verbreitung (Stamey; Raz; Gittes; Muzsai; Peyrera) gefunden haben Sie unterscheiden sich in der Situierung der Nähte. Das Prinzip besteht darin, daß mit Hilfe eines nicht resorbierbaren Fadens das paraurethrale Gewebe beidseits gefaßt und hinter der Symphyse hochgezogen wird. Eine der wichtigsten Modifikationen besteht in der intraoperativ durchgeführten Zystoskopie, die eine Unversehrtheit der Harnblase, den richtigen Sitz der Stamey-Nähte und die adäquate Elevation des vesikourethralen Überganges gewährleistet. Die häufigste intraoperative Komplikation ist die Perforation der Harnblase mit den Stamey-Nähten. Die Häufigkeit wird in der Literatur mit bis zu 20 % angegeben. Harnwegsinfekte werden mit 7–14%, retropubische Schmerzen mit 5% und eine Detrusorinstabilität zwischen 1 und 7% angegeben. Die Erfolgsquote wird in der Literatur mit 50–100% angegeben, die Heilungsrate nach 5 Jahren beträgt 70% (Ralph et al. 1995).

## Schlingenoperation

Die Diagnose einer hypotonen Urethra kann eine Indikation zur Schlingenoperation darstellen. Das Prinzip besteht im schlingenförmigen Plazieren eines Streifens aus auto- oder alloplastischem Gewebe (Rektusfaszie, Externusfaszie, Fascia lata, Gore-Tex, Vicryl), um die Urethra auf Höhe des urethrovesikalen Überganges, zu heben, wobei auf eine möglichst breite Unterpolsterung der proximalen Harnröhre auf einer Strecke von etwa 2 cm zu achten ist (Narik u. Palmrich 1962). Schlingenplastiken werden seit 1917 in verschiedenen Modifikationen eingesetzt. Während sich bei den bisher genannten Methoden postoperative Komplikationen, vor allem Miktionsstörungen in Grenzen halten, ist nach Schlingenoperationen mit einem gehäuften Auftreten von Infekten und hartnäckigen Blasenentleerungsstörungen zu rechnen. Die Patientinnen sollten daher vor dem Eingriff über die eventuelle Notwendigkeit des sauberen, intermittierenden Selbstkatheterismus aufgeklärt werden. Bei alloplastischen Schlingen besteht außerdem aufgrund des Materials das deutliche Risiko einer Gewebsdurchbauung in die Harnröhre.

## Künstlicher Sphinkter

Eine Alternativmethode zur Schlingenoperation bei hypotoner Urethra, insbesondere nach multiplen Voroperationen, ist in der Implantation eines künstlichen Sphinkters (AUS – artificial urethral sphincter) zu sehen (Light u. Scott 1985), siehe dazu auch Seite 106. Allerdings setzt die erfolgreiche Implantation des Sphinkters besondere technische Erfahrungen des Operateurs voraus (Schreiter 1996).

## Periurethrale Injektionen

Mit periurethralen Injektionen steht eine dritte Möglichkeit zur Behandlung von Patientinnen mit hypotoner Urethra zur Verfügung. Die Technik besteht in der transurethralen Injektion von kolloidalen Kunststoffen (Teflon) oder Kollagen unter die Schleimhaut der proximalen Harnröhre (Appell 1990). Unter endoskopischer Sicht werden Depots bei 2.00, 6.00 und 10.00 Uhr gesetzt. Dadurch kommt es zur Verengung des Urethralumens und zur signifikanten Zunahme des Auslaßwiderstandes. Die Erfolgsrate wird mit 70% angegeben, was in größeren Zentren nicht nachvollzogen werden konnte. Die Operation ist wenig invasiv, kann ambulant erfolgen und auch öfter wiederholt werden, falls es nicht sofort zum gewünschten Effekt kommen sollte.

**Streßinkontinenz des Mannes**

Bei der Streßinkontinenz des Mannes ist eine medikamentöse oder physio-
therapeutische Behandlung meist wenig erfolgreich. Trotzdem sollten gerade
postoperativ außer einer guten psychologischen Betreuung und Führung
(Geduld) Beckenbodengymnastik und Elektrostimulation als konservative
Maßnahmen eingesetzt werden. Alternativ können (zumindest) passager
Harnröhrenverschluß bzw. harnableitende Maßnahmen, z. B. der Einsatz von
Kondoumurinalen, Penisklemmen oder transurethralen bzw. suprapubischen
Blasenkathetern, in Erwägung gezogen werden.

Auf Dauer wird man aber beim geistig klaren und motivierten Patienten
eine Operationsindikation stellen müssen. Hierzu sind verschiedene Operationsverfahren mit zahlreichen Varianten und unterschiedlichen Erfolgsraten
bekannt.

Das Verfahren der transurethralen Injektion mit Teflon ist in den letzten
Jahren wegen schlechter Ergebnisse und nicht zu vernachlässigenden Komplikationen (zerebrale Partikelmigration) verlassen worden (Zwergel et al.
1995). In Analogie zur operativen Therapie der weiblichen Streßinkontinenz
durchgeführte Suspensionsplastiken mit eigen- oder alloplastischem Material
brachten keine zufriedenstellenden Langzeiterfolge. So ist ohne Zweifel der
künstliche Verschlußmechanismus (Sphinkterprothese) heute die Methode
der Wahl (s. S. 106). Die passiven Harnröhrenkompressionsplastiken mit auto-
logem Material (Corpora cavanosa, Muskelfascie) oder Fremdmaterial wurden angesichts des heute zur Verfügung stehenden künstlichen Sphinktersystems verlassen.

# Drang-(Urge-)inkontinenz

## Ungehemmte neuropathische Blase (supraspinale Reflexblase, nichtinhibierte neurogene Blasenfunktionsstörung)

| Definition | Unkontrollierter Urinabgang aus der Harn-röhre durch Verlust der bewußten Kontrolle des Miktionszentrums im Hirnstamm. |
|---|---|

### Ursache

Demenz, apoplektischer Insult, Morbus Parkinson, Hydrozephalus, Hirn-
tumor.

### Pathophysiologie

Durch hirnorganische Erkrankungen verliert der Patient die Kontrolle über
den Miktionsreflex, eine Fähigkeit, die er als Kleinkind erworben hat.

## Symptome

Unfähigkeit der Miktionsauslösung bei nichtgefüllter Blase und Unfähigkeit der Verhinderung einer Blasenentleerung bei einsetzendem Harndrang. Imperativer Harndrang mit – gelegentlichem – unwillkürlichem Urinverlust auf dem Weg zur Toilette. In den Frühstadien eher Symptome der Reizblase oder des Prostatismus.

Später gelingt es den meist älteren Patienten häufig nicht mehr, bei Einsetzen des Harndrangs rechtzeitig die Toilette zu erreichen (Differentialdiagnose: Dranginkontinenz bei Detrusorhyperaktivität, Detrusorinstabilität bei Detrusordegeneration).

## Befunde

Bei der Basisdiagnostik kein auffälliger Befund: Urinsediment, sonographischer Befund und klinische Untersuchung – Prostata- und neurologischer Status eingeschlossen – ohne pathologische Zeichen. Auch bei der urodynamischen Untersuchung finden sich wenig Auffälligkeiten: normale Compliance, normale Blasenkapazität, normaler Miktionswiderstand. Kennzeichnend ist der imperative Harndrang mit nicht unterdrückbarer Blasenentleerung bei Erreichen der Blasenkapazität. Unfähigkeit der Auslösung willkürlicher Detrusorkontraktionen bei nicht ausreichend gefüllter Blase. Es findet sich ein positiver Eiswassertest nach Bors (s. S. 89).

## Therapie

Die Therapie der ungehemmten neuropathischen Blase ist die Domäne des Toilettentrainings, kombiniert mit einer medikamentösen Behandlung. Die Erstellung eines Miktionsplans aufgrund eines Langzeitmiktionsprotokolls mit Erfassung der individuellen Trink- und Miktionsgewohnheiten mit dem Ziel, den Patienten rechtzeitig zur Toiletten zu schicken, wenn die Blase ausreichend gefüllt ist und bevor der Harndrang einsetzt (s. S. 66). Die medikamentöse Kombination mit Anticholinergika und Spasmolytika steigert die Erfolgsrate. Eine instrumentelle Harnableitung ist bei diesen Patienten kontraindiziert.

## Motorische Drang-(Urge-)inkontinenz (instabile Blase)

> **Definition**
>
> Unwillkürlicher Urinabgang aus der Harnröhre durch nicht unterdrückbare Detrusorkontraktionen, welche zu intravesikalen Drucksteigerungen über 15 cm $H_2O$ führen und die als Harndrang empfunden werden, ohne daß eine Innervationsstörung der Blase nachweisbar wäre.

## Symptome

Pollakisurie, Nykturie, häufiger, imperativer Harndrang mit gelegentlicher Inkontinenz, wenn nicht rechtzeitig die Toilette erreicht wird. Häufig Verstärkung der Symptome durch psychovegetative Streßbedingungen. Meist ist die Blasenkapazität reduziert, der Harnstrahl häufig abgeschwächt.

### Ursachen

Die motorische Dranginkontinenz ist die Folge einer Übererregbarkeit des M. detrusor vesicae als Folge einer psychovegetativen Fehlverarbeitung persönlicher Belastungssituationen in Beruf oder Familie. Beim älteren Patienten ist die motorische Dranginkontinenz entweder die Folge einer chronischen Blasenauslaßobstruktion (z.B. Prostatahyperplasie) oder aber einer fortgeschrittenen Detrusordegeneration.

### Pathophysiologie

Auch der Blasengesunde kennt das Phänomen des intensiven Harndrangs (trotz fast) leerer Blase vor oder während extremer psychischer Belastungssituationen (Prüfungsangst) als Folge der vermehrten Adrenalinausschüttung mit Tonisierung der Blasenwand und Reduktion der Blasenkapazität. Bei psychovegetativer Fehlsteuerung tritt dieses Phänomen auch bei geringer Belastung auf und führt in leichteren Fällen zu dem Symptom der „Reizblase" der Frau oder des „Prostatismus" beim Mann mit häufigem Harndrang, kleinem Miktionsvolumen und ziehenden Beschwerden im Unterbauch. In schweren Fällen wirkt der Harndrang imperativ und kann nicht mehr unterdrückt werden, so daß es z.B. bei Frauen zum unwillkürlichen Urinabgang kommen kann. Die chronische Blasenauslaßobstruktion verursacht eine muskuläre Detrusorhypertrophie mit Blaseninstabilität: unwillkürliche, nichtunterdrückbare Detrusorkontraktionen, die der Patient als – z.T. imperativen – Harndrang empfindet und die auch zum unkontrollierten Urinabgang führen können.

### Befunde

Das Spektrum der klinischen Befunde bei der motorischen Dranginkontinenz gerade im Alter ist sehr breit: Bei Männern kann die Prostata vergrößert, muß aber nicht obstruktiv sein; bei Frauen kann Restharn vorliegen oder auch nicht. Ein Descensus vesicae korreliert nicht notwendigerweise mit einer Belastungs-(Streß-)inkontinenz. Wichtig ist der Ausschluß einer symptomatischen Dranginkontinenz bei Blasenentzündungen (sensorische Dranginkontinenz), Blasentumor, -stein oder anderen morphologischen Veränderungen. Meist reicht die Basisdiagnostik (s. S. 77) für einen Therapieversuch aus.

Allein die urodynamische Untersuchung kann die Diagnose, motorische Dranginkontinenz, sichern, wenn man sich nicht aufgrund der klinischen Symptomatik und der Basisdiagnostik mit der Verdachtsdiagnose begnügt und expektativ eine medikamentöse Behandlung einleiten will.

## Therapie

Die Therapie der motorischen Dranginkontinenz im Alter ist die Domäne der konservativ-medikamentösen Behandlung mit Anticholinergika (s. S. 138). Im Individualfall muß man versuchen, daß am besten wirksame und verträglichste Medikament sowie die optimale Dosierung herauszufinden.

## Sensorische Drang-(Urge-)inkontinenz

> **Definition**
>
> Unwillkürlicher Urinabgang aus der Harnröhre bei imperativem Harndrang ohne primäre intravesikale Drucksteigerung und ohne nachweisbare Innervationsstörung.

## Symptome

Pollakisurie, Nykturie, imperativer Harndrang mit gelegentlichem, unwillkürlichem Urinabgang.

Die Symptome unterscheiden sich nicht von denen der motorischen Dranginkontinenz.

## Ursachen

Die sensorische Dranginkontinenz auf dem Boden einer Blasenhypersensibilität ist in erster Linie die Folge krankhafter Prozesse der Blasenwand oder der Blasenschleimhaut, bakterieller oder abakterieller Entzündungen, spezifischer oder unspezifischer Infektionen, von Blasentumoren oder -steinen. Daher darf eine idiopathische sensorische Drang-(Urge-)inkontinenz nur nach Ausschluß einer primären Erkrankung des unteren Harntraktes angenommen werden. Inwieweit eine Blasenhypersensibilität im Alter durch degenerative Veränderungen der Blasenwand, insbesondere der Blasenschleimhaut oder der Submukosa, verursacht werden kann, konnte bisher nicht bewiesen werden. Eine idiopathische sensorische Dranginkontinenz im Alter darf nur angenommen werden, wenn eine symptomatische sicher ausgeschlossen worden ist!

## Pathophysiologie

Die sensorische Dranginkontinenz ist die Folge einer reflektorischen Öffnung des Blasenhalses mit nachfolgender Relaxation des urethralen Schließmuskelsystems in Verbindung mit imperativem Harndrang, ohne daß primär eine Blasenmuskelkontraktion nachweisbar wäre; eine nachfolgende Detrusorkontraktion mit aktiver Urinaustreibung ist nicht selten. Bei der idiopathischen sensorischen Dranginkontinenz stehen psychovegetative Ursachen kausal im Vordergrund, häufiger ist jedoch die symptomatische Form.

### Befunde

Da die sensorische Dranginkontinenz sehr häufig die Folge einer entzündlichen oder neoplastischen Blasenerkrankung ist, muß eine solche zunächst durch eine Basisdiagnostik ausgeschlossen werden.

Bewiesen werden kann eine sensorische Dranginkontinenz schließlich nur durch eine urodynamische Untersuchung: Reduzierte Blasenkapazität, frühzeitiger imperativer Harndrang zunächst ohne unwillkürliche Detrusorkontraktionen, Öffnung des Blasenhalses mit nachfolgender Detrusorkontraktion und Blasenentleerung sind die typischen Befunde, welche nur durch kombinierte Video-Cystomano-Flowmetrie erhoben werden können.

### Therapie

Die idiopathische Dranginkontinenz ist auch bei älteren Patienten eine Domäne der konservativen, medikamentösen Therapie; allerdings sind hier weniger Anticholinergika und Spasmolytika als Antidepressiva wirksam. Von besonderer Bedeutung ist das Miktionstraining: Durch bewußte Unterdrückung des Harndranges sollen die Miktionsintervalle vergrößert werden, mit dem Ziel, die Blasenkapazität zu vergrößern. Ob man durch Beta-Adrenergika einen positiven Effekt erzielen kann, ist bisher nicht eindeutig bewiesen worden.

## Überlaufinkontinenz

### Obstruktive Überlaufinkontinenz

> **Definition**
> Unwillkürlicher Urinabgang durch die Harnröhre durch passive Überdehnung der Blasenwand bei Blasenauslaßobstruktion.

### Ursachen

Erhöhung des Miktionswiderstandes durch Blasenauslaßobstruktion (Prostatahyperplasie, Harnröhrenstenose, Prostatakarzinom) mit zunehmender Restharnbildung.

### Pathophysiologie

Eine Erhöhung des Miktionswiderstandes durch Blasenauslaßobstruktion führt entweder zur Detrusorhypertrophie oder zur Überdehnung der Blasenwand mit Restharnbildung, bis der intravesikale Druck das Druckmaximum in der Harnröhre übersteigt und es zum unwillkürlichem Urinabgang ohne eigentliche Blasenentleerung kommt („Ischuria paradoxa").

## Symptome

Häufiger Harndrang, Pollakisurie, verzögerter Miktionsbeginn, erschwerte Blasenentleerung mit abgeschwächtem oder intermittierendem Harnstrahl sowie das Gefühl der Restharnbildung stehen im Vordergrund der Beschwerden; häufig ist eine Miktion nur im Sitzen möglich. Im fortgeschrittenen Stadium wird die Überlaufinkontinenz in Form des intermittierenden tröpfelnden Urinabgangs, oft ohne Harndrang, manifest; andererseits kann es aber auch zum Harnverhalt kommen.

## Befunde

Die prall gefüllte Blase im Unterbauch, ggf. mit – sonographisch nachweisbarem – Harnstau steht im Vordergrund der Befunde bei obstruktiven wie auch funktionellen Blasenentleerungsstörungen mit oder ohne Überlaufinkontinenz. Besondere Bedeutung kommt der differentialdiagnostischen Abklärung gegenüber der funktionellen Form zu. Aber gerade bei älteren Menschen, welche fast immer eine Prostatahyperplasie haben [zwei Drittel aller über 65 Jahre alten Männer werden wegen BPH (beninge Prostatahyperplasie) in unserem Land ambulant behandelt!], ist es oft nicht einfach zu entscheiden, ob die Restharnbildung mit Überlaufinkontinenz durch eine Blasenauslaßobstruktion oder aber durch eine Detrusorinsuffizienz mit Detrusorhypo- oder -akontraktilität verursacht wird (Resnick u. Yalla 1985, 1987; Resnick et al. 1989). Während man, wie erwähnt, beim Mann berechtigterweise zunächst an eine Blasenauslaßobstruktion denken muß, sind bei Frauen Detrusordysfunktionen die häufigsten Ursachen. Wegen der Multikausalität von Blasenentleerungsstörungen ist daher die Erhebung einer exakten Medikamentenanamnese und eine neurologische Untersuchung ebenso wichtig für die differentialdiagnostische Abklärung wie die digito-rektale Palpation der Prostata bei Männern. Dabei ist zu betonen, daß eine Blasenentleerungsstörung mit Restharnbildung und Überlaufinkontinenz bei klinischer Prostatahyperplasie nicht unbedingt obstruktiver Genese sein muß. So ist in allen Zweifelsfällen eine urodynamische Untersuchung erforderlich, um eine obstruktive Blasendysfunktion von einer funktionellen unterscheiden zu können.

## Therapie

Der erste therapeutische Schritt, meist vor Einleitung besonderer diagnostischer Maßnahmen, ist die Sicherung der Harnableitung. Dabei ist im allgemeinen der suprapubische Katheter gegenüber dem transurethralen zu bevorzugen, wenn keine Kontraindikationen bestehen, da sowohl differentialdiagnostische, insbesondere urodynamische Untersuchungen als auch Miktionstraining zur Blasenrehabilitation bei liegendem transurethralem Dauerkatheter kaum möglich sein können.

Bei obstruktiven Blasenentleerungsstörungen ist die operative Sanierung des Blasenauslasses die einzig sinnvolle Maßnahme.

### Funktionelle Überlaufinkontinenz

> **Definition**
>
> Intermittierender oder tropfender Urinabgang aus der Harnröhre bei passiver Überdehnung der Blasenwand, ohne nachweisbare Blasenauslaßobstruktion.

### *Symptome*

Intermittierender oder tröpfelnder Urinabgang aus der Harnröhre bei (prall)gefüllter Blase. Gleiche Symptome wie bei der obstruktiven Überlaufinkontinenz.

### *Ursache*

Detrusorinsuffizienz (Detrusorakontraktilität) durch medikamentöse Einflüsse, psychogene oder neurogene Störung als Folge von Stoffwechselerkrankungen (z.B. Diabetes mellitus) oder von degenerativen Veränderungen der Blasenmuskulatur („wide-spread-degeneration").

### *Pathophysiologie*

Das Spektrum der Medikamente ist groß, welche vor allem bei älteren Patienten breiten Einsatz finden und deren Nebenwirkungen zu Blasenentleerungsstörungen mit Restharnbildung bis hin zum Harnverhalt mit Überlaufinkontinenz führen können. Aber auch Stoffwechselerkrankungen (z.B. Diabetes mellitus) sind in hohem Maße gerade beim älteren Patienten für eine funktionelle Überlaufinkontinenz verantwortlich.

### *Diagnostik*

Ein Restharn über 30 – 50 ml bedarf immer einer urodynamischen Abklärung. So ist die Diagnose und Therapie der funktionellen Überlaufinkontinenz eine Problemstellung für den spezialisierten Arzt.

### *Therapie*

Schwierig ist die Rehabilitation einer Detrusorakontraktilität: Nach Ausschluß medikamentöser und neurologischer Ursachen ist das Miktionstraining, ggf. mit Unterstützung durch Biofeedback-Maßnahmen ein bewährtes Behandlungskonzept. Als Biofeedback-Maßnahmen haben sich nach Melchior (1996) sowohl intravesikale Prostaglandininstillationen (3mal 10 mg Prostaglandin E2 oder F2a täglich nach Blasenentleerung in den liegenden Punktionskatheter) als auch intravesikale Elektrostimulationen bewährt. Sollte es nicht gelingen, eine Detrusorakontraktilität innerhalb von vier bis sechs Wochen durch Miktionstraining zu rehabilitieren, so bleibt im allgemeinen nur der intermittierende Katheterismus oder die intermittierende Blasenentleerung über einen suprapubischen oder transurethralen Dauerkatheter.

Bei Männern bleibt auch bei Detrusorakontraktilität die Option, durch Entfernung der Prostata den Miktionswiderstand bis an die Grenze der Streßinkontinenz zu senken, um eine passive Blasenentleerung durch Bauchpresse zu ermöglichen. Von operativen Maßnahmen wie Detrusorresektion oder Blasenwanddoppelungsplastiken wird bei Detrusorakontraktilität abgeraten (Melchior 1996).

## Detrusorareflexie (infranukleäre Inkontinenz)

> **Definition**
>
> Lähmung des M. detrusor vesicae mit Überlaufinkontinenz bei infranukleärer Schädigung des motorischen Neurons.

### Ursachen

LWS-(Lendenwirbelsäulen-)Fraktur oder Bandscheibenvorfall mit Paraplegie durch Schädigung der Cauda equina, Zerstörung des Plexus pelvicus durch ausgedehnte Operationen im kleinen Becken oder bei Polyneuropathie.

### Pathophysiologie

Durch Zerstörung des peripheren Motorneurons (Lower-motor-neuron-Läsion) fällt die Innervation des Blasenmuskels aus, so daß eine motorische Detrusorlähmung resultiert. Fast immer ist die motorische Lähmung kombiniert mit Ausfall der sensorischen Bahnen, so daß auch der Verlust der Blasensensiblität mit Verlust der Propiozeption und der Exterozeption die Folge ist.

### Symptome

Überlaufinkontinenz bei voller Blase ohne Harndrang, bei Paraplegie gleichzeitig schlaffe Lähmung der unteren Extremitäten.

### Diagnose und Therapie

Auch hier ist unbedingt eine urodynamische Untersuchung notwendig. Therapeutisch steht auch hier wie bei der funktionellen Inkontinenz der intermittierende Katheterismus oder die intermittierende Blasenentleerung über einen suprapubischen oder transurethralen Dauerkatheter im Vordergrund.

## Reflexinkontinenz (supranukleär)

Unwillkürlicher Urinabgang aus der Harnröhre durch unkontrollierte Reflexaktivität der Blase bei kompletter oder inkompletter Querschnittslähmung durch Rückenmarksläsionen oberhalb des sekundären spinalen Miktionszentrums im Sakralmark (S2–S4) mit Schädigung des oberen motorischen Neurons.

### Symptome

Intermittierender Urinabgang aus der Harnröhre ohne Harndrang bei kompletter oder inkompletter Paraplegie oder Tetraplegie.

### Ursachen

Entzündliche, traumatische, degenerative, vaskuläre oder neoplastische Erkrankungen des Rückenmarks oder der Wirbelsäule, welche das obere motorische Neuron der Blasenfunktion geschädigt haben.

### Pathophysiologie

Durch die Schädigung des Rückenmarks oberhalb des sekundären, spinalen Miktionszentrums im Sakralmark (S2–S4) läuft der Steuerungsreflex nicht mehr über das primäre Miktionszentrum im Hirnstamm, sondern über Kurzschlußverbindungen im Sakralmark. Die Folgen sind unwillkürliche, reflektorische Detrusorkontraktionen, welche sowohl durch die Blasenfüllung als auch durch äußere mechanische Reize ausgelöst werden können.

Das Problem der supranukleären Reflexinkontinenz liegt weniger in den sozialen und hygienischen Folgen des unwillkürlichen Urinabgangs als vielmehr in der fehlenden Koordination von Detrusor- und Sphinkteraktivität: Eine supranukleäre Reflexblase ist fast immer mit einer Detrusor-Sphinkter-Dyssynergie kombiniert, d.h., während der Blasenkontraktion kontrahiert sich gleichzeitig der Schließmuskel, so daß der Blasenmuskel ständig gegen einen extrem hohen Widerstand arbeitet. Daraus resultiert eine Detrusor-Muskel-Hypertrophie mit hohem intravesikalem Druck, Umbau der Blasenwand, Zerstörung des urethrovesikalen Ventilmechanismus und sekundärem Reflux mit Dilatation des oberen Harntraktes und letztlich Niereninsuffizienz.

## Extraurethrale Inkontinenz

Unwillkürlicher Urinabgang durch angeborene Fehllage der Harnwege oder durch erworbene pathologische Fistelgänge.

*Symptome*

Permanenter Urinabgang in Form des ständigen Harnträufelns.

*Ursache*

Ektope Urethermündung, zusätzliche Harnröhrenanlage, Urether-Scheiden-Fistel, Blasen-Scheiden-Fistel.

*Diagnostik*

Wichtige Hinweise auf die Fistelursache und -lokalisation, die im Vordergrund bei der extraurethralen Inkontinenz des erwachsenen älteren Patienten stehen, erhält man bereits durch die Anamnese und die Art der Beschwerden. Ständiges „Naßsein" spricht für Blasen- und/oder Harnleiterscheidenfisteln bei der Frau. Besteht trotzdem noch ein Bedürfnis zur gelegentlichen Spontanmiktion, so verdichtet sich der Verdacht auf eine einseitige Harnleiter-Scheiden-Fistel. Kombinierte Blasen-Scheiden-Mastdarm-Fisteln sind besonders lästig, weil zum „Naßsein" auch der Stuhlgang durch die Scheide hinzukommt. Die rektourethrale Fistel ist ein seltenes Krankheitsbild, das bei suffizientem Analsphinkter mit einer Kontinenz einhergeht. Die Fistel kann postraumatisch nach einem Harnröhreneinriß oder -abriß bei gleichzeitiger Verletzung des Rektums auftreten, nach Prostatektomie mit Rektumverletzung oder als Folge einer tumorösen Urethra- oder Rektumarosion.

Im Vordergrund stehen die Fistelsuche und, soweit möglich, ihre Sondierung und Darstellung.

*Therapie*

Es gibt konservative und operative Fistelbehandlungsmöglichkeiten. Bei den ersteren muß man sich darüber im klaren sein, daß sie örtlich und zeitlich begrenzt sind; örtlich, weil nur kleine, halbwegs ruhigzustellende Harnröhren- oder Blasenfisteln sowie ausnahmsweise wandständige Harnleiterfisteln Aussicht auf Spontanheilung haben – während bei kompletten Harnleiterläsionen ein Versiegen der Harnentleerung meist gleichbedeutung mit einem funktionellen Untergang der Niere ist – und zeitlich, weil die Chancen einer Spontanheilung um so geringer sind, je länger die Fistel besteht. So steht in der Regel die operative Sanierung im Vordergrund.

## Spezielle Erscheinungsformen

Viele Betroffene leiden unter einer Mischform. Bei Frauen kommt am häufigsten eine Kombination von Streß- und Dranginkontinenz vor. Als weitere wichtige Sonderformen gelten die Reizblase, die Inkontinenz aufgrund von Arzneimittelnebenwirkungen und psychische Ursachen.

**Reizblase der Frau**

Die Reizblase tritt sowohl bei geschlechtsreifen Frauen als auch in der Menopause auf. Möglicherweise sind Reizblase und Dranginkontinenz zwei Erscheinungsformen ein und derselben Grundstörung, nur reagiert die Patientin einmal mit Inkontinenz und einmal ohne. Die Symptome reichen von nicht unterdrückbarem Harndrang bis hin zur beginnenden Dranginkontinenz. Typische Zeichen sind häufiger und meist auch zwingender Harndrang, der vorwiegend tagsüber auftritt. Nach der Blasenentleerung verspürt die Patientin kaum Erleichterung. Oft strahlen Schmerzen in Richtung Harnröhre und/oder Harnleiter aus. Nachts sind die Beschwerden seltener. Nach längerem Liegen – auch tagsüber – bessern sie sich. Meist wird von einer Reizblase gesprochen, wenn die Blase in Abständen von weniger als 2 Stunden entleert werden muß, wobei die Füllung weniger als 200 ml beträgt.

In der Gynäkologie (Lamm 1995) unterscheidet man zwei verschiedene Formen der Reizblase: die *symptomatische Reizblase* (bei organischen Veränderungen innerhalb oder in der Nachbarschaft der unteren Harnwege und bei Rückenmark- oder Gehirnerkrankungen) und die *idiopathische Reizblase* (Ausdruck einer Störung des neurovegetativen und/oder endokrinen Systems). Daher ist es wichtig, bei jeder Form der Reizblase zunächst eine Blasenerkrankung (Urinsediment!) auszuschließen.

Allgemein gilt anamnestisch für die Reizblase Harndrang und Pollakisurie, aber keine Inkontinenz. Bei der Untersuchung findet sich meist keine Ursache für eine Überaktivität des Blasenmuskels. Zur Erklärung der Beschwerden werden deshalb häufig psychische Probleme angeführt. Die Reizblase ist sicherlich die häufigste psychosomatische urologische Erkrankung der Frau. Bei psychosomatischen Untersuchungen lassen sich zwei Untergruppen erkennen: eine dominant-aktive mit aggressiv forderndem und eine mit depressiv-resignierendem Verhalten.

Nach klinischen Erfahrungen liegt bei einem Teil der Frauen mit dem urologischen Leitsymptom Reizblase eine narzißtische Kränkung zugrunde, beruhend meist auf Enttäuschungen im Bereich persönlicher Beziehungen. Vergleicht man Frauen mit Miktionsstörungen und Patientinnen mit Unterleibsbeschwerden ohne Organbefund, dann fällt auf, daß erstere hysterischer, zwanghaft phallischer, impulsiver bzw. energiegeladener und aggressiver sind. Bei den Frauen mit Unterleibsbeschwerden steht dagegen meist eine depressive Persönlichkeitsstruktur im Vordergrund. Auch berichten Frauen mit Reizblase über Begleitsymptome, die Spannungscharakter haben, z. B. migräneartige Kopfschmerzen oder Verspannungen im Nacken-Schulter-Bereich. Dabei sind aufgrund einer Reizblase inkontinente Frauen – analog zu anderen psychosomatischen Erkrankungen – hinsichtlich Persönlichkeit und Psychodynamik keine homogene Gruppe.

Bei einigen Reizblasepatientinnen ist die Inkontinenz Ersatzsymptom für eine Platzangst, d. h., sie fungiert als Angstäquivalent. Von diesen Frauen wird berichtet, daß sie ihre Wohnung nur noch in der Richtung verlassen können, in der sie eine Toilette finden.

Schwierig festzustellen bleibt jedoch, ob die psychischen Veränderungen die Reizblase bedingen oder ob die veränderte Psyche eine Folge der mitunter quälenden Beschwerden darstellt.

Psychotherapie allein kann die Reizblase allerdings nur selten heilen. Auch die Tatsache, daß bei diesen Patientinnen ein korrekt und konsequent durchgeführtes Verhaltens- bzw. Toilettentraining zum Abklingen der Reizblasensymptomatik führen kann, ist kein Beweis für die psychogene Ursache dieses Leidens.

Im übrigen ist ein Kontinenztraining nur wenig erfolgversprechend, wenn während der urodynamischen Prüfung schon bei geringem Füllungsvolumen Blasenkontraktionen mit hohem Druck auftreten. Andererseits besteht nicht zwangsweise ein Zusammenhang zwischen dem Abklingen der Reizblasensymptomatik und den vom Urologen bzw. Frauenarzt objektivierbaren urodynamischen Befunden.

Die Behandlung der Reizblase erfolgt symptomatisch. Die Erwartungshaltung darf dabei nicht zu hoch geschraubt werden. Dabei kann allerdings auch mit einem Placeboeffekt bis zu 40% gerechnet werden.

Zur Behandlung der Reizblase stehen heute folgende Möglichkeiten zur Verfügung:

- Medikamente,
- Östrogensubstitution,
- Toilettentraining,
- Psychotherapie,
- Hypnose,
- Akupunktur,
- Blockade ausgewählter Sakralnerven,
- Phenolinjektionen,
- Operation.

## Arzneimittelnebenwirkungen und Inkontinenz

Ältere Patienten sind oft gezwungen, eine Vielzahl von Arzneien einzunehmen. Im Rahmen der Multimorbidität und der damit oft verbundenen Multimedikation ist darauf zu achten, ob eingesetzte Präparate evtl. auch einen Nebeneffekt auf die Blasenfunktion haben (s. Tabelle 4). Arzneimittel können sich in ihrer Wirkung überlagern, verstärken oder aufheben oder allein durch direkte Nebenwirkungen für eine Inkontinenz verantwortlich sein. Wir sprechen dann von einer medikamentös induzierten Blasenfunktionsstörung.

Medikamentös kann sowohl der Blasenauslaßwiderstand erniedrigt, als auch die Detrusorkontraktilität stark erhöht werden, so daß unwillkürlicher Urinverlust resultieren kann (Zwergel et al. 1996).

Vor allem bei Patienten mit neurologisch-psychiatrischen Erkrankungen muß auf eine mögliche anticholinerge und miktionshemmende Wirkung der verordneten Medikamente geachtet werden. So können Neuroleptika wie Haloperidol oder Thioridazin, tri- und tetrazyklische Antidepressiva oder

**Tabelle 4.** Häufig verordnete Medikamente mit Einfluß auf die Kontinenz

| | |
|---|---|
| Diuretika | Polyurie, Pollakisurie, Drang |
| Anticholinergika | Harnverhaltung, Überlaufinkontinenz, Verwirrtheit, Verstopfung |
| Psychopharmaka | Muskelrelaxation des Beckenbodens |
| Neuroleptika | Immobilität, Sedierung, anticholinerge Wirkung, Verminderung der Detrusorkontraktilität |
| Antidepressiva | Anticholinerge Wirkung, Sedierung |
| Antiparkinsonmittel | Anticholinerge Wirkung, Sedierung |
| Sedativa/Schlafmittel | Sedierung, Verwirrtheit, Immobilität |
| Narkotika, Schmerzmittel, z. B. Opiate | Harnverhaltung, Stuhlverstopfung, Sedierung, Verwirrtheit |
| Beta-Blocker | Erhöhung der Detrusorkontraktilität |
| Alpha-Rezeptorenblocker | Urethrale und Sphinkterrelaxation |
| Alphaadrenergika und Kalziumantagonisten | Harnverhaltung |
| Cholinergika | Erhöhung der Detrusorkontraktilität |
| Prostaglandinsyntheseinhibitoren | Blasenmuskelrelaxation |
| Antihistaminika/Antiemetika | Anticholinerge Wirkung, Verminderung der Detrusorkontraktilität |
| ACE-Hemmer | Begünstigung einer Streßinkontinenz |
| Antiepileptika | Mögliche Absenkung des Auslaßwiderstandes |
| Digitalis | Fragliche Steigerung der Blasenkontraktilität |
| Skelettmuskelrelaxanzien | Absenkung des Auslaßwiderstandes |
| Ophthalmologika | Anticholinerge Wirkung, Verminderung der Detrusorkontraktilität |
| Alkohol | Polyurie, Pollakisurie, Drang, Verwirrtheit, Immobilität |

Parkinsonmittel wie Biperiden die glattmuskuläre Aktivität des Detrusor vesicae mindern und so den Harnabgang hemmen. Auch für $H_1$-Rezeptorenblocker wie Dimetiden, Terfenadin oder Diphenhydramin sind solche Effekte bekannt. Bereits bei lokaler Anwendung am Auge können Substanzen wie Atropin oder Tropicamid die Blasenentleerung stören. Allerdings treten solche unerwünschten Effekte nicht zwangsläufig bei den genannten Medikamenten auf. Dies hängt von der Dosis und der Applikationsdauer bzw. von ihren unterschiedlichen peripheren und/oder zentralen Effekten ab.

So kann durch chronischen Abusus von Diazepam der Blasenmuskel so stark in seiner Aktivität reduziert werden, daß die Blase nicht mehr restharnfrei entleert werden kann (Maany et al. 1991). Andererseits kann der Auslaßwiderstand der Blase derart gesenkt werden, daß unwillkürlicher Urinverlust resultiert (Thon 1994). Auch wurde Harnretention nach i.v.-Applikation von Metoclopramid beschrieben (Kohli-Kumar et al. 1991),

wenngleich aufgrund der cholinergen Wirkung dieser Substanz auch Dranginkontinenz beobachtet wurde.

Liegt bereits eine Miktionshemmung vor, z. B. bei benigner Prostatahyperplasie, ist es auch durch Sympathomimetika, die zur Asthma-Therapie angewandt werden – Salbutamol oder Terbutalin etwa – möglich, die Harnretention zu verstärken. Bisher relativ wenig bekannt sind die möglichen Nebeneffekte bei der Einnahme von Kalziumantagonisten oder Antirheumatika wie
Indomethazin oder Diclofenac. Eine umgekehrte – nämlich die Blasenfunktion anregende – Wirkung können z. B. Beta-Blocker durch eine Erhöhung
der Detrusorkontraktilität aufweisen. Ebenso ist es möglich, daß es durch
Alpha-Blocker und Muskelrelaxanzien, die den Blasenauslaßwiderstand verringern, zu einem unwillkürlichen Harnabgang kommt. Für fast jede Inkon-
tinenzform kann als letztes auslösendes Moment oder als verschlimmernder
Faktor ein Pharmakon in Frage kommen.

## Inkontinenz aufgrund psychischer Ursachen

Hinter einer Inkontinenz können viele verschiedene Ursachen stehen. Nicht
in jedem Falle läßt sich dieses Leiden auf organische Veränderungen oder
Krankheiten zurückführen. Schon seit längerem ist bekannt, daß psychische
Einflüsse, etwa Veränderungen der Familienbeziehungen, eine Umsiedlung in
ein Altenheim oder die Einweisung in ein Krankenhaus als auslösendes oder
auch nur als verstärkendes Moment für Blasenbeschwerden angesehen werden können (Lachnit 1983; Burnside 1980; Sutherland 1976). So hat Burnside
1980 sehr nüchtern festgestellt: „Incontinence which is temporary and rever-
sible may be related to anxiety, pain, hostility or inadequate attention.
Incontinence provides some elderly with an easy revenge on those they
want to provoke or annoy."

Inkontinenz kann aber auch ein Appell sein: „Ich möchte intensivere
Zuwendung!" Oder: „Ich möchte mehr Aufmerksamkeit auf mich lenken."
Inkontinenz kann auch Anklage bedeuten: „Ihr kümmert euch nicht genug
um mich". Oder es handelt sich um Rache für vermeintliche Vernachlässi-
gung oder um eine Provokation von Aggression, z. B. um auf jeden Fall
„Streicheleinheiten" – wenn nicht anders, dann auch auf negative Art – zu
erhalten. Manche Ältere bleiben aber auch inkontinent, weil sie in der
Intimpflege mehr Zuwendung als bisher erhalten und auf diesen Krank-
heitsgewinn nicht mehr verzichten möchten.

Emotionale Spannungen und Unsicherheiten, die eine Urinkontrolle erschweren oder gar verhindern, finden sich dabei nicht nur bei stationärer
Betreuung. Auch bestimmte familiäre Pflegesituationen können inkontinenz-
fördernd sein. So kann es zu einem fortschreitenden Prozeß der Regression
kommen, zu zunehmender Abhängigkeit von älteren Patienten bei der Pflege zu Hause. Ein solches Verhalten, daß zwar häufiger in Kliniken beobachtet wird, kann aber ebenso zu Hause auftreten. Wir haben es hier mit einer
Umkehr der Mutter-Kind-Beziehung zu tun, da nun die Tochter die Mutter
wickelt. Hier ist das nasse Bett (unbewußte) Rückforderung an die Tochter

und Wiedergutmachung von alldem, auf was die Mutter ihretwegen verzichtet hat (Lehr 1985).

Bei anderen Kranken kann die Inkontinenz Trauer ausdrücken, in der sie sich mit einer verlorenen, ebenfalls inkontinenten Bezugsperson identifizieren oder in dem sie durch die Inkontinenz ihre eigenen Schuldgefühle gegenüber dem Verstorbenen sühnen wollen. Inkontinenz kann ein Hilfeschrei sein. Zahlreiche Ängste können aus dem Kontrollverlust entstehen: Angst vor Liebesverlust (Trennungsangst), Angst vor Scham und Schuld (Angst vor den Vorwürfen anderer), Verletzungsangst (Beschädigung meiner Person, meines Seins) – „Ist mein Kontrollverlust der Beginn des Sterbens?".

Bei manchen Kranken drückt Inkontinenz die Ambivalenz zwischen den eigenen Ausscheidungsbedürfnissen und dem Sauberkeitsgebot aus, das man unter keinen Umständen übertreten möchte. Unter dem Streß dieser Ambivalenz erhöht sich der Harndrang.

Daß Inkontinenz in Zusammenhang mit „Unterstimulation", Apathie, Einsamkeit und Inaktivität steht, ist sicher. Versuche mit inkontinenten, altersdementen Personen zeigen, daß ein allgemeines Aktivierungstraining sowohl physischer als auch psychischer Art viele der Patienten wieder „trocken" machte, obwohl keine spezifische Behandlung der Inkontinenzbeschwerden erfolgte. Manche dieser Kranken begannen wieder zu reden, selbständig zu essen und sich selbständig anzuziehen. Dazu beigetragen haben möglicherweise die positiven und optimistischen Erwartungen des Personals.

Welche große Rolle psychologische Faktoren bei der Therapie der Inkontinenz spielen, zeigen unter anderem Versuche mit Realitätstraining, Hypnotherapie und Placebos. Es ist sogar schon vorgekommen, daß sich Inkontinenzbeschwerden besserten, wenn andere Probleme des Kranken stärker beachtet wurden.

Psychische Ursachen können neben somatischen mitverantworlich für das Entstehen von Inkontinenz sein, sie können aber auch die alleinige Ursache für eine Inkontinenz bei älteren Menschen darstellen. Die psychogen (mit)bedingte Inkontinenz muß also als somatische – oft regressive – Antwort auf den Zustand von Hoffnungslosigkeit, Resignation und Ohnmacht, als körperliche Reaktion auf eine eingetretene Verlustsituation gesehen werden. Hier steht an erster Stelle als Therapie die aktivierende Betreuung. Völlig falsch wäre der Einsatz von Psychopharmaka, die für den älteren Menschen die Situation nur weiter verschlechtern würden.

## Inkontinenzbesonderheiten im fortgeschrittenen Alter

Die Inkontinenz beim betagten Patienten kann vorübergehend oder chronisch sein. Im Gegensatz zu jüngeren Patienten, für die sich häufig die Inkontinenzursache direkt im Harntrakt findet, kommen beim älteren Menschen eine große Anzahl medizinischer, aber auch sozialer Probleme in Betracht. Anhaltende organische Störungen des Bewußtseins, der Mobilität und auch soziale Faktoren werden zwar häufig die Ursache einer sog. funktionellen Inkontinenz sein, doch weiß man, daß gleichzeitig Störungen im

Harntrakt vorliegen (Resnick 1995). Die häufigste Art der Inkontinenz im Alter ist die Dranginkontinenz mit ihren verschiedenen Untergruppierungen (s. S. 38), entweder allein oder assoziiert mit anderen beeinflussenden Faktoren (s. Tabelle 5).

**Tabelle 5.** Ursachen für Urininkontinenz im Alter. (Nach Fonda 1995)

*Urologische und gynäkologische Inkontinenzursachen*
- Harnwegsinfekt
- Blasensteine
- Blasenkarzinome
- Instabile Blase, Detrusorhyperreflexie mit eingeschränkter Detrusorkontraktilität, Detrusor-Urethra-Dyssynergie
- Prostatahypertrophie
- Urethrastenose
- Urinfistel
- Beckenbodenschwäche
- Atrophische Vaginitis
- Zustand nach gynäkologischer Operation
- Akontraktile Blase

*Krankheiten, die Inkontinenz verursachen oder verstärken können*
- Akute Krankheiten
- Verwirrtheitszustand
- Eingeschränkte Mobilität (z.B. Schlaganfall, Arthritis)
- Immobilisation (z.B. Oberschenkelhalsbruch, Pneumonie)
- Medikamente bei Multimorbidität
- Chronische Obstipation (Impaktbildung)
- Demenz
- Depression
- Chronischer Alkoholismus
- Diabetes mellitus
- Übergewicht

*Neurologische Inkontinenzursachen*
- Lähmungen
- Schädelverletzungen
- Demenz
- Schlaganfall
- Morbus Parkinson
- Gehirntumore
- Hydrozephalus
- Multiple Sklerose und andere demyelinisierende Erkrankungen
- Polyneuropathie (z.B. Diabetes mellitus, Alkohol)
- Rückenmarksverletzungen oder Tumore (z.B. Paraplegie)

*Umgebungseinflüsse*
- Unpassende Möbelhöhe (z.B. Bett, Stuhl, Toilette)
- Weit entfernte Toilette
- Schlechte Beleuchtung
- Fehlende Toilettenbeschriftung, insbesondere im Krankenhaus oder Altenheim
- Unpassende Kleidung
- Ursachen für inkontinenzauslösende Reflexe (z.B. Geräusch von laufendem Wasser, mit bloßen Füßen auf einem kalten Linolboden)

## Diagnostik

Auch wenn man davon ausgeht, daß anhaltende organische Störungen des Bewußtseins (hier insbesondere die Demenz mit einer ungehemmten neuropathischen Blase) und Einschränkungen der Mobilität häufige Ursachen für Inkontinenz bei älteren Menschen sind, gibt es keinen Grund, solche funktionell eingeschränkten Patienten nicht auf eine Harnwegsobstruktion, Harnwegsinfekte oder eine Streßinkontinenz hin zu untersuchen und zu überlegen, ob eine zielgerichtete Behandlung dieser Störung für den Patienten von Vorteil ist. Funktionelle Defizite aufgrund bestimmter Krankheiten müssen daher mehr als Auslöser und letztendlich nicht als die Ursache der Harninkontinenz angesehen werden.

Wie bei jeder Inkontinenzdiagnostik steht auch beim älteren Menschen die Basisdiagnostik (s. S. 77) im Vordergrund. Bei der Anamnese sind einige Besonderheiten zu beachten (s. S. 77). Besondere Bedeutung kommt auch der korrekten Führung eines kurzzeitigen Miktionsprotokolls zu, weil dieses Protokoll auch die Basis für ein späteres Toilettentraining bei der Dranginkontinenz bildet (s. S. 83). Restharn sollte man wegen der Infektionsgefährdung beim alten Menschen möglichst sonographisch erfassen (Ouslander 1990) (vgl. S. 93). Mit einer sonographischen Untersuchung läßt sich eine Überlaufblase mit Restharn oder ein akontraktiler Detrusor z.B. bei Diabetes mellitus, aber ebenso auch, aufgrund der Anamnese, eine Dranginkontinenz mit abgeschwächter Detrusorkontraktilität und bestehendem Restharn feststellen (Resnick u. Yalla 1987). Die sonographische Untersuchung bei voller Blase gibt auch Auskunft über die Blasenkapazität und, nach dem Wasserlassen, über den möglicherweise bestehenden Restharn. Eine nur wenig gefüllte Blase kann auf eine ausgeprägte Detrusorinstabilität bzw. -hyperaktivität oder auf ein intravesikal-pathologisches Geschehen hindeuten.

Die Basisuntersuchung kann problemlos vom Allgemeinmediziner bzw. Praktiker durchgeführt werden. Ist die Ursache der Inkontinenz nach der Basisdiagnostik unklar, kann bei Bedarf selbst im Altenheim bei bettlägerigen Patienten eine einfache Zystometrie durchgeführt werden. So kann man selbst bei diesen häufig hochbetagten und schwerst pflegebedürftigen Patienten in bis zu 83% der Fälle zu einer Diagnose kommen (Ouslander 1990).

Anamnese- und Untersuchungsschwerpunkte bei älteren Patienten

- Medikamentenerfassung im Rahmen der Multimorbidität,
- Umwelteinflüsse,
- Erfassung der Mobilität und körperlichen Kraft,
- neurologische Krankheitsbilder,
- psychiatrische Krankheitsbilder,
- Untersuchung der Prostata,
- atrophische Vaginitis,
- Belastungsinkontinenz und Prolaps,
- chronische Verstopfung,
- tastbare Überlaufblase.

## Ursachen

Bei den Ursachen im Harntrakt können wir hauptsächlich vier Störungen bei den älteren Menschen unterscheiden: Hyperaktivität des Detrusors, Hypoaktivität des Detrusors, Verminderung des Ausflußwiderstandes (Streßinkontinenz), Erhöhung des Ausflußwiderstandes (Obstruktion).

Hyperaktivität des Detrusors: Der hyperaktive Detrusor (Dranginkontinenz) ist der häufigste Grund für eine bestehende chronische Inkontinenz im Alter (Bödeker 1995). Dabei spielen die Veränderungen im zellulären Bereich des Detrusors für die ungehemmten Kontraktionen eine wichtige Rolle (s. S. 39). Detrusorhyperaktivitäten finden sich bei zwei Drittel der älteren Patienten mit Harninkontinenz, unabhängig davon, ob eine Bewußtseinseinschränkung vorliegt (Elbadawi et al. 1993c). Bei älteren Menschen ist daher die sonst angestrebte Unterscheidung zwischen neurologisch bedingter Hyperaktivität (Hyperreflexie) und der nichtneurologisch bedingten Hyperaktivität (Detrusorinstabilität) unscharf. Es finden sich neurologische und nichtneurologische Ursachen der Harninkontinenz (Resnick 1995).

Eine Detrusorhyperaktivität kann mit einer eingeschränkten Kontraktilität kombiniert sein. Die Blase ist überaktiv, aber entleert sich ungenügend. Finden sich bei alten Menschen erhöhte Restharnwerte, so kann, neben einem schwachen Detrusor und einer Obstruktion, eine Kombination von hyperaktivem Detrusor mit verminderter Kontraktilität vorliegen. Eine spasmolytische Behandlung kann bei diesen Patienten nicht erfolgreich sein.

Hypoaktivität des Detrusors: Beim hypoaktiven Detrusor steht auf zellulärer Ebene eine Degeneration der Muskelzellen und ihrer Axone (s. S. 43/44). Etwa 10 % der inkontinenten älteren Patienten sind davon betroffen. Die Folge davon ist die Überlaufblase. Die zahlreichen Miktionen sind gewöhnlich klein. Nachts findet der Patient keine Ruhe. Die hohen Restharnwerte erlauben eine Unterscheidung gegenüber dem hyperaktiven Detrusor und der Streßinkontinenz. Differentialdiagnostisch ist diese Form von der Obstruktion abzugrenzen. Dafür ist aber zumindest eine Zystometrie notwendig.

Streßinkontinenz: Streßinkontinenz ist die zweithäufigste Form der Inkontinenz bei älteren Frauen (vgl. S. 31).

Die urethrale Obstruktion: Die urethrale Obstruktion ist die zweithäufigste Form der Inkontinenz bei älteren Männern. Bei Frauen findet sie sich gewöhnlich nur nach einer Operation (Blasenhalssuspension) oder bei schwerem Prolaps mit dem sog. Quetschharnphänomen der Harnröhre. Da sich bei zwei Dritteln dieser älteren Patienten eine zusätzliche Detrusorhyperaktivität findet, besteht neben der Überlauf- auch eine Dranginkontinenz. Diese Form der Inkontinenz bedarf gewöhnlich einer genaueren urodynamischen Abklärung (Elbadawi et al. 1993c)

## Therapie

Genau wie beim jüngeren Patienten sollte natürlich auch beim Älteren die vollständige Kontinenz angestrebt werden. Wenn dies nicht gelingt, muß das

Ziel die sog. „soziale Kontinenz" sein (trocken mit dem Einsatz von Hilfsmitteln). Bei schwerkranken bzw. pflegebedürftigen älteren Patienten muß
man manchmal auch mit einer sog. „abhängigen Kontinenz" zufrieden sein
(Fonda 1995). Dies würde bedeuten, daß der ältere Patient kontinent ist,
wenn ihm Hilfe und Unterstützung durch Angehörige bzw. Pflegepersonal
beim Toilettenbesuch zukommt (Fonda et al. 1990, 1994).

Eine wichtige Voraussetzung für jede therapeutische Maßnahme ist neben
der Diagnose ohne Zweifel auch die Motivation des Patienten. Besondere
Bedeutung in der Inkontinenztherapie des älteren Patienten haben die konservativen Maßnahmen wie Miktions- und Toilettentraining, Beckenbodengymnastik, die medikamentöse Therapie und die Anpassung der Umgebung
an die Bedürfnisse des älteren Patienten beim Toilettengang. Nicht vergessen
darf man, daß auch eine hohe Anzahl älterer Patienten nicht mehr vollständig kontinent wird und deshalb Hilfsmittel für den Bereich der "sozialen
Kontinenz" und der „abhängigen Kontinenz" eine hohe Bedeutung haben.
Die operativen Möglichkeiten sind immer dann gegeben, wenn dafür eine
klare Indikation von seiten der Diagnose her besteht. Bougieren einer Urethrastenose, Prostataoperation oder Operation eines Prolapses kann selbst
bei hochbetagten Patientinnen bzw. Patienten durchgeführt werden.

# Krankheitsbilder mit Inkontinenz

## Inkontinenz bei akuten Erkrankungen

Vorübergehende Inkontinenz nach Operationen, Unfällen oder Krankheiten tritt verhältnismäßig oft auf. Während dieser Zeit beläßt man am besten dem männlichen Patienten nachts eine mit Kissen gestützte Urinflasche in entsprechender Position im Bett, weiblichen Patienten kann ein kleines dreieckiges Urinbecken aus Plastik unter die Oberschenkel gelegt werden. Für die Übergangszeit kann auch eine körpernahe Versorgung mit Einmalinkontinenzhilfsmitteln durchgeführt werden. Auf die Hautpflege muß allerdings besonders geachtet werden.

Sobald es dem Patienten etwas besser geht und er bewegt werden kann, soll er das Bett verlassen. In den meisten Fällen endet die Inkontinenz ein oder zwei Tage nach dem Aufstehen. Unter Umständen bedarf es in diesem Übergangsstadium des Aufstehens nicht nur einer Aufklärung, sondern auch einer geschickten Führung – der Kranke muß wissen, daß dieser Zustand nur ein Übergangszustand ist. Beim älteren Patienten kann es im Einzelfall notwendig sein, mit ihm ein kurzfristiges Toilettentraining durchzuführen (s. S. 157).

## Apoplex

Noch immer sind Schlaganfälle trotz weltweit sinkender Inzidenz eine der häufigsten Erkrankungen überhaupt und in den Industrienationen die wichtigste Ursache frühzeitiger und dauernder Invalidität. Die Inkontinenz wird dabei sowohl im Bereich der Akutversorgung als auch der Rehabilitation noch tabuisiert, und die diagnostischen Methoden und die therapeutischen Maßnahmen werden nicht adäquat genutzt, obwohl mit dem Toilettentraining und dem medikamentösen Einsatz von Spasmolytika wirksame Therapiemaßnahmen zur Verfügung stehen.

Dabei ist Harninkontinenz ein bedeutender prognostischer Faktor (Brainin 1989). Die Frühinkontinenz gilt sogar als aussagekräftigster prädiktiver Parameter für den Grad der Behinderung ein Jahr nach einem Apoplex (Taub 1994). Sowohl die funktionelle Selbständigkeit als auch viele weitere Determinanten hängen von einer intakten Blasenkontrolle ab. Imperativer Harndrang und Inkontinenz mit sozialen und pflegerischen Problemen lassen manchen gutgemeinten Rehabilitationsversuch schnell scheitern. Deshalb ist die Therapie der Harninkontinenz von entscheidender Bedeutung bei der Apoplexrehabilitation.

Blasenentleerungsstörungen sind beim apoplektischen Insult häufig (Yalla 1996). Bei über der Hälfte der Patienten mit einem frischem Apoplex finden sich Blasenfunktionsstörungen (Füsgen 1989). Bei stationären Rehabilitationspatienten nach Hirninfarkt bestehen sie immer noch in 54 % der Fälle, nach intrazerebraler Blutung in 37 % und nach Subarachnoidalblutung in 9 % der Fälle (Shiomi et al. 1992). Die Wahrscheinlichkeit für das Auftreten einer Blasenfunktionsstörung scheint abhängig von der betroffenen Gefäßregion: Betroffen sind bei Läsionen der inneren Kapsel 58 %, bei frontalen Läsionen 55 %, bei Stammhirnapoplexien vertebrobasilären Ursprungs 8 % und beim Status lacunaris 72 % der Patienten (Ketz 1985). Zech-Uber et al. (1989) bringen die Harninkontinenz nach einem Insult häufig mit bilateralen frontalen Läsionen oder mit einer Hirnstammbeteiligung in Zusammenhang.

Besonders häufig findet sich Inkontinenz im Zusammenhang mit größeren Hirngewebsverlusten, Aphasie, kognitiven Störungen und ausgeprägten funktionellen Defiziten (Gelber et al. 1993), was auf die Möglichkeit der multikausalen Ursachen auch beim Schlaganfall hinweist. Alter, Geschlecht und auch betroffene Hirnhälfte scheinen dagegen keine Bedeutung für das Auftreten einer Inkontinenz zu haben.

### Pathophysiologie

Dem im Hirnstamm lokalisiertem Miktionsreflexzentrum sind das Stirnhirn, der Lobus parazentralis, der limbische Cortex und die Basalganglien mit der Formatio reticularis übergeordnet. Etwas vereinfacht ausgedrückt gilt heute, daß der normale zerebrale Einfluß auf den im Hirnstamm entspringenden Miktionsreflex im allgemeinen inhibitorisch ist. Bei Ausfall der zerebralen Kontrolle resultiert am Detrusor vorwiegend eine Detrusorhyperaktivität und am Sphinkter ein Verlust der willkürlichen Kontrolle. Im neurologischen Schrifttum wird in diesem Zusammenhang gerne von einer Detrusorhyperreflexie gesprochen. Die symptomatische Detrusorhyperaktivität aufgrund eines Schlaganfalls wird als neurogen enthemmte Blase (nichtinhibierte neurogene Blasenfunktionsstörung, supraspinale Reflexblase, ungehemmte neuropathische Blase) bezeichnet (s. S. 45).

Bei einem Verschluß der mittleren Zerebralarterie bzw. ihrer Äste kommt es meist zu einem Ausfall im Bereich der inneren Kapsel. Neben der Hemiplegie resultieren dazu häufig Blasenfunktionsstörungen, da in diesem Bereich die ersten Bahnen für die Miktion, d.h. die Verbindung zwischen kortikalem Miktionszentrum und autonomen Miktionszentrum im Stammhirn verlaufen. Durch den Ausfall der ersten Funktionsschleife (Bradley u. Scott 1978) entfällt die willentliche Steuerung und Hemmung der Blase, seltener die des äußeren Schließmuskels. Bei Verschluß im Bereich der

Basiliararterienäste kann auch das Stammhirn mit dem motorischem Detrusorkern ausfallen.

## Klinik

Symptomatisch zeigt sich in der Frühphase in der Regel eine akute Harnretention bzw. Verhaltung (Blaivas 1988; Khan et al. 1981), die sich im Verlauf von Tagen und Wochen in eine Pollakisurie mit imperativem Harndrang oder in eine Dranginkontinenz wandelt. Selten treten ungehemmte Blasenkontraktionen mit ungehemmter Sphinkterrelaxation auf und verstärken damit die Inkontinenzerscheinungen. Trotz ungehemmter Blasenkontraktionen kann es durch unkoordinierten Ablauf der Blasenkontraktionen zusätzlich noch zur Restharnbildung kommen. Außer durch unkoordinierte Detrusorkontraktionen kann eine Restharnbildung auch durch eine Obstruktion bedingt sein (Knebel 1985).

## Diagnose

In der Regel kann man davon ausgehen, daß ein vor dem Schlaganfall kontinenter Patient, der erst nach dem Ereignis eine Inkontinenz entwickelt, mit hoher Wahrscheinlichkeit an einer ungehemmten neuropathischen Blase leidet. Urodynamisch findet sich eine Detrusorhyperreflexie und eine kleine funktionelle Blase.

Selten sind andere Formen von Detrusor- und/oder Sphinkterdysfunktionen (Detrusorhyperreflexie mit Hyporeflexie des Sphinkters/Beckenbodens, Detrusorareflexie mit Hyperreflexie des Sphinkters/Beckenbodens, Detrusorareflexie mit Areflexie des Sphinkters/Beckenbodens) zu beobachten (Überreiter 1995; Blaivas 1982). Insbesondere Schädigungen im Bereich des Frontallappens oder des Thalamus können eine Hyporeflexie hervorrufen (Khan et al. 1981).

Allerdings sollte man auch nicht vergessen, daß bei hochbetagten Patienten mehrere Ursachen für eine Inkontinenz vorliegen können. Unter Umständen ist der Patient schon vor dem akuten Ereignis des Schlaganfalls, z.B. aufgrund einer bestehenden diabetogenen Zystopathie, nahe daran, inkontinent zu werden. Durch die Immobilisation aufgrund des Schlaganfalls kommt es nun zu einem Umkippen in die Inkontinenz, ohne daß darauf die zerebrale Schädigung einen entscheidenen Einfluß hat.

Aus diesen Gründen sollte auf alle Fälle eine Basisdiagnostik mit Inkontinenzanamnese, klinischer Untersuchung, Restharnüberprüfung, Urinanalyse und Miktionsprotokoll durchgeführt werden (Füsgen 1995).

## Therapie

Im Frühstadium ist bei der häufig begleitenden Bewußtseinsstörung die drohende Gefahr der Harnretention mit Überdehnung der Blase gegeben, so daß sich wegen der gleichzeitig notwendigen Flüssigkeitsbilanz eine Dauerharnableitung häufig nicht umgehen läßt. Knebel (1985) schlägt in Anlehnung an die Behandlung Querschnittsgelähmter den intermittierenden Katheterismus vor. Neben gleichzeitiger Keimfreiheit konnte Marks (1977) bei 90% seiner Patienten befriedigende Blasenentleerungen erzielen. Die einzelnen Urinportionen sollten allerdings 450 ml nicht übersteigen. Der Erfolg des Einmalkatheterismus liegt im frühzeitigen Blasentrainingsbeginn, so daß der Katheterismus gleichzeitig zur Restharnbestimmung verwendet werden kann. Gleiches gilt allerdings auch für die suprapubische Blasenfistelung.

Bei psychoorganischen Veränderungen bzw. urologischen Begleitsymptomen wie Prostatahypertrophie oder Harnröhrenstriktur oder sonstigen vorgeschädigten Blasen ist eine suprapubische Katheterableitung grundsätzlich sinnvoller als ein transurethraler Katheter, da gerade in den ersten Tagen eine deutlich verminderte Harnwegsinfektrate festzustellen und eine bessere Pflege möglich ist. Eine antibiotische Prophylaxe ist nicht notwendig, sie bleibt dem klinisch-symptomatischen Harnwegsinfekt vorbehalten.

Wurde ein transurethraler Katheter gelegt, wird nach 3–4 Tagen damit begonnen, den Katheter abzuklemmen und zu eruieren, ob der Patient ein Gefühl für die volle Blase hat. Ist dieses vorhanden, sollte der Katheter gezogen werden. Wie bereits angedeutet, treten Blasenfunktionsstörungen bei den meisten Schlaganfallpatienten nur vorübergehend auf. Sie werden jedoch oft zu einer bleibenden Störung, weil der anfänglich gelegte transurethrale Dauerkatheter aus Bequemlichkeit liegenbleibt, so daß sich die Inkontinenz manifestiert.

Nachdem der transurethrale Dauerkatheter entfernt worden ist, muß sonographisch kontrolliert werden, ob eine Restharnbildung auftritt. Dies ist natürlich bei der suprapubischen Harnblasenfistel nicht notwendig. Inkontinente Schlaganfallpatienten ohne signifikanten Restharn erhalten im Rahmen des Toilettentrainings, bei gleichzeitiger medikamentöser Therapie, zur Inkontinenzversorgung ein körpernahes individuelles Vorlagensystem. Bei Männern kann hier auch der Einsatz von Kondomurinalen überlegt werden.

Mit Hilfe des Toilettentrainings kann in den meisten Fällen innerhalb von wenigen Tagen bis drei Wochen Kontinenz wieder erzielt werden. Parallel dazu empfiehlt sich zur Relaxierung des Detrusors der Einsatz von Spasmolytika, z. B. von tertiären und quaternären Aminen (s. S. 138). Nicht unerwartet ist die Inkontinenz bei kleinen Infarkten mit geringer Gewebsschädigung erfolgreicher zu behandeln als ein Apoplex mit massiver Gehirnschädigung.

Besteht eine depressive Begleitverstimmung, kann auch ein Thymoleptikum mit hoher anticholinerger Potenz, z. B. Imipramin, eingesetzt werden, das den Blasentonus vermindert und eine Harnröhrenkontraktion bewirkt. Allerdings muß hier die relativ breite Nebenwirkungspalette beachtet werden.

Oft liegt bei Patienten nach längerdauernder Dauerkatheterversorgung eine chronische Harnwegsinfektion mit Reizblase vor, die nach Austestung eine antibiotische Therapie notwendig macht. In der Regel reicht hier eine Kurzzeittherapie von 3 Tagen aus. Gerade bei älteren Frauen liegt oft noch eine leichte Beckenbodenschwäche im Sinne einer beginnenden Streßinkontinenz vor. Hier ist es sinnvoll, soweit natürlich die Schlaganfallpatientin in der Lage ist, gleichzeitig noch eine Beckenbodengymnastik durchführen zu lassen und unterstützend eine Östrogentherapie anzubieten. Gelingt es nicht, „Trockenheit" zu erreichen, können auch Hilfsmittel bei einer nicht beherrschbaren Harninkontinenz das Leben für den apoplektischen Patienten erträglicher gestalten und ihm so die soziale Wiedereingliederung ermöglichen.

Nicht vergessen werden darf, daß beim Apoplexiepatienten auch eine Überlaufinkontinenz bzw. größere Restharnmengen auftreten können, die einer instrumentellen Ableitung bedürfen.

## Multiple Sklerose

Unterschiedlichen Angaben in der Literatur folgend (Blaivas 1979; Blaivas u. Barbalia 1984; Chia et al. 1995; Hauser et al. 1995) leiden etwa 54–80% aller MS-Patienten in wechselnder Intensität und Ausprägung im Gesamtverlauf ihrer Erkrankungen an Entleerungsstörungen der Harnblase. In 9% der Fälle stellen sie das Erstsymptom der multiplen Sklerose (MS) dar; in etwa 2% aller MS-Fälle bleiben sie einziges Symptom. Diese Blasenfunktionsstörungen stellen eine besondere Einschränkung der Lebensqualität für die schon durch die Grundkrankheit eingeschränkt mobilen Patienten dar. Darüber hinaus können rezidivierende Infekte den Krankheitsverlauf ungünstig beeinflussen bzw. die Überlebenszeit limitieren. Die Behandlung dieser Blasenentleerungsstörungen stellt somit ein besonderes Problem dar. Insbesondere durch Maßnahmen zur Behandlung des akuten Schubes der Krankheit oder zur Schubprophylaxe werden derartige Symptome nur unzureichend verhindert. Wenn sie einmal über längere Zeit vorliegen, lassen sie sich nicht mehr korrigieren (Hauser et al. 1995).

### Pathophysiologie

Die Encephalomyelitis disseminata ist eine entzündliche, wahrscheinlich genetisch und viral bedingte Entmarkung weißer als auch grauer Substanz des zentralen Nervensystems. Dieser herdförmige, diskontinuierliche Markscheidenzerfall kann in allen Teilen des Nervensystems auftreten. Neben Hirnnervenausfällen, Veränderungen von seiten des motorischen und sensiblen Systems als auch des Zerebellums und Vegetivums sind Blasenentleerungsstörungen zu beobachten. Diese können in Form einer Detrusorhyperreflexie, einer Detrusor-Sphinkter-Dyssynergie (Bemelmaus et al. 1991) oder einer Detrusorhyporeflexie bzw. -areflexie mit Harnverhalten in Erscheinung treten (Blaivas 1984). Meist liegen komplette motorische und sensorische supra- und infranukleäre Läsionen vor.

Der Detrusorhyperreflexie kann eine Störung des eigentlichen Detrusorreflexes zugrunde liegen; dieser leitet afferent sensorisch von den viscerosensiblen Volumen- und Spannungsrezeptoren der Blase über die Nn. pelvici und spinalen Bahnen zum Hirnstamm, von dort erfolgt die Umschaltung auf die motorischen Detrusorkerne im Sakralmark. Es kann aber auch eine Störung im motorischen Schenkel der zentralen Reflexorganisation der Miktion zugrunde liegen (Seidel et al. 1990; Blaivas u. Barbalias 1984).

Bei der Detrusor-Sphinkter-Dyssynergie ist eine suprasakrale Rückenmarksschädigung vorliegend (Bemelmaus et al. 1991; Katona 1975; Madersbacher 1991), wobei entweder der Tractus reticulospinalis (Detrusorhyperreflexie) und autonome dorsolumbale und sakrale Zentren (hyperaktiver Sphinkter) oder der Tr. corticospinalis und damit die Pyramidenbahn (spastischer Beckenboden) betroffen sind (Primus u. Fuchs 1988). Detrusorareflexien zeigen eine infranukleäre Läsion (Schädigung im Conus-cauda-Bereich oder Tractus spinothalamicus) an, die zur Blasendeafferenzierung führen.

Typisch für Blasenentleerungsstörungen bei Patienten mit multipler Sklerose ist, daß es immer wieder zu Veränderungen der Blasenentleerungsstörung kommt, so daß sich aus einer Detrusorhyperreflexie eine Dyssynergie oder eine Areflexie entwickeln kann.

### Klinik

Wegen der typischen Prädilektionslokalisationen – das zervikale Rückenmark ist zu nahezu 100%, das lumbale zu 40% und das sakrale nur zu 18% befallen (Awad 1984) – weist die Mehrzahl der Patienten Symptome einer oberen motorischen Läsion wie Pollakisurie, imperativen Harndrang und Nykturie bzw. Enuresis auf (Oppenheimer 1978). Symptome einer unteren motorischen Läsion wie Detursorareflexie mit Restharnbildung finden sich initial seltener.

### Diagnose

Die Diagnose ergibt sich aus der Kenntnis der Grundkrankheit sowie einer urodynamischen Untersuchung. Diese Patientengruppe muß in kontinuierlicher urologischer Überwachung bleiben. Denn die Einordnung in die jeweilige Kategorie der Blasenentleerungsstörungen ist wichtig, da damit auch ein etwaiger Behandlungserfolg vorhergesagt werden kann und als potentiell erreichbar auch angestrebt werden soll. Wichtig ist allerdings die Abgrenzung vom akuten Schub einer MS, da hier eine totale Blasenentleerungsstörung auftreten kann, die sich unter einer adäquaten speziellen Therapie (z. B. mit Kortikoiden) wieder weitgehend restituieren kann. Allerdings verbleiben meist Restsymptome, bzw. bei bereits vorbestehender Miktionsstörung ist eine Verstärkung der Störung zu erwarten.

Es muß also in der Diagnostik zuerst gemeinsam mit dem Neurologen geklärt werden, ob eine stabile Situation vorliegt oder eine aktuelle Änderung durch einen akuten MS-Schub eingetreten ist. Dabei darf nicht vergessen werden, daß auch bei einer über einige Zeit gleichbleibenden Situation allein durch den Krankheitsverlauf häufig eine Änderung eintreten kann.

*Therapie*

Aufgrund der Vielschichtigkeit neuromuskulärer Dysfunktionen bei der MS gibt es kein einheitliches Therapieschema. Der Therapieerfolg ohne Urodynamik von 27% läßt sich durch vorgeschaltete Urodynamik auf 83% steigern (Blaivas et al. 1979). In Anbetracht des oft fluktuierenden Verlaufs der Blasenstörungen muß je nach urodynamischer Untersuchung unterschiedlich agiert werden.

*Medikamente*

Medikamentös lassen sich gute Erfolge bei der Detrusorhyperreflexie erzielen. Anticholinergika (s. S. 138) können hier erfolgreich eingesetzt werden. Dagegen sind die Behandlungserfolge bei der Detrusor-Sphinkter-Dyssynergie geringer. Ein Behandlungsversuch kann mit Baclofen durchgeführt werden, welches die quergestreifte Beckenboden- und Sphinktermuskulatur relaxiert, um damit eine Reduzierung des infravesikalen Auslaßwiderstandes zu erreichen (s. S. 150). Phenoxybenzamin senkt den Tonus des Sphincter urethrae (s. S. 150). Mit beiden Medikamenten kann eine Verbesserung der infravesikalen Obstruktion erreicht werden. Bei etwa 50% der Patienten scheint es möglich zu sein, eine stabile Situation zu erreichen (Hauser et al. 1995). Für den nächtlichen Zeitraum bietet sich noch die Gabe von Desmopression an (Eckford et al. 1994).

Dagegen erscheint die Detrusorhyporeflexie- bzw. -areflexie gegen die verfügbaren medikamentösen Therapievorstellungen therapieresistent. Meist ist auch durch die körperliche Situation bei MS-Patienten, insbesondere mit Auftreten von spastischen Paresen, zerebellären Störungen oder einer spinalen Ataxie, der Selbstkatheterismus, der eine adäquate Lösung dieser Probleme darstellen würde, in seiner Anwendung sehr eingeschränkt. Oft bleibt nur die instrumentelle Dauerableitung des Harns übrig. Hier bietet sich bevorzugt die suprapubische Harnblasendrainage an. 79% der Frauen blieben auf Dauer in der Untersuchung von Eckford et al. (1994) unter einer suprapubischen Fistelung vollständig trocken, 6% benötigten zusätzlich Vorlagen. Bei 10% war kurzfristig eine erneute Anlage bzw. Revision notwendig. 6% der Frauen waren mit dieser Methode nicht zu versorgen.

## Das Parkinson-Syndrom

Beim Parkinson-Syndrom schwankt die Häufigkeitsangabe von neurogenen Miktionsstörungen zwischen 25 und 98%, je nach Auswahl der Patienten und durchgeführter urodynamischer Mituntersuchung (Berger et al. 1987; Fitzmaurice et al. 1985; Jünnemann u. Melchior 1990; Raz 1976). Nicht selten ist eine Pollakisurie Initialsymptom der Erkrankung. Bei Parkinson-Kranken kommt es zu einem Dopaminmangel durch neuronale Zellverluste in der Substantia nigra (Beal et al. 1994). Levin et al. (1967) zeigten den inhibitorischen Effekt der Basalganglien auf den Miktionsreflex auf, und so erwartet man beim Morbus Parkinson eine ungehemmte neurogene Blase, die sich urodynamisch in einer Detrusorhyperreflexie darstellt und die auch bei 45–98 % der Parkinson-Patienten gefunden wird (Andersen 1985; Berger et al. 1987; Fitzmaurice et al. 1985, Jünnemann u. Melchior 1990; Raz 1976; Aranda u. Cramer 1993). Daneben beobachtet man urodynamisch eine Reduktion der Blasendehnbarkeit im Sinne einer Low-compliance-Blase (Schultz-Lampel u. Thüroff 1997).

### Klinik

Viele Parkinson-Kranke leiden unter vermehrtem Harndrang, Pollakisurie und Nykturie. Nykturie ist die verbreiteste Form der Blasenentleerungsstörung bei Parkinson-Kranken. Harninkontinenz im Sinne einer Dranginkontinenz ist häufig, dabei wird vielfach besonders über Schwierigkeiten bei der Miktionseinleitung geklagt (Aranda u. Kramer 1993). Erst später im Verlauf der Parkinson-Krankheit können im Rahmen von On-off-Fluktuationen auch Symptome einer Detrusorhypoaktivität auftreten, mit deutlicher Verminderung der Flowraten bei willkürlich eingeleiteter Blasenentleerung. Eine Detrusorakontraktilität mit Restharnbildung ist meist Folge einer anticholinergen Anti-Parkinson-Medikation (Aranda u. Cramer 1993; Murdock et al. 1975).

Noch nicht offenkundig ist, ob ein bestimmter Typ der Inkontinenz grundsätzlich einem bestimmten – dem akinese- oder tremordominanten – Parkinson-Typ zuzuordnen ist. Frühes autonomes Versagen mit orthostatischer Hypotention, erektiler Impotenz und Harninkontinenz ist ein typisches Zeichen für von der Parkinson-Krankheit abzugrenzende neurodegenerative Parkinson-Syndrome anderer Zuordnung. Die größte Bedeutung kommt hierbei der sog. Multisystematrophie (MSA) zu, die oft über Jahre der idiopathischen Parkinson-Krankheit täuschend ähnlich sein kann. Blasenprobleme bei der MSA beruhen in erster Linie auf einer Sphinkterstörung infolge selektiver neuronaler Degeneration im Onufschen Kern des Sakralmarks (Poewe 1995). Ein Sphinkter-EMG zeigt schon im frühen Stadium der Erkrankung neurogene Veränderungen und ist hierbei ein wichtiges differentialdiagnostisches Zeichen.

### Diagnose

Zu unterscheiden ist zwischen den neurologischen Folgen der Parkinsonschen Krankheit, anderer urologischer Erkrankungen (z.B. subvesikale Obstruktion bei BPH, Blasenhalsenge, Harnröhrenstriktur) und den Nebenwirkungen einer medikamentösen Therapie des Morbus Parkinson (Anticholinergika, L-Dopa). Deshalb ist – neben einer Basisdiagnostik und einer fast immer notwendigen weiterführenden urodynamischen Diagnostik – eine eingehende neurologische Untersuchung und eine Überprüfung der medikamentösen Parkinson-Therapie notwendig. Die differentialdiagnostische Abklärung kann infolge der gleichen Altersstruktur von Parkinson- und BPH-(benigne Prostatahypertrophie-)Patienten schwierig sein (Schultz-Lampel u. Thüroff 1997). Die anamnestische Angabe einer Harninkontinenz ist bei fehlenden oder insignifikanten Restharnmengen dringend verdächtig auf eine neurogene Komponente der Symptomatik. Die genaue Diagnosestellung ist von entscheidender therapeutischer Konsequenz.

## Therapie

Während die Therapie der Sphinkterstörung bei Multisystematrophie oft nicht mehr gelingt, können imperativer Harndrang und Nykturie bei Patienten mit idiopathischer Parkinson-Krankheit häufig durch wirksame Anticholinergika behandelt werden. Eine eindeutige Obstruktion ohne Detrusorhyperaktivität kann ohne erhöhtes Inkontinenzrisiko operativ saniert werden. Schwierig ist die Therapie der Kombination von subvesikaler Obstruktion und Detrusorhyperaktivität. Hier kann eine Differenzierung zwischen Detrusorinstabilität aufgrund der Obstruktion und Detrusorhyperreflexie im Hinblick auf die neurogene Erkrankung unmöglich sein. Bei neurogener Ätiologie der Detrusorhyperaktivität (Detrusorhyperreflexie) droht nach Beseitigung der Obstruktion die Reflexinkontinenz. In diesem Fall ist daher die operative Therapie der benignen Prostatahypertrophie kontraindiziert. Hier sollte eine Ruhigstellung des Detrusors mit Anticholinergika und ggf. die Blasenentleerung über intermittierenden Selbst- oder Fremdkatheterismus versucht werden (Schultz-Lampel u. Thüroff 1993).

Eine Detrusorhyporeflexie bei der Parkinson-Krankheit mit unvollständiger Blasenentleerung und Restharnbildung sollte demgegenüber zuerst zur Reduktion einer evtl. bestehenden anticholinergen Anti-Parkinson-Medikation sowie zur Dosisadaptation im Bereich der Dopaminergika führen.

# Demenz

Urininkontinenz ist beim dementen Patienten häufig zu beobachten (bei mittlerer Demenz bis zu 60% und bei schwerer bzw. bei der Demenz im terminalen Stadium bis zu 100%). Männer scheinen dabei etwas häufiger von Inkontinenz betroffen zu sein als Frauen (Skelly u. Flint 1995). Zu berücksichtigen ist, daß Inkontinenz unter anderem ein Symptom einer Verwirrtheit sein kann, weswegen differentialdiagnostisch zuerst die Ursachen der Verwirrtheit ermittelt und u. U. behandelt werden müssen. Unter der speziellen Therapie der auslösenden Ursache für die akute Verwirrtheit wird auch die Inkontinenz rückläufig sein.

## Pathophysiologie

Die Harndrangsymptomatik ist bei der Demenz Folge eines Untergangs hemmender zerebraler Regelkreise im kortikoretikulären System und des damit verbundenen Verlustes der supraspinalen Miktionskontrolle.

## Klinik

Typische Symptome sind Pollakisurie, imperativer Harndrang und Dranginkontinenz.

## Diagnose

Gerade bei den zerebral verwirrten Patienten gebührt der Diagnostik der Urininkontinenz höchste Sorgfalt! Die Ursachen für das Auftreten einer Inkontinenz sind bei dementen Patienten multifaktoriell. Eine eingehende Basisdiagnostik, aber auch eine Erfassung der bestehenden funktionellen somatischen und psychischen Möglichkeiten bzw. Einschränkungen im Rahmen der Grundkrankheit sind unbedingt notwendig. Große Aufmerksamkeit muß auch der Umgebung und hier insbesondere auch der Betreuung durch Angehörige bzw. durch das Team in Pflegebereichen gelten. Eine umfassende urodynamische Diagnostik ist oft nicht durchführbar und auch nicht sinnvoll.

Eine besondere Rolle nimmt in der Differentialdiagnostik der Normaldruckhydrozephalus ein, dem eine gestörte Liquordynamik ursächlich zugrunde liegt. Er ist gekennzeichnet durch die Symptomtrias Gangstörung, Demenz und Harninkontinenz bei Hirnventrikelerweiterung und normalem intraventrikulärem Druck (Primus u. Schmidt 1994). Die Inkontinenz verschwindet nach Anlage eines ventrikulo-atrialen Shunt.

## Therapie

Jede Form der Harnableitung durch Dauerkatheter bei der Dranginkontinenz zur Inkontinenzversorgung ist kontraindiziert. Die Therapie der ungehemmten neuropathischen Blase kann nur sein, durch ein konsequentes Toilettentraining die verlorenen Kontrollfunktionen über den Miktionsreflex zurückzuerwerben (s. S. 157).

Genauso wie bei Nichtdementen wirken auch Anticholinergika und Spasmolytika beim Dementen, weshalb der medikamentöse Einsatz sinnvoll erscheint (Sugiyama et al. 1993). Wenn eine Reduzierung der nächtlichen Urinvolumina angestrebt wird, sollte keinesfalls die Flüssigkeit reduziert, sondern eher Desmopressin (s. S. 146) eingesetzt werden. Die Flüssigkeitsreduzierung würde nur zu einer Verschlechterung der zerebralen Situation führen.

Das Toilettentraining allein erbringt bereits bei dementen Patienten einen Erfolg in etwa 32 % der Fälle (Skelly u. Flint 1995). Die schlechtesten Erfolge haben nach den vorliegenden Studien nicht unerwartet Patienten mit fortgeschrittenen kognitiven Störungen, eingeschränkter Mobilität und schwererer Inkontinenz.

Sinnvoller Einsatz aller Hilfsmittel, das Besorgen spezieller Kleidung und die Anpassung der Umgebung an die Behandlung dieser Patienten sind notwendig. So helfen z. B. besondere Farben an den Türen dem alten verwirrten Menschen, sein Zimmer wiederzufinden und nicht orientierungslos durch die Wohnung zu irren. Man kann auch die Toilette durch ein besonderes Bild oder ein besonderes Kennzeichen markieren. So kann beispielsweise das Realitätsorientierungstraining (ROT) den Toilettenweg miteinbeziehen. Es empfiehlt sich, immer wieder mit den Betroffenen zu sprechen, sie ernst zu nehmen, sie wie einen Partner zu behandeln und ihre Schamgefühle zu respektieren, selbst wenn teilweise der Eindruck besteht, vom Kranken nicht verstanden zu werden.

Ein Toilettentraining ist selbst beim schwer dementen Patienten durchzuführen. Als Ausgangsbasis dienen hier selbstverständlich auch die Voraussetzungen für ein erfolgreiches Toilettentraining, allerdings nicht die Mitarbeit des Betroffenen (s. S. 160).

Eine medikamentöse Besserung der Hirnleistung scheint keinen entsprechenden Einfluß auf die vorliegende Inkontinenz zu haben (Sugiyama et al. 1991), Toilettentraining und symptomatische medikamentöse Therapie stehen im Vordergrund.

Nicht immer läßt sich bei stark Verwirrten eine Kontinenz erreichen. Dennoch sollten die Vorlagen bzw. Windelhosen regelmäßig alle drei bis vier Stunden gewechselt werden, d.h. bis zu sechsmal täglich. Die Genitalien müssen jedesmal mit Wasser und reizloser Seife gewaschen werden. Von großer Bedeutung ist dabei die Regelmäßigkeit. Der Verwirrte erlebt durch Hautkontakt eine angenehme Zeitstrukturierung und ein zuverlässig wiederkehrendes wohliges Gefühl, bewirkt durch intensive Zuwendung. Dieser bestehende Rhythmus, den man durch ein Toilettentraining individuell finden muß, gibt dem Verwirrten dann eine gewisse Sicherheit, und in vielen Fällen kann hier eine Kontinenz oder zumindestens eine Besserung erreicht werden.

Auch wenn die Mehrheit der dementen Patienten unter einer ungehemmten neuropathischen Blase leidet, wird eine geringe Anzahl (bis zu 20%) unter einem hypoaktiven Detrusor leiden und bedarf dann nicht des Toilettentrainings, der Windelversorgung, sondern der intermittierenden Katheterisierung bzw. sogar der transurethralen oder suprapubischen Dauerableitung (Kunikata et al. 1993).


## Diabetes mellitus

Die genaue Inzidenz der diabetogenen Blasenstörung ist nicht bekannt. Nach einer Krankheitsdauer von etwa 7–10 Jahren weisen etwa 40% der älteren Diabetiker urologische Symptome auf (Welz 1988). Bei gezielter Befragung werden Inzidenzraten zwischen 20 und 85% in der Literatur (Hude 1995) angegeben. Im stationären Akutkrankenhausbereich sind etwa 25% der betagten Diabetespatienten von Harninkontinenz betroffen (Naurath 1994). Dabei repräsentieren diese Aussagen möglicherweise nur die Spitze eines Eisberges, da lediglich die symptomatischen, harninkontinenten Diabetiker auffallen, erfaßt und untersucht werden. Die Dunkelziffer gerade im Bereich der diabetischen Neuropathie ist wegen ihrer oft lange Zeit bestehende

Symptomlosigkeit extrem hoch. Andererseits schnellt die 5-Jahresmortalität bei Diabetikern mit nachgewiesener Neuropathie auf 20 % hoch (Ewing et al. 1980), was den Stellenwert dieser diabetischen Folgeerkrankung nicht mehr nur als ein hygienisches und soziales Problem erscheinen läßt.

## Pathophysiologie

Unter dem klassischem Begriff der „diabetischen Zystopathie" versteht man ein sensorisch herabgesetztes Blasenfüllungsgefühl, verbunden mit einer Zunahme der Blasenkapazität und einer verminderten Detrusorkontraktilität (Ellenberg 1980).

An der diabetischen Ratte konnte gezeigt werden, daß die auftretenden Blasenentleerungsstörungen mit degenerativen Veränderungen der afferenten myelinisierten Fasern beginnen (Paro 1994). Als wesentlichste Befunde sind zunächst eine Verdickung der die Schwannschen Zellen umhüllenden Basalmembranen und Einlagerungen lipoidhaltiger Stoffwechselschlacken im Zytoplasma dieser Zellen festzustellen. Zuletzt kommt es zum Zerfall der Markscheide. Dieselbe Alteration läßt sich in der Basalmembran der nutritiven Nervengefäße, d. h. der endoneuralen Kapillaren nachweisen. Ursächlich für die Pathogenese sind somit metabolische und nicht, wie früher angenommen, rein vaskulär-ischämische Einflüsse entscheidend. Ausschlaggebend für den Zeitpunkt der Komplikationen des Diabetes mellitus scheint eher der Schweregrad der Stoffwechselentgleisung und der Nichtkorrektur zu sein als die Dauer der Erkrankung.

Der Verminderung der Blasensensibilität mit der Gefahr der chronischen Überdehnung der glatten Muskelzellen folgt relativ rasch die Degeneration der unmyelinisierten efferenten Fasern mit entsprechender Hypokontraktilität bis zur Areflexie (Paro 1994).

Im Gegensatz zu dieser klassischen Form der diabetischen Zystopathie mit herabgesetzter Detrusorkontraktilität wird in der täglichen Praxis immer wieder eine hyperreflexive Form beobachtet und auch in der Literatur beschrieben (Alloussi et al. 1985; Welz 1988; Kaplan u. Blaivas 1995). Die klinische Symptomatik bei der hyperreflexiven Form (Inzidenz 55–61%) ist durch Symptome der motorischen Dranginkontinenz gekennzeichnet, wie imperativer Harndrang, Pollakisurie, Nykturie und Inkontinenz. Die Harnblase wird weitgehend restharnfrei entleert, gehäufte Harnwegsinfekte sowie Beeinträchtigungen des oberen Harntraktes sind kaum zu erwarten. Das urodynamische Bild ist gekennzeichnet durch willkürliche, nichtbeeinflußbare Kontraktionen des Harnblasendetrusors mit unwillkürlichem Harnabgang bei bereits minimaler Blasenfüllung. Als Erklärung für diese nicht erwartete Erscheinungsform bei diabetisch autonomer Neuropathie vom sakralen Typ sind neben der Frage nach der bestehenden Multimorbidität noch weitere Faktoren denkbar:

1. Es könnte hier eine zerebrovaskulär bedingte, ungehemmte neuropathische Blase leichterer Form aufgrund der vaskulären Diabeteskomplikatio-

nen vorliegen, die später dann einfach von der hyporeflexiven Form über-
lagert wird.

2. Eine unterschiedliche Lokalisation der nervalen Schädigung (extravesikale
   Ganglien oder Axone – intramurale Ganglien oder Axone).

3. Eine unterschiedliche Dauer und ein unterschiedlicher Schweregrad der
   nervalen Schädigung (evtl. hyperreflexive Form der Frühphase – und/
   oder bei nur geringer Schädigung – hyporeflexive Form einer Spätphase
   des Diabetes und/oder stärkeren Nervenschadens).

4. Eine unterschiedliche Beeinträchtigung sympathischer und parasympathischer Nervenfasern.

5. Oder einfach eine nichtneuropathische Ursache im Rahmen der Multimorbidität des Alters.

Ein definitiver Zusammenhang zwischen der hyperreflexiven Erscheinungsform und der diabetischen Zystopathie und einem Diabetes mellitus ist bis
heute nicht mit Sicherheit erwiesen, während bei der hyporeflexiven Form
ein Zusammenhang mit dem Diabetes mellitus ohne Zweifel zu bestehen
scheint.

### Klinisches Bild der hyporeflexiven Form

Obwohl die hyporeflexive Form (Inzidenz 33–38%) eine im Rahmen des
diabetischen Polyneuropathiesyndroms ernstzunehmende Komplikation ist,
wird sie anscheinend sowohl von den Diabetologen als auch den Urologen
tabuisiert. In den üblichen Standardwerken findet sich entweder überhaupt
kein Hinweis auf dieses Krankheitsbild oder nur ein bis zwei Worte ohne
weitere Ausführung (z.B. Tanagho u. McAnich 1992; Berger 1995).

Asymptomatische Frühmanifestation (feststellbar ist lediglich eine größere
Blasenkapazität ohne Restharn) tritt bei vier von fünf Patienten mit peripherer Polyneuropathie auf. Während des oft jahrzehntelangen Verlaufes
entwickelt sich eine Detrusorschwäche, zu deren Bild eine Blasenhypokon-
traktilität bis -akontraktilität mit Harnretention gehört. Die Patienten sind
überwiegend asymptomatisch. Charakteristische Beschwerden sind: seltene
Miktion, aber abnorm große morgendliche Mengen, schwacher Harnstrahl,
Empfindung einer unvollständigen Blasenentleerung und völlige Schmerz-
und Gefühllosigkeit der überdehnten Blase. Die Diagnose basiert auf dem
Nachweis einer Restharnmenge von über 90 ml nach erfolgter Miktion, auf
der zystometrischen Feststellung einer Niederdruckkurve und dem zysto-
graphischen Befund einer abnorm großen Blase (selbst bei einem Inhalt von
über 500 ml und erreichter Kapazitätsgrenze fehlt der Entleerungsreiz). Bei
Dekompensation des Detrusors kommt es zum Harnverhalt mit Überlaufinkontinenz.

Die funktionellen und morphologischen Veränderungen verstärken weiter
die bereits ohnehin vorhandene Infekthäufigkeit. Insbesondere diabetische
Frauen zeigen ein erheblich erhöhtes Risiko, mit zunehmender Dauer des
Diabetes mellitus einen Harnwegsinfekt oder eine Kolpitis zu bekommen.

Die Infektionen bleiben nicht auf den unteren Harntrakt beschränkt und verlaufen kompliziert.

### Bewußte Suche nach Blasenfunktionsstörungen beim Diabetiker

Bei Patienten mit Diabetes mellitus, die von sich aus nicht über Blasenfunktionsstörungen klagten, fanden sich bis 40–80 % pathologische urodynamische Befunde (Starer u. Libow 1990; Kaplan u. Blaivas 1995). Beim betagten Patienten verstärkt sich der Trend zur Tabuisierung in der ärztlichen Praxis weiter (Füsgen 1996 a). Je früher der Zeitpunkt der ärztlichen Intervention erfolgt, desto größer sind die Chancen, eine erfolgreiche Therapie durchzuführen, bzw. eine Dauerableitung hinauszuschieben. Wegen der negativen Auswirkungen lange bestehender Blasenentleerungsstörungen auf den oberen Harntrakt bis hin zum postrenalen Nierenversagen sollte bei jedem Diabetiker regelmäßig (mindestens einmal jährlich) gezielt nach Miktionsstörungen gefragt werden und eine möglichst sonographische Restharnbestimmung erfolgen.

### Diagnostisches Vorgehen

Bei der Planung diagnostischer Schritte muß berücksichtigt werden, daß gerade beim älteren Patienten oft eine Kombination verschiedener Erkrankungen vorliegen kann, die zur Harninkontinenz führt. Als Beispiel sei hier nur neben der möglichen Neuropathie der Blase eine gleichzeitig bestehende Überlaufblase bei Prostatahypertrophie erwähnt. Weiter muß die Multimorbidität mit ihren inkontinenzfördernden Konsequenzen erfaßt werden. Dabei stehen Herz-Kreislauf-Erkrankungen, Gelenk- und Muskelaffektionen, Schlafstörungen und psychiatrische Erkranungen im Vordergrund (Welz 1988).

Das Ziel jeder Abklärung muß es sein, die Harninkontinenz wenn möglich zu objektivieren und zumindestens grob zu quantifizieren, sowie Faktoren zu erfassen, die sie verursachen bzw. zu ihr beitragen. Zudem sollten jene Betroffene identifiziert werden können, bei denen aufgrund der Ergebnisse einer Basisdiagnostik eine im allgemeinen konservative Behandlung erfolgen kann, und solche, bei denen vor Einsetzen jeglicher Therapiemaßnahmen die spezialisierte Diagnostik des Fachkollegen, also eine Überweisung, notwendig ist.

Die Basisdiagnostik umfaßt: eine gezielte Befragung inklusive Miktionsprotokoll, eine gezielte klinische Untersuchung, eine Harnanalyse und eine Restharnmessung. Sollte sich anamnestisch oder durch die sonographische Restharnbestimmung der Verdacht auf eine Blasenentleerungsstörung ergeben, ist eine weitere fachspezifische urologische Diagnostik mit Uroflowmetrie und sonographischer Restharnkontrolle indiziert. Es findet sich eine große Blasenkapazität bei niedrigen intravesikalen Drücken, ein verspäteter oder aufgehobener erster Harndrang, reduzierte Detrusorkontraktilität bis hin zur Detrusorakontraktilität, abgeschwächter Uroflow und Restharnbildung. Wichtigste Differentialdiagnose beim Mann ist die subvesikale Obstruktion bei benigner Prostatahypertrophie, da sie die Symptome der diabetogenen Zystopathie imitieren kann. Eine zusätzliche obstruktive Komponente liegt bei 40% aller Diabetiker über 50 Jahre vor und macht die genaue ursächliche Abklärung der Blasenentleerungsstörung schwierig (Schultz-Lampel u. Thüroff 1997).

### Therapie

Die allgemeine Therapie ist enttäuschend. Obwohl sich aus prinzipiellen Gründen niemand der Forderung nach einer guten Diabeteseinstellung versagen kann, muß zugegeben werden, daß für diese Komplikation des Diabetes keine überzeugenden Beweise existieren, die einen wesentlichen Einfluß einer guten Diabeteseinstellung auf den Ablauf dieser diabetischen Polyneuropathie gerade beim alten Patienten erkennen lassen (Mehnert 1992). Bezüglich des Einsatzes „neurotroper" B-Vitamine, Alpha-Liponsäure, Gamma-Linolensäure oder Capsaicinsäure in der externen Anwendung, über die im Rahmen der Behandlung diabetischer Neuropathien anderer Organlokalisation immer wieder diskutiert wird, liegen bezüglich der diabetischen Zystopathie überhaupt keine Untersuchungen vor.

So steht im Vordergrund der Therapie in erster Linie der Schutz des oberen Harntraktes und der Nieren. Dabei richtet sich die Therapie nach dem Typus der Harnblasenentleerungsstörung und setzt, wie oben erwähnt, oft eine urodynamische Klassifizierung voraus. Das therapeutische Regime bei der hyperreflexiven Form gleicht dem der motorischem Dranginkontinenz bzw. der ungehemmten neuropathischen Blase mit Einsatz von Anticholinergika und Toilettentraining. Diese Form der Inkontinenzbehandlung kann ohne Zweifel probatorisch durch den Hausarzt durchgeführt werden und bedarf nur bei einem Therapiemißerfolg über 6 Wochen der fachärztlichen weiteren Diagnostik mit der sich daraus ergebenden Therapie. Während der Therapie mit Anticholinergika muß eine Restharnkontrolle erfolgen. Erfolgreich eingesetzt werden neben dem Toilettentraining tertiäre und quaternäre Amine (s. S. 138).

Die hyporeflexive Form der diabetischen Zystopathie wird ebenso wie die hyperreflexive Form symptomangepaßt therapiert. Bei einem Restharn von über 100 ml ist ein Dauerkatheter für etwa 10 Tage, besser noch eine intermittierende, d. h. 6stündliche Einmalkatheterisierung rund um die Uhr erforderlich. In dem Zeitraum von 10 Tagen muß versucht werden, eine ideale Diabeteseinstellung zu erreichen und einen Harnwegsinfekt zu beseitigen. Anschließend sollte ein Versuch mit einem Miktionstraining und der Gabe von Parasympathomimetika unternommen werden.

Die zu große Blasenkapazität bei reduzierter Sensibilität kann durch regelmäßige Miktionsintervalle (Miktionstraining, „Miktion nach der Uhr"; z. B. alle drei Stunden) trainiert werden. Bei herabgesetzter Detrusorkontraktilität kann eine medikamentöse Therapie mit Parasympathomimetika erfolgen (s. S. 150). Bei bestehenden Restharnwerten über 90–100 ml trotz

Miktionstrainings und medikamentöser Therapie sollte der Patient über die Durchführung eines intermittierenden Einmalkatheterismus (4–5 ml/d) unterrichtet werden (Thon 1996).

Das Auspressen der Blase mittels Bauchwandpresse und Credé-Handgriff ist umstritten. Chirurgische Maßnahmen zur Herabsetzung des Blasenauslaßwiderstandes werden heute als problematisch angesehen. Ist der Selbstkatheterismus beim betagten Patienten aus unterschiedlichen Gründen (körperlich oder psychisch) nicht möglich, sollte eine Dauerableitung mittels suprapubischer Zystostomie bzw. transurethralem Dauerkatheter erfolgen.

## Harnröhrenverengung

Die männliche Harnröhrenstriktur ist meist Folge eines transurethralen Dauerkatheterismus oder einer unvorsichtigen instrumentellen Manipulation. Entzündungen und Traumata sind dagegen zahlenmäßig selten. Bei Frauen liegen die Verhältnisse anders. Aufgrund ihrer geschlechtsspezifischen Anatomie sind Harnröhrenstrikturen, wie wir sie beim Mann kennen, so gut wie unbekannt. Frauen können jedoch an Meatusstenosen leiden. Bei postklimakterischen Frauen kann eine solche Meatusstenose durch einen relativen Östrogenmangel bedingt sein.

### Klinik

Entsprechend der Geschlechtszugehörigkeit sind die Beschwerden unterschiedlich. Das Risiko und die Häufigkeit von Harnwegsinfekten steigen bei beiden Geschlechtern aufgrund stenosebedingter Miktionsbeeinträchtigungen, auch können beide Geschlechter Restharn entwickeln, wenn der Blasenmuskel dekompensiert (Merkle 1995).

Männer berichten meistens über eine Abschwächung des Harnstrahls, aber auch über Drangsymptomatik, die in Einzelfällen zu Urinverlust führen kann. Es kann auch bei Dekompensation des Detrusors zu einem kompletten Harnverhalt kommen und gelegentlich auch eine sog. Überlaufblase mit entsprechendem Urinverlust entstehen.

Bei Frauen findet sich häufig das Bild der Reizblase mit häufigem Harndrang, mit oder ohne Urinverlust. Meist leiden die Frauen auch unter rezidivierenden, therapieresistenten Harnwegsinfekten.

### Diagnose

Die Diagnose der Harnröhrenstenose erfolgt beim Mann mittels eines röntgenologischen Urethrogramms. Dazu können in Spezialabteilungen Harnröhrensonographien bezüglich des Vorhandenseins peristrikturaler Narben durchgeführt werden. Die Diagnostik der Meatusstenose erfolgt in der Regel durch die Harnröhrenkalibrierung mit Metallknopfbougies in steigender Charrièrestärke.

*Therapie*

Bei der Meatusstenose aufgrund eines postklimakterischen Östrogenmangels empfiehlt sich eine lokale Substitutionstherapie mit östrogenhaltigen Cremes. Ist es allerdings schon zu einer Schrumpfung der Urogenitalschleimhäute gekommen, ist eine Schlitzungs- und Bougierungsoperation u. U. notwendig. Eine Nachbehandlung mit östrogenhaltigen Cremes als Rezidivprophylaxe ist angezeigt.

Beim Mann bieten sich eine Reihe von Verfahren an, die allerdings eine urologische Differentialdiagnose voraussetzen. Dazu nennt Merkle (1995) folgende gängige Methoden:

- Bougierung,
- Ballondilatation,
- Otis-Urethrotomie,
- optische Urethrotomie,
- Laser-Urethrotomie (gepulst),
- plastische Verfahren (Strikturresektion, plastische Neubildung, zweiseitige OP-Verfahren),
- Stentimplantation.

Betont sei an dieser Stelle aber noch, daß die beste „Strikturbehandlung" deren Vermeidung ist. Das bedeutet den weitgehenden Verzicht auf einen transurethralen Dauerkatheterismus zugunsten einer suprapubischen Harndrainage, die Einhaltung einer entsprechenden Hygiene bei Operationen und soweit wie möglich den Verzicht jeder instrumentellen transurethralen Manipulation.

# Diagnostik

Therapeutische Mißerfolge bei der Behandlung der Harninkontinenz beruhen hauptsächlich auf einer unzureichenden Diagnostik. Kenntnis der pathogenetischen Zusammenhänge in Verbindung mit einem standardisierten Diagnoseprogramm sind die wesentlichen Voraussetzungen für eine erfolgversprechende Therapie. Bevor man allerdings einem älteren, vielleicht multimorbiden Patienten das volle Spektrum diagnostischer Möglichkeiten zumutet, sollte der Arzt die für den Kranken entstehenden Belastungen bei der jeweiligen Untersuchung vor Augen haben und sie dem möglichen Erfolg gegenüberstellen.

Bei der Planung diagnostischer Schritte muß berücksichtigt werden, daß gerade beim älteren Patienten oft eine Kombination verschiedener Erkrankungen vorliegen kann, die zur Harninkontinenz führt. Als Beispiel sei hier nur eine Neuropathie der Blase bei Diabetes mellitus und eine gleichzeitig bestehende Überlaufblase bei Prostatahypertrophie erwähnt.

Die Abklärung und Behandlung der Harninkontinenz ist ein interdisziplinäres Problem. Die große Zahl älterer inkontinenter Menschen macht verständlich, daß spezielle diagnostische Maßnahmen, wie z.B. eine urodynamische Untersuchung beim Urologen, nicht bei allen Betroffenen durchführbar und vielleicht auch nicht notwendig sind. Deshalb sollte die Abklärung der Harninkontinenz beim älteren Patienten stufenweise erfolgen. Sie umfaßt eine Basisdiagnostik durch den Hausarzt und eine vertiefte Diagnostik im spezialisierten Bereich (Welz-Barth u. Füsgen 1995; Madersbacher 1996) (Abb. 14), um grob zu quantifizieren sowie Faktoren zu erfassen, die die Harninkontinenz verursachen bzw. zu ihr beitragen. Weiter sollte aufgrund der Abklärung eine Unterscheidung zwischen Drang-, Streß- und Überlaufinkontinenz sowie der Ausschluß einer Reflexinkontinenz möglich werden. Zudem sollten jene Betroffenen identifiziert werden können, bei denen aufgrund der Ergebnisse der Basisdiagnostik eine im allgemeinen konservative Behandlung erfolgen kann, und solche, bei denen vor Einsetzen jeglicher Therapiemaßnahmen die spezialisierte Diagnostik des Fachkollegen, also eine Überweisung notwendig ist.

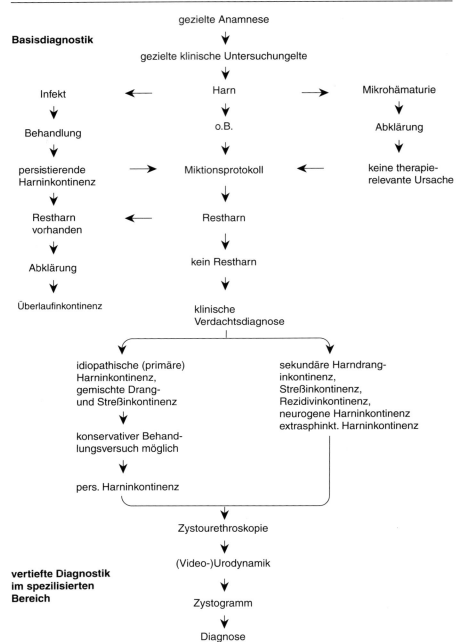

**Abb. 14.** Stufendiagnostik der Harninkontinenz

Basisdiagnostik der Harninkontinenz

- ausgiebige Anamneseerhebung inkl. Miktionsprotokoll,
- gezielte klinische Untersuchung,
- Harnanalyse,
- Restharnmessung.

## Basisdiagnostik

### Anamnese

Nicht immer ist Scham der Grund, warum Patienten mit einer Harninkontinenz ihr Leiden in der Arztpraxis verschweigen: Viele Patienten haben auch große Angst vor der urologischen Diagnostik und verbinden diese mit schmerzhaften Untersuchungen wie etwa Blasenspiegelung, Operationen und Katheterisierungen. So ist es im Interesse einer ehrlichen Antwort wichtig, darauf hinzuweisen, daß bei den meisten Patienten mit Inkontinenzproblemen eine schmerzfreie Diagnostik und Therapie möglich ist. Als gute Gelegenheiten für ein Gespräch über Harninkontinenz bieten sich Vorsorgeuntersuchungen, Gesundheits-Check-up und besonders alle Untersuchungen an, bei denen eine Urindiagnostik erforderlich ist.

Bei der Anamneseerhebung spielt die Fragestellung eine bedeutende Rolle. Der Befragung nach einer bestehenden Inkontinenz weicht der Patient erfahrungsgemäß leider oft aus. Einige behaupten lediglich, eine Person mit Inkontinenz zu kennen. Erst detaillierte Fragen ergeben dann, daß der Befragte sich selbst gemeint hat. Vermutlich ist es leichter, darüber in der dritten Person zu sprechen. Fragt man weiter, ob der Patient nachts einnäßt, so lautet die Antwort oft: „Nein". Dagegen wird die Frage, ob das Nachthemd beim Erwachen feucht ist, vielfach bejaht. Viele Betroffene meinen auch, daß es sich bei ihrer Harninkontinenz oft um eine „natürliche" Alterserscheinung handelt, gegen die man sowieso nichts unternehmen kann. Deshalb sehen sie auch keinen Grund, den Arzt darüber zu unterrichten.

Oft ist es sinnvoll, einen Anamnesebogen zu benützen, den der Patient schon einmal zu Hause – evtl. gemeinsam mit den Angehörigen oder der betreuenden Schwester/Pflegerin von der Sozialstation – in Ruhe ansehen und ausfüllen kann. Ein solcher Anamnesebogen erspart dem Arzt Zeit. Zudem lassen sich Peinlichkeiten und negative Aussagen oft leichter schriftlich fixieren als mündlich formulieren. Ein solcher Anamnesebogen ist z.B. von Sachsenmeier (1991) formuliert worden (Abb. 15).

Die Fragen 1–18 versuchen, die Inkontinenzursachen abzuklären. Die Frage 19 erforscht den Inkontinenztyp „Streßinkontinenz" und den zugehörigen Inkontinenzgrad (Grad I-III). Die Fragen 20–28 stellen die Inkontinenzart fest und geben somit einen Rückschluß auf mögliche Ursachen. Die Fragen 29–31 betreffen die Inkontinenzversorgung. Daraus ist ersichtlich, wie sich der Betroffene zu seinen Beschwerden stellt: Geht er aufgeschlossen mit seinen Problemen um? Die Fragen 32–34 geben Aufschluß darüber, wie stark

|  | Ja | Nein |
|---|---|---|

1. Seit wann bemerken Sie den unfreiwilligen Harnabgang?    Monat ........Jahr ............

2. Wurden Sie wegen der Blase schon einmal behandelt bzw. operiert?    ☐  ☐

3. Traten das erstemal die Beschwerden auf
   nach einer Geburt?    ☐  ☐
   nach oder in den Wechseljahren?    ☐  ☐
   nach einer Operation?    ☐  ☐
   nach einer Erkrankung?    ☐  ☐
   andere Gründe    ...........................

4. Leiden oder litten Sie an einer der folgenden Erkrankungen?
   Diabetes mellitus (Zuckerkrankheit)    ☐  ☐
   Multiple Sklerose    ☐  ☐
   Schlaganfall    ☐  ☐
   Rückenmarkserkrankung    ☐  ☐
   Alzheimerische Erkrankung    ☐  ☐
   Morbus Parkinson    ☐  ☐

5. Wurden Sie in der letzten Zeit vom Frauen-arzt/Urologen untersucht? Wann?    ...........................

6. Wurde bei Ihnen eine Prostataerkrankung festgestellt?    ☐  ☐

7. Haben Sie Schmerzen oder Brennen beim Wasserlassen?    ☐  ☐

8. Leiden Sie häufig unter Blasenentzündungen (Brennen, häufiges Wasserlassen)?    ☐  ☐

9. Trinken Sie weniger als 2 Liter täglich?    ☐  ☐

10. Leiden Sie an einer anderen Erkrankung?    ☐  ☐
    An welcher?    ...........................

11. Liegen die Wechseljahre schon hinter Ihnen?    ☐  ☐

12. Leiden Sie unter chronischen Ver-stopfungen oder sonstigen Verdauungs-beschwerden?    ☐  ☐

13. Haben Sie oder führen Sie noch schwere körperliche Arbeiten aus?    ☐  ☐

14. Nehmen Sie Medikamente ein?    ☐  ☐
    Welche?    ...........................
    ...........................
    ...........................

15. Nehmen Sie ab und zu oder regelmäßig Schlaf- oder Beruhigungsmittel?    ☐  ☐

16. Sind Sie vergeßlich?    ☐  ☐

17. Haben Sie Schwierigkeiten, sich zu konzentrieren?    ☐  ☐

18. Leiden Sie unter einem körperlichen Ge-brechen (Gehbehinderung, Sehbehinde-rung usw.)?    ☐  ☐
    Welche Art der Behinderung?    ...........................
    ...........................

19. Stellen Sie fest, daß Urin abgeht?
    beim Lachen, Niesen oder Husten?    ☐  ☐
    bei Anstrengungen?    ☐  ☐
    beim Liegen?    ☐  ☐
    immer?    ☐  ☐

**Abb. 15.** Anamnesebogen nach Sachsenmeier (1991)

|  | Ja | Nein |
|---|---|---|

20. Gibt es eine Regelmäßigkeit (z. B. morgens, nur nachts, nach dem Essen usw.)?  ☐  ☐

Welche?

...................................

...................................

...................................

21. Treten die Beschwerden nur manchmal auf (z. B. bei Erkältungen)?  ☐  ☐

22. a) Wie häufig gehen Sie täflich zur Toilette?  ca. ...................................

b) Wie oft geht Urin schon vor Erreichen der Toilette ab?  ca. ...................................

23. Entleert sich Ihre Blase,

ohne daß Sie Harndrang verspürten?  ☐  ☐

nachdem Sie Harndrang verspürten?  ☐  ☐

24. Verspüren Sie öfter lästigen Harndrang, obwohl Sie gerade Ihre Blase entleert haben?  ☐  ☐

25. a) Müssen Sie bei Harndrang sofort und schnell zur Toilette?  ☐  ☐

b) Können Sie länger als 15 Minuten warten?  ☐  ☐

26. Sind Sie manchmal auf der Toilette und können, obwohl Ihre Blase voll ist, kein Wasser lassen?  ☐  ☐

27. Haben Sie Schwierigkeiten, den Harnstrahl beim Wasserlassen zu unterbrechen?  ☐  ☐

28. Tröpfelt der Urin noch manchmal nach dem Wasserlassen?  ☐  ☐

29. Benutzen Sie eine Inkontinenzversorgung?

Welche?

Einlagen, Binden  ☐  ☐

Kondomurinale  ☐  ☐

anderes  ☐  ☐

30. a) Tragen Sie Einlagen oder Binden zum Auffangen des Urins?  ☐  ☐

b) Wie oft am Tag wechseln Sie diese?

Regelmäßig, auch, wenn sie trocken ist.  ☐  ☐

Immer, wenn sie naß ist.  ☐  ☐

31. Wieviel Urin geht unkontrolliert ab?

tröpfchenweise  ☐  ☐

größere Mengen  ☐  ☐

32. Belastet Sie die Inkontinenz?  ☐  ☐

33. a) Behindert Sie die Inkontinenz im täglichen Leben (Urlaub, Feiern, Kirchgang, Einkäufe usw.)?  ☐  ☐

b) Verzichten Sie wegen der Inkontinenz auf manches?  ☐  ☐

34. Leiden Sie unter Depressionen oder depressiven Verstimmungen?  ☐  ☐

35. Würden Sie monatelang und täglich Gymnastik machen, um von den Blasenbeschwerden loszukommen?  ☐  ☐

36. Würden Sie sich, wenn es möglich wäre, operieren lassen, um von den Blasenbeschwerden loszukommen?  ☐  ☐

**Abb. 15** (Fortsetzung)

die psychischen Belastungen für den Betroffenen sind: Verdrängt er sein Problem, isoliert er sich? Die Aussage: „Mich belastet meine Inkontinenz" ist ein sog. Gesprächsaufhänger. Denn lästig ist der unwillkürliche Harnverlust sicherlich für jeden Betroffenen. Diese Frage aber soll das Problem schriftlich fixieren, weil so mancher diesen Satz im Gespräch nicht in Worte fassen würde. Die Fragen 35 und 36 verdeutlichen den Leidensdruck. Der persönliche Leidensdruck und der Grad der sozialen Beeinträchtigung sind oft Kriterien für die Festlegung des therapeutischen Vorgehens. Wie weit würde der Patient als Betroffener gehen? Sicher möchte jeder Betroffene seine Beschwerden loswerden, wenn er direkt danach gefragt wird. Aber würde er dafür auch eine Operation in Kauf nehmen?

### Inkontinenzfragebogen nach Gaudenz

Da die zwei häufigsten Inkontinezformen die Drang- und die Streßinkontinenz sind, liegt es nahe, daß man mittels eines Fragebogens versucht, hier eine Unterscheidung zu treffen. Für den weiblichen Patienten hat Gaudenz (1979) einen solchen Inkontinenzfragebogen entwickelt (Abb. 16). Er ist nachfolgend dargestellt, kann aber keinesfalls eine individuelle Anamnese ersetzen. Als zusätzliches Erhebungsinstrument im Rahmen der Anamnese kann er sicherlich gut eingesetzt werden.

Sollte kein Anamnesebogen benutzt werden, muß eine exakte Miktionsanamnese unbedingt Informationen über Miktionsfrequenz am Tag und in der Nacht (Nykturie), unwillkürlichen Urinabgang und Harndrang sowie Miktionsvolumina und Miktionsdauer liefern. Bei länger bestehenden Miktionsbeschwerden sollte ebenso ein möglicher Zusammenhang mit zurückliegenden – insbesondere geburtshilflich-gynäkologischen – Operationen oder Traumen gesucht werden.

Die Frage nach Urinverlust unter körperlicher Belastung (Husten, Niesen, Lachen, Pressen, Heben schwerer Lasten) ohne Harndrang oder Urinverlust nach nicht unterdrückbarem (imperativem) Harndrang zielt auf die Differenzierung zwischen passiver und aktiver Harninkontinenz.

Begleiterkrankungen wie Diabetes mellitus, Parkinson und Schlaganfall, überhaupt neurologische Störungen oder Rückenmarkserkrankungen, sollten ebenso wie eine regelmäßige Medikamenteneinnahme notiert und der Kausalzusammenhang mit der vorliegenden Erkrankung überprüft werden.

**Abb. 16.** Inkontinenzfragebogen nach Gaudenz (1979). Jede Patientin hat einen Urge-Score und einen Streß-Score zwischen 0 und 26. Liegt der Urge-Score zwischen 13 und 26, der Streß-Score zwischen 0 und 6, so liegt mit statistisch signifikanter Wahrscheinlichkeit (97%) eine Urgeinkontinenz (Motorische Reizblase = MR) vor. 78,5% aller Fälle von motorischer Urgeinkontinenz liegen in den Diagnosefeldern MR 1–4. Liegt der Streß-Score zwischen 13 und 26, der Urge-Score zwischen 0 und 6, so liegt mit statistisch signifikanter Wahrscheinlichkeit (87%) eine Streßinkontinenz (Urethralinsuffizienz = UI) vor. 81,5% aller Fälle von Streßinkontinenz liegen in den Diagnosefeldern UI 1 und UI 2. Die Höhe des Scores gibt gleichzeitig einen Anhalt für die Inkontinenzstärke

**Urge-Score**

|  | 0–6 | 7–12 | 13–26 |
|---|---|---|---|
| **0–6** | MR 2 | MR 3 | MR 1 |
| **7–12** | UI 2 | MR 4 | |
| **13–26** | UI 1 | | |

**Streß-Score**

Name: _____

Geb.-Datum: _____

| | Streß-Score | Urge-Score | | Streß-Score | Urge-Score |
|---|---|---|---|---|---|
| 1. Wie oft verlieren Sie ungewollt Urin? | | | 8. Verlieren Sie auf dem Weg zur Toilette Urin? | | |
| 1.1 selten | I | | 8.1 niemals, selten | III | |
| 1.2 gelegentlich | I | | 8.2 fast immer | | 3 |
| 1.3 täglich, mehrmals täglich | | 1 | 9. Verspüren Sie plötzlich starken Harndrang und verlieren Sie kurz darauf Urin, ohne daß Sie es verhindern können? | | |
| 1.4 dauernd | | 1 | | | |
| 2. In welchen Situationen verlieren Sie Urin? | | | 9.1 nie | II | |
| 2.1 beim Husten und Niesen | I | | 9.2 gelegentlich, häufig | | 3 |
| 2.2 beim Sitzen, im Liegen | | 1 | 10. Können Sie den Harnstrahl willkürlich unterbrechen? | | |
| 3. Wie groß sind die Urinmengen, die Sie verlieren? | | | 10.1 ja | I | |
| 3.1 einige Tropen | I | | 10.2 nein | | 2 |
| 3.2 größere Mengen | | 1 | 11. Haben Sie das Gefühl, daß die Blase nach dem Wasserlassen vollkommen leer ist? | | |
| 4. Wie häufig müssen Sie täglich Wasser lassen? | | | 11.1 ja | I | |
| 4.1 alle 3–6 Stunden | III | | 11.2 nein | | 2 |
| 4.2 alle 1–2 Stunden | | 2 | 12. Häufiger, kaum unterdrückbarer Harndrang besteht? | | |
| 5. Müssen Sie auch nachts Wasser lassen? | | | 12.1 eigentlich nie | III | |
| 5.1 nie, 1mal | III | | 12.2 oft, behindert mich sehr | | 3 |
| 5.2 2–4 mal, häufiger | | 3 | 13. Haben Sie Kinder geboren? | | |
| 6. Verlieren Sie auch nachgs im Schlaf Urin? | | | 13.1 ja | | |
| 6.1 nein nie | I | | 13.2 nein | | 1 |
| 6.2 häufig, regelmäßig | | 1 | 14. Das Verlieren von Urin | | |
| 7. Wenn Sie Harndrang spüren, müssen Sie dann sofort gehen oder können Sie noch abwarten? | | | 14.1 stört mich nur gelegentlich | | |
| | | | 14.2 behindert mich enorm | | 1 |
| 7.1 kann warten | III | | 15. Gewicht der Patientin | | |
| 7.2 muß bald (10–15 min) gehen | II | | 15.1 unter 70 kg | | |
| 7.3 muß sofort gehen | | 3 | 15.2 über 70 kg | I | |
| Summe 1 ... 7 | | | Summe 8 ... 15 | | |
| | | | Punkte – Gesamtsumme | | |

Sympathikolytisch wirkende Antihypertensiva verringern den Blasenauslaßwiderstand und erleichtern dadurch unfreiwilligen Harnabgang. Psychopharmaka schwächen den Detrusor und verstärken eine bestehende Blasenentleerungsstörung, Diuretika können zur Dekompensation eines vorher gerade
noch kompensierten Detrusors führen.

Auch Fragen nach den Stuhlgewohnheiten sollten nicht fehlen. Die häufig
vorhandene chronische Obstipation wird nicht selten dadurch gefördert, daß
die inkontinenten älteren Menschen weniger trinken. Stuhlmassen im Rektum können zur Blasenentleerungsstörung, insbesondere zur Obstruktion
führen bzw. dazu beitragen. Auch muß eine chronische Obstipation behandelt werden, will man bei bestehender Harnstreßinkontinenz ein zum Ziel
führendes Beckenbodentraining durchführen. Dasselbe gilt für Fragen nach
der Vita sexualis, eine bestehende Dyspareunie kann ein Hinweis auf eine
sog. Urethritis als Ursache eines Reizblasensyndroms sein.

Im Hinblick auf die Therapie ist die Frage nach dem Leidensdruck durch
die Inkontinenz wichtig. Für manche Betroffene bedeutet der Verlust von
einigen Tropfen Harn eine Katastrophe, für andere ist auch der unfreiwillige Abgang von größeren Harnmengen kein Problem. Eine Therapie ist in
der Regel nur möglich, wenn auch eine Motivation von seiten des Patienten
dazu vorliegt.

Dysurische Beschwerden sowie Hämaturie und rezidivierende Harnwegsinfekte verdienen besondere Aufmerksamkeit.

Die Miktion muß besonders bei der Anamneseerhebung nachgefragt werden. Schmerzen beim Wasserlassen sind typisch für eine Entzündung der
Harnblase oder der Urethra. Bei der Zystitis gesellt sich zu den Schmerzen
häufig noch Harndrang. Bei schmerzhaftem Harndrang spricht man von
Tenesmen. Dieser Harndrang kann so schnell und stark auftreten, daß Urin
unwillkürlich abgeht. Eine solche imperative Miktion ist häufig Symptom
einer akuten Zystitis der Frau. Heftige, von der Miktion unabhängige
Schmerzen in der Blase bezeichnet man als Zystalgie.

Bei häufigen schmerzlosen Miktionen ohne vermehrte Harnausscheidung
handelt es sich um eine *Pollakisurie*, die auf eine Einschränkung der Kapazität der Blase zurückzuführen ist. Eine *funktionelle Einschränkung der Blasenkapazität* kann bei Restharn (Prostataadenom) oder bei einer Zystitis
vorliegen. Bei der Zystitis beruht die Kapazitätsverminderung im wesentlichen darauf, daß schon bei einer geringen Dehnung der Blase heftigste
Schmerzen mit Ausdrücken des Urins auftreten. Die *Nykturie*, die vermehrte nächtliche Harnausscheidung, kann Folge einer Herzinsuffizienz sein,
kann aber auch ein typischer Hinweis auf eine Drang-Inkontinenz darstellen. *Dysurie* bedeutet erschwertes Wasserlassen, wobei der Patient den Harn
herauspressen muß. Sie ist Zeichen für ein Abflußhindernis, z. B. ein Prostataadenom. Bei einer Harnsperre kann aus der gefüllten Blase kein Urin entleert werden. Bei *Anurie* wird ebenfalls kein Harn oder nur eine Menge bis
zu 100 ml je Tag entleert. Im Gegensatz zur Harnsperre ist bei Anurie die
Blase leer, da die Harnsekretion eingestellt ist. Von einer *Oligurie* spricht
man bei einer Tagesmenge von 100 bis zu 500 ml.

Geht bei einer kompletten Harnverhaltung der Urin unwillkürlich tröpfel-weise ab, so liegt eine Überlaufblase vor. Bei übervoller Blase tröpfelt der Urin ab, sobald der intravesikale Druck den Harnröhrenwiderstand über-windet. Die *Überlaufblase* findet man im Endstadium einer subvesikalen Entleerungsstörung oder einer neurogenen Störung des Detrusors.

Veränderungen des Harnstrahls sind charakteristisch bei *Stenosen* und *Strikturen der Harnröhre*: Der Harnstrahl ist gespalten oder gedreht. Bei Steinen, Polypen oder Papillomen kann der Harnstrahl plötzlich unterbro-chen werden (Harnstottern). Ein dünner, jedoch normal weiter Strahl ist typisch für Phimosen. Ein Tonusverlust der Harnblase verursacht einen kraftlosen Strahl („Schuhpisser"). Der verzögerte Miktionsbeginn (Startver-zögerung) ist eines der ersten Anzeichen für ein Abflußhindernis am Bla-senhals. Startverzögerung und kraftloser Harnstrahl sind typisch für eine Einengung des Blasenhalses. Liegt ein Blasendivertikel vor, so ist häufig kurze Zeit nach der Miktion eine zweite möglich (zweizeitige Miktion). Nachträufeln des Urins wird bei Strikturen, Harnröhrendivertikeln und neu-ronalen Störungen beobachtet. Es verstärkt sich, je mehr die Obstruktion fortschreitet. *Restharn* ist der in der Blase nach der Miktion verbleibende Harn.

Brennende *Schmerzen* beim Wasserlassen sind Zeichen einer Schleimhaut-treizung in der Blase oder in der Urethra (Zystitis, Urethritis). Blasen-schmerzen sind am intensivsten bei einer akuten Harnverhaltung, hier fin-det sich ein rasch zunehmender, wehenartiger Kollikschmerz, der anhält, bis die Blase entleert ist. Liegt eine entzündliche Erkrankung der Blasenwand vor, so führt bereits eine geringe Füllung zu Schmerzen, die eine vorzeitige Entleerung auslösen (Pollakisurie, Tenesmen).

## Miktionsprotokoll

Eine der wichtigsten und aussagekräftigsten diagnostischen Maßnahmen ist neben der Anamnese und Untersuchung des unteren Harntraktes das Führen eines Miktionsprotokolls über einen Zeitraum von mehreren Tagen. Der Betroffene, die Angehörigen oder die Pflegeperson sollten registrieren, wann die Blase entleert und welche Harnmenge dabei jeweils ausgeschieden wird, ob der Betroffene zum Zeitpunkt der Miktion bereits nass oder noch trocken war, und, wenn ersteres zutrifft, ob besondere Umstände (nicht beherrschbarer Harndrang, Husten, Niesen usw.) Anlaß für den unfreiwilli-gen Harnabgang waren. Das Miktionsprotokoll gibt eine Fülle von Informa-tionen über die Blasenentleerungsverhältnisse, die im Rahmen einer kurzen Anamnese in der Praxis nicht erfaßt werden können.

Das Miktionsprotokoll definiert somit die Ausgangslage, bestimmt im Rahmen des Toilettentrainings die Entleerungsintervalle, dient in der Folge dem Arzt zur Therapiekontrolle und ist gleichzeitig für den Patienten ein wertvolles Feedback, da er doch aus dem Miktionsprotokoll den Fortschritt seiner Bemühungen im Rahmen einer oft langwierigen Behandlung erkennt, der ihn zur Fortführung der Therapie motiviert. Das Miktionsprotokoll, auch Miktionsschema genannt, dient also insgesamt mehreren Aufgaben. Es ermittelt den Typ der Inkontinenz, findet bzw. weist Wege für eine wirksame Behandlung und für nötige Hilfen, individualisiert das Toilettentraining und ist damit direkt mitverantwortlich für einen Rehabilitationserfolg.

Immer wieder unterschätzen Patienten ihre Beschwerden oder überschätzen sie auch. Manchmal zeigt die Anzahl der Windeln den Schweregrad der Inkontinenz an. Ein Miktionsprotokoll deckt auf, wie häufig der Patient Drang verspürt, und enthüllt, wenn der Patient übertreibt. Die erste Miktion am Morgen gibt Aufschluß über die nächtliche Blasenkapazität. Es kann vorkommen, daß die Patienten in der Frühe 350–400 ml und während des Tages jeweils nur 50–150 ml abgeben. In diesem Fall sind die Beschwerden möglicherweise psychisch bedingt. Tritt das „Naßwerden" zu bestimmten Zeitpunkten ein, kann man dem vorbeugen: Der Patient wird zur rechten Zeit daran erinnert, notfalls sogar auf die Toilette geleitet.

Man kann auch versuchen, den letzten abendlichen Toilettenbesuch auf eine spätere Uhrzeit zu verschieben. Ab und zu ist es sogar notwendig, einen Patienten nachts zu wecken. Erscheint die Inkontinenz nach Einnahme eines Medikaments, vielleicht eines harntreibenden Mittels, besteht die Möglichkeit, dieses gegen ein weniger harntreibendes auszutauschen, die Dosis zu reduzieren oder die Einnahme über den ganzen Tag zu verteilen.

Um die Probleme eines Betroffenen festzustellen, genügt manchmal ein Miktionsschema über 3–5 Tage. In der Regel sollte es besser über einige Wochen geführt werden. Für die ambulante Diagnostik und Patientenführung reicht oft ein einfaches Frequenz/Volumenmiktionsschema aus (Tabelle 6). In ihm wird neben Uhrzeit und Urinmenge noch der Zeitpunkt des Einnässens eingetragen. Zur genauen Bestimmung der Urinmenge kann ein Auswiegen der benützten Vorlagen bzw. Windelhosen sinnvoll sein.

Für die stationäre Diagnostik und Behandlung reicht meist das in Abbildung 17 wiedergegebene Miktionsschema aus. Diese Liste läßt sich als Miktionsprotokoll für die Diagnostik als auch für das Toilettentraining sowie für das Eintragen von Stuhlgewohnheiten verwenden. Ein Bogen reicht für etwa 15 Tage. Links wird (von oben nach unten) das Datum eingetragen, und oben (von links nach rechts) sind die Uhrzeiten aufgeführt. Erfolgt z.B. die

**Tabelle 6.** Beispiel für ein einfaches Frequenz/Volumenmiktionsschema

| Tag | Zeit/Menge (ml) | | | |
|-----|-----------------|---|---|---|
|     | Tagsüber | | Nachts | |
| 1   | 7.00 / 200 | 11.00[a] | 17.00 / 400 | 6.00[b] |
| 2   | | | | |
| 3   | | | | |

[a] Zum Einkaufen, kein Volumen gemessen.
[b] Naß.

Erfassungsblatt für Toilettentraining

Zeitplan für urin- und stuhlinkontinente Patienten

Name des Patienten

| Datum | Zeit h 07.00 | 08.00 | 09.00 | 10.00 | 11.00 | 12.00 | 13.00 | 14.00 | 15.00 | 16.00 | 17.00 | 18.00 | 19.00 | 20.00 | 21.00 | 22.00 | 23.00 | 24.00 | 01.00 | 02.00 | 03.00 | 04.00 | 05.00 | 06.00 |
|---|---|---|---|---|---|---|---|---|---|---|---|---|---|---|---|---|---|---|---|---|---|---|---|---|
|  |  |  |  |  |  |  |  |  |  |  |  |  |  |  |  |  |  |  |  |  |  |  |  |  |
|  |  |  |  |  |  |  |  |  |  |  |  |  |  |  |  |  |  |  |  |  |  |  |  |  |  |
|  |  |  |  |  |  |  |  |  |  |  |  |  |  |  |  |  |  |  |  |  |  |  |  |  |  |
|  |  |  |  |  |  |  |  |  |  |  |  |  |  |  |  |  |  |  |  |  |  |  |  |  |  |
|  |  |  |  |  |  |  |  |  |  |  |  |  |  |  |  |  |  |  |  |  |  |  |  |  |  |
|  |  |  |  |  |  |  |  |  |  |  |  |  |  |  |  |  |  |  |  |  |  |  |  |  |  |
|  |  |  |  |  |  |  |  |  |  |  |  |  |  |  |  |  |  |  |  |  |  |  |  |  |  |

**Abb. 17.** Einfaches Miktionsprotokoll für den stationären Bereich bzw. für das Toilettentraining

Harnblasenentleerung auf der Toilette, wird diese an entsprechender Stelle mit einem roten Punkt vermerkt. Ist der Harn ins Bett oder in die Kleidung abgegangen, so wird das mit einem *N* (nass) markiert. Läuft der Urin in ein dafür geschaffenes Inkontinenzsystem ab, so wird das mit einem *W* (Wechsel) gekennzeichnet. Der Stuhlgang wird durch ein *S* (Stuhl) markiert. Bei Einsatz von Medikamenten, die die Harnentleerung beeinflussen, wird außerdem die Einnahmezeit notiert. Es genügt, an entsprechender Stelle die Anfangsbuchstaben des Medikaments einzufügen.

Als ein weiteres System sei das der Disabled Living Foundation, London angeführt: Hierbei findet sich von links (von oben nach unten) die Zeit in 2-Stunden-Abständen und oben (von links nach rechts) das Datum (Abb. 18). Bei diesem Schema wird neben den verschiedenen Formen der Inkontinenzversorgung auch vermerkt, ob der Patient Hilfe beim Wasserlassen bzw. Stuhlgang wünscht. Bittet ein Patient zum Toilettenbesuch um Hilfe, ist das für den Pfleger oder die Krankenschwester ein Zeichen: Der

| Stat. | | Vorname: | | Name | | |
|---|---|---|---|---|---|---|
| Legende: | T = Toilette<br>N = Nachtstuhl<br>Bs = Bettschüssel<br>U = Urin<br>St = Stuhlgang<br>Tr = Trocken | | G = Geht umher<br>Si = Sitzt im Stuhl<br>B = Bett<br>W = Wird vom Patienten<br>   gewünscht<br>   (Rot markieren) | | Die Pflegekraft<br>zeichnet ihre<br>Beobachtung<br>durch ihre<br>Initialen ab! | |
| Datum → | | 17.11. | 18.11. | 19.11. | 20.11. | |
| Zeit ↓ | | | | | | |
| 8.00 | | | | | | |
| 10.00 | | | | | | |
| 12.00 | | | | | | |
| 14.00 | | | | | | |
| 16.00 | | | | | | |
| 18.00 | | | | | | |
| 20.00 | | | | | | |
| 22.00 | | | | | | |
| 24.00 | | | | | | |
| 2.00 | | | | | | |
| 4.00 | | | | | | |
| 6.00 | | | | | | |

**Abb. 18.** Der Basisplan für die Pflege. (Frei übersetzt aus: Disabled Living Foundation, London, von Irmgard Simon, Deutscher Berufsverband für Krankenpflege, RV Bayern)

Kranke spürt noch, daß die Blase gefüllt ist. Die Voraussetzungen, durch Training wieder kontinent zu werden, sind für solche Patienten günstig. Bei Frauen und Männern, die oft unter Drang leiden, kommt Hilfe bisweilen zu spät, denn es ist manchmal schwer, die Signale des Patienten zu deuten, besonders solche, die nicht verbal sind. Darum empfiehlt es sich, bei einem solchen Schema noch auszufüllen, wann der Kranke um Hilfe gebeten hat, wann er sie erhielt und wer sie ihm zuteil werden ließ. Details sind hier wichtig.

Im stationären Bereich sollte die erste Handhabung eines jeden Miktionsprotokolls in einer 2stündigen Beobachtungsdokumentation bestehen. Aufgeschrieben wird, ob der Patient „nass" oder „trocken" ist. Dann wird der Kranke alle zwei Stunden zum Wasserlassen angehalten und das Ergebnis notiert. Auf diese Weise wird das Schema der Blasenentleerung ermittelt, und ob eine möglicherweise vorliegende Routine für die Bedürfnisse des Patienten ausreicht. Ferner finden wir so heraus, ob der Kranke einschlägige Wünsche äußern kann (wichtig bei Sprachstörungen!), ob die Toilette, der Nachtstuhl oder die Urinflasche schnell erreichbar sind, ob sich die Höhe von Bett, Sessel und Stuhl sowie die Sitzfläche des Nachtstuhls dem Patienten anpassen, ob der Kranke, wenn er „muß", seine Kleidung schnell genug öffnen kann, ob er Diuretika als harntreibende Mittel bekommt, ob eine verordnete Sedierung für die Nacht sein Bewußtsein trübt und seinen Drang zum Wasserlassen überdeckt, worauf dann prompt „eingenäßt" wird; schließlich, ob der Patient verstopft ist – denn dieses Übel verursacht extrem harten Stuhl, der wiederum nicht nur eine Inkontinenz verstärken, sondern sogar auslösen kann. Wichtig ist auch die parallele Erfassung der Art und der Menge der zugeführten Flüssigkeit, da diese zu unterschiedlichen Ausscheidungszeiten führen können.

Details sind grundsätzlich wichtig, falls man später mehr Informationen über den Patienten benötigt. Ohne Miktionsprotokoll erhält das Pflegepersonal und damit der Arzt diese wichtigen Aufschlüsse nicht. Das Miktionsschema muß sich nach dem Patienten und seinen Problemen richten. Deshalb muß es sich den personellen, räumlichen und zeitlichen Dienstabläufen anpassen. Aus diesem Grund verbietet es sich, ein Miktionsschema für alle stationären Abteilungen gleichermaßen als richtig zu empfehlen. Für den ambulanten Bereich reicht in der Regel, wie ausgeführt, ein einfacheres und kürzeres Miktionsprotokoll aus.

### *Abgekürzter Vorlagenwiegetest*

Zur Ergänzung des Miktionsprotokolls erscheint es sinnvoll, bei Inkontinenzepisoden auch die Menge des abgehenden Urins zu erfassen. Unter Benutzung einer gewogenen Vorlage bzw. Windelhose kann man den Patienten bzw. die Patientin etwa 30 Minuten herumspazieren und Treppen steigen lassen. Wird eine Miktion angegeben, muß der Test wiederholt werden. Unter Benutzung der Vorlage kann man auch Belastungstests durchführen, wie z. B. 10mal aus dem Sitzen aufstehen und husten oder 5mal etwas vom Fußboden aufheben, und das Reflexverhalten prüfen. Dazu kann man eine

Minute die Hände unter fließendem Wasser waschen. Abschließend ist ein erneutes Wiegen der Vorlage sinnvoll und, wenn möglich, eine Spontanmiktion mit Volumenbestimmung zu veranlassen. Dieser Test hilft zur Quantifizierung und Beratung bezüglich möglicher Hilfsmittel bei der Streßinkontinenz.

### Klinische Untersuchung

Zuerst sollte die Beweglichkeit des Kranken beobachtet werden. Herabgesetzte Mobilität kann dazu führen, daß der Patient die Toilette nicht rechtzeitig erreicht, auch wenn die Blase nur mäßig beansprucht ist. Insbesondere sollte man darauf achten, ob es dem Kranken möglich ist, sich aus der sitzenden Lage ohne Schwierigkeiten zu erheben, zu gehen und auf der Toilette den Unterkörper problemlos zu entblößen.

Die folgende allgemeine Untersuchung umfaßt die Palpation des Bauches. Die leere oder wenig gefüllte Blase liegt hinter der Symphyse im kleinen Becken und ist weder zu palpieren noch zu perkutieren. Mindestens 150–200 ml Urin müssen in der Blase sein, um sie abtasten zu können. Maximal gefüllt ist die Harnblase bei schlanken Patienten als längsovale, bis zum Nabel reichende Geschwulst sichtbar, wobei ihr oberer Pol häufig nicht in der Mittellinie liegt, sondern zur Seite abweicht. Bei der akuten Harnverhaltung findet sich ein glattwandiger, prallelastischer Tumor, dessen Palpation den Patienten schmerzt. Bei einer chronischen Harnverhaltung (Überlaufblase) ist die schlaffe Blasenwand nur schwer zu tasten. Die Palpation ist in diesem Fall schmerzlos. Die Perkussion ergibt jedoch die typische halbmondförmige Dämpfung über der Symphyse.

Beim Mann wird (nach Zurückstreifen der Vorhaut) die Harnröhrenöffnung und die Glans inspiziert. Dabei sollte auf eine Phimose oder Meatusstenose geachtet werden. Es schließt sich eine Palpation des Penisschaftes und der an der Unterseite verlaufenden Harnröhre an, wobei man nach Infiltrationen sucht (Strikturen, Tumoren).

Bei der Inkontinenz des Mannes ist die Untersuchung seiner inneren Genitale aufschlußreich. Die rektale Untersuchung erfolgt in Knie-Ellenbogen- oder Seitenlage des Patienten. Bei der Inspektion muß man auf Hämorrhoiden und Fissuren achten. Bei der rektalen Untersuchung ist neben der Beurteilung der Prostata vor allem der Tonus des Analsphinkters, sowie die Fähigkeit zum willkürlichen Kneifen des M. sphincter ani zu überprüfen. Ist der Tonus des Analsphinkters schlaff, weist dies auf eine neurologische Erkrankung hin. Im Anschluß wird die Prostata auf Größe, Oberfläche, Konsistenz, Druckempfindlichkeit und seitliche Abgrenzbarkeit überprüft. Um ein Rektumkarzinom nicht zu übersehen, ist stets auch die dorsale Seite des Enddarms abzutasten.

Bei der Frau ist eine einfache gynäkologische Untersuchung unabdingbar. Die vaginale Überprüfung sollte in der Körperlage der Patientin durchgeführt werden, die ihr und dem Arzt von früheren gynäkologischen Untersuchungen vertraut ist und die eine gründliche Untersuchung der Vulva erlaubt, nämlich in der Rückenlage bei gespreizten und angehobenen Beinen. Bei der Untersuchung des äußeren Genitales der Frau achtet man besonders auf die Urethramündung (Karunkel). Im Bereich der Vaginalschleimhaut ist vor allem festzustellen, ob eine atrophische Vaginitis (als Anzeichen von Östrogenmangel) oder Schleimabsonderungen vorliegen. Ferner sollte bei dieser Gelegenheit auf eine möglicherweise bestehende Zystozele, Rektozele oder einen zervikalen Deszensus geachtet werden. Bei der Palpation von der Vagina aus lassen sich ebenso tiefe Urethralkonkremente tasten. Besteht eine Urethritis, wird die Patientin bei der vaginalen Palpation einen urethralen Druckschmerz angeben.

Unbedingt sollte man die Patientin bei der Untersuchung einmal unter Inspektion husten lassen. Dieser einfache klinische Test vermag erste differentialdiagnostische Hinweise zu liefern: Ein synchron mit dem Hustenstoß auftretender Urinverlust spricht für eine passive Inkontinenz, während ein kurz nach dem Hustenstoß auftretender Urinverlust den Verdacht auf eine durch Hustenprovokation ausgelöste Detrusorkontraktion mit konsekutivem unwillkürlichem Urinabgang im Sinn einer aktiven Inkontinenz lenkt.

Die Untersuchung läßt sich durch den Streßtest nach Bonney (Prüfung von Urinverlust bei Husten im Liegen und Stehen mit und ohne vaginale manuelle Stützung des Beckenbodens) noch ergänzen. Der Arzt führt zwei Finger in die Scheide der zu Untersuchenden ein und hebt den hinteren Teil der Harnröhre an, ohne unmittelbar gegen die Urethra zu drücken. Das Anheben bewirkt, daß eine Patientin mit Streßinkontinenz trotz Hustens bei gefüllter Blase keinen Urin verliert.

Die Muskeltätigkeit des Beckenbodens ist leicht kontrollierbar. Sie erfolgt durch Einführen eines Fingers in die Scheide; die Patientin wird aufgefordert den Finger durch Muskelkontraktion festzuhalten. Wie beim Mann sollte auch das Rektum der Frau kontrolliert werden, um Kotballen und Tumoren auszuschließen.

Schließlich sollte eine sorgfältige neurologische Untersuchung vor allem der tiefen Sehnenreflexe, des Bulbocavernosus- und des Analreflexes sowie die Prüfung der Oberflächensensibilität der Dermatome S2–S5 (anale und perianale Gegend/sog. Reithosengebiet) umfassen. Der durch digital-rektale Untersuchung geprüfte Tonus des M. sphincter ani externus und das Vorhandensein oder Fehlen einer willkürlichen Kontraktion deuten auf einen ähnlichen Funktionsstand des äußeren Blasensphinkters hin, da beide gemeinsam innerviert werden (N. pudendus). Eine normale willkürliche Kontraktion des M. sphincter ani externus sollte längere Zeit gehalten werden können. Ein verkürztes Kontraktionsvermögen deutet auf die Unfähigkeit hin, die Entleerung zu verhindern oder zu unterbrechen. Ein deutlicher Bulbocavernosusreflex, zusammen mit einer fehlenden willkürlichen Kontraktion des Sphinkters, zeigt einen intakten Reflexbogen über den N. pudendus an und deutet auf eine Läsion oberhalb des Segmentes S2 hin.

Zum Studium der Sakralrückenmarkfunktion kann der Eiswassertest nach Bors durchgeführt werden. Zu diesem Zweck wird die Blase rasch mit sterilem Wasser von 0° Celsius aus einer Injektionsspritze gefüllt. Bei guter

Blasenkapazität sind 100 ml Eiswasser, bei reduzierter nur die Hälfte der bei der Zystometrie eingefüllten Menge zu verwenden. Kontrahiert sich die Blase innerhalb einer Minute und stößt das Eiswasser wieder aus, ist der Test positiv. Dies ist charakteristisch für einen spinalen, oberen motorischen Neuronenschaden, etwa nach einem Rückenmarkstrauma, aber auch für eine ungehemmte neurogene Blase. Bei einem neurologisch normalem Patienten wird der Reflex gehemmt, wobei der Eiswassertest negativ ausfällt.

## Urinanalyse

Sehr aufschlußreich sind Aussagen und Befunde über Veränderungen der Harnausscheidung. Normalerweise ist frisch gelassener Urin klar. Getrübter Harn beim Älteren tritt auf bei Pyurie, Bakteriurie, Hämaturie und Sedimenturie. Bleibt der Harn eines Gesunden, z.B. im Nachtgeschirr, längere Zeit stehen, so kann er Niederschläge bilden, die keinen Krankheitswert haben müssen. Zu bedenken ist außerdem, daß manche Medikamente die Urinfarbe verändern.

Bei einer *Pyurie* enthält der Urin viele Leukozyten. Ist der Gehalt an weißen Blutkörperchen geringgradig, spricht man von *Leukozyturie*. Da im 24-h-Urin beim Gesunden etwa 600000 Leukozyten ausgeschieden werden, sind einzelne Leukozyten im Harnsediment nicht pathologisch. Die Pyurie kann eine *Proteinurie* verursachen, auch dann, wenn sich der entzündliche Prozeß nur in den ableitenden Harnwegen abspielt. Die Proteinurie übersteigt hierbei jedoch selten 1% nach Esbach. Eine Pyurie findet man häufig bei Patienten mit Steinen, Restharn, Tumoren in der Harnblase und Erkrankungen im Nierenbereich.

Bei Bakterien im Urin sind in der Regel die Leukozyten vermehrt. Es gibt ferne eine *asymptomatische Bakteriurie* ohne vermehrte Leukozyten im Urin und ohne subjektive vom Harntrakt ausgehende Beschwerden. Ursache der asymptomatischen Bakteriurie ist ein symptomarmer Infekt der ableitenden Harnwege, der sich bis auf die Nieren ausdehnen kann.

Bei der *Hämaturie* unterscheidet man verschiedene Stärkegrade. Ist der Gehalt an Erythrozyten im Urin gering, handelt es sich um eine *Erythrozyturie* oder *Mikrohämaturie*. Der Gesunde scheidet in 24 h etwa 130000 rote Blutkörperchen aus, was bei der Untersuchung des Harnsediments 1–2 Erythrozyten je Blickfeld entspricht. Höhere Werte sind pathologisch und müssen sorgfältig abgeklärt werden, weil die schmerzlose Hämaturie häufig erstes Symptom eines Tumors ist. Ursache der Hämaturie können zahlreiche Erkrankungen aus dem Bereich der Urethra und der Blase sein (s. Abb. 19). Im Bereich der Harnblase ist zu denken an Tumore, Steine, Zystitis, Divertikel, Traumen und Varizen.

Blut zu Beginn der Miktion stammt meist aus der vorderen Harnröhre (*initiale Hämaturie*). Ist der gesamte Urin gleichmäßig blutig (*totale Hämaturie*), so geht die Hämaturie meist von der Niere aus, oder es besteht eine Blutung aus der Blase. Die *terminale Hämaturie,* eine Blutung am Schluß

**Abb. 19.** Erkrankungen im Bereich der
Harnblase und Urethra

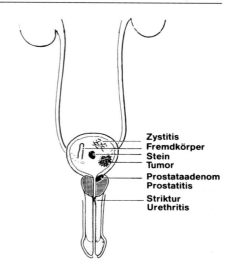

Zystitis
Fremdkörper
Stein
Tumor
Prostataadenom
Prostatitis
Striktur
Urethritis

der Miktion, weist auf eine Zystitis, auf ein Papillom in der Blase oder ein
Prostataadenom hin. Bei „regenwurmartigen" Ausgüssen stammt die Blutung
aus der Niere. Um zu unterscheiden, ob die Blutung aus der Blase oder aus
der Niere herrührt, bedient man sich des Spülsymptoms. Bei der Spülung
der Blase mit einem Katheter wird bei einer renalen Hämaturie der Blasen-
inhalt nach der Spülung schnell klar. Stammt das Blut hingegen aus der
Blase, so bleibt der Urin meist gleichmäßig blutig.

Die Hämaturie unterscheidet sich von der Hämoglobinurie und der medi-
kamentenbedingten Rötung des Urins durch ihre Trübung. Diese Trübung
bei Hämaturie verschwindet beim Sedimentieren.

Im Fall einer *Sedimenturie* werden mit dem Harn immer geringe Mengen
von Harnsäure, Phosphat und Oxalat ausgeschieden. Normalerweise werden
sie in Lösung gehalten. Fallen sie aus, so sind sie mikroskopisch nachweisbar. Je nach ihrer Zusammensetzung spricht man von Urat-, Phosphat- oder
Oxalaturie. Im Einzelfall kann daraus ein Harnstein entstehen.

## Uringewinnung beim Harnwegsinfekt

Mit dem Problem der Inkontinenz gerade beim älteren Menschen ist in
besonderer Weise der chronische Harnwegsinfekt verbunden, bei dem eine
signifikante Bakteriurie zu beobachten ist. Darunter versteht man eine
Keimzahl von $10^5$/ml in einer unter sterilen Kautelen gewonnenen Urinpro-
be, was bei geriatrischen Patienten schwierig sein kann. Aus diesem Grund
soll die Möglichkeit der Uringewinnung zur Diagnostik einer Bakteriurie
kurz angeführt werden:

Beim Mittelstrahlurin muß das letzte Wasserlassen mindestens 3 h zurück-
liegen. Sonst gelten die Keimzahlen von mehr als $10^5$/ml nicht! Aufgefange-

ner Urin muß im Kühlschrank aufbewahrt werden, andernfalls gelten die Keimzahlen ebenfalls nicht. Beim Mann ist zu Beginn dieser Untersuchung die Vorhaut vom Penis zu streifen, die Gegend der Harnröhrenmündung mit milder Seifenlösung zu reinigen und abschließend mit einem in Desinfektionslösung getränkten, sterilen Tupfer zu säubern. Unter Bereithaltung eines Proberöhrchens wird man das erste Drittel des Urins ablaufen lassen, den Patienten anhalten lassen, dann etwa 10 ml im Proberöhrchen auffangen und dieses sofort nach Beendigung des Urinierens fest schließen. Für die vorher immer notwendige peinliche Säuberung nimmt eine Frau am besten die Hockstellung ein oder setzt sich über eine WC-Schüssel. Die Anogenitalregion wird mit milder Seifenlösung und ausschließlich mit Wasser gewaschen. Dabei muß von vorne nach hinten gewischt werden. Hierauf werden die Schamlippen gespreizt und etwas nach vorne hochgezogen, bis die Harnröhrenmündung hervortritt. Diese Öffnung wird mit einem sterilen, in frischem Wasser getränkten Tupfer abgewischt. Der Vorgang ist mit einem zweiten Tupfer zu wiederholen. Die Patientin muß dann ebenfalls das erste Drittel des Urins ablaufen lassen, anhalten und dann 10–15 ml in einem sterilen Gefäß auffangen, das ebenfalls sofort nach dem Urinieren zu verschließen ist.

Zur Gewinnung von *Katheterurin* dürfen nur Einwegkatheter benutzt werden (zur Technik des Katheterisierens s. S. 120).

Beim *Dauerkatheter* darf Urin aus dem Auffangbehälter nur entnommen werden, wenn der Beutel nicht mehr als 3–4 Stunden benutzt wurde, da sonst zu hohe Keimzahlen resultieren. Besser ist die Gewinnung von frisch abgetropftem Harn.

Die *Blasenpunktion* wird der Arzt vornehmen! Voraussetzung ist, daß der Patient das Wasser halten kann und die Blase aufgrund einer Füllung mit mindestens 400 ml über das Schambein steigt. Durch Perkutieren wird das Hochsteigen der Blase überprüft und danach kann nach Desinfektion mit einer Einernadel und einer aufgesetzten Spritze (dicht über dem Schambein, senkrecht in der Mittellinie) in die Blase eingestochen werden. Diese Form der Uringewinnung ist sicherlich die idealste, jedoch bei den meisten älteren Patienten wegen mangelnder Mitarbeit (Zurückhalten des Urins, bis die Blase über die Symphyse ansteigt) unmöglich.

## Restharnbestimmung

Von besonderer Bedeutung ist die Restharnbestimmung, sowohl bei Frauen, als auch bei Männern. Resnick u. Yalla (1987) haben erstmals darauf hingewiesen, daß bei etwa ein Drittel der Hochbetagten die Kontraktionsleistung des Detrusors vermindert und Mitursache für relevanten Restharn ist. Heute rechnen wir sogar bei bis zu 80% der älteren Patienten mit einem Restharn. Restharn kann nicht nur die Ursache für rezidivierende Harnwegsinfektionen und eine erhöhte Miktionsfrequenz sein, sondern ist auch ein limitierender Faktor für den Einsatz von Anticholinergika beim Drangsymptom des alten Menschen.

**Abb. 20.** Restharnbestimmung durch Sonographie.
*L* (Länge), *B* (Breite), *T* (Tiefe)

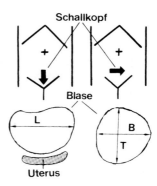

Griffiths et al. (1996) haben nachgewiesen, daß der Restharn bei ein und demselben älteren Menschen erheblich und auch abhängig von der Tageszeit schwankt. Statistisch signifikant fanden sich die größten Restharnmengen am Morgen, die niedrigsten am Mittag und am Nachmittag. Bei einem Drittel der Untersuchten war der Restharn einmal deutlich niedriger, dann wieder deutlich höher als 100 ml, so daß eine einmalige Restharnmessung irreführend sein kann.

Die Bestimmung des Restharns erfolgte früher hauptsächlich durch Einmalkatheterisierung nach vorherigem Harnlassen. Heute wird sie in der Regel durch Sonographie durchgeführt (Abb. 20). Die Restharnbestimmung durch Sonographie (Abb. 20) erfolgt über folgende Formel:

$$V \text{ (Volumen)} = L \text{ (Länge)} \times B \text{ (Breite)} \times T \text{ (Tiefe)} \times 0{,}523.$$

## Relevanz der Basisdiagnostik für die ärztliche Praxis

Ein Vergleich der Diagnose aufgrund der Basisdiagnostik mit dem urodynamischen Befund (Mans u. Füsgen 1990) haben gezeigt, daß bei 30 von 34 untersuchten inkontinenten Frauen (ca. 90 %) mit einem Durchschnittsalter von 74 Jahren die klinische Diagnose einer ungehemmten neuropathischen Blase mit Dranginkontinenz mit dem urodynamischen Befund übereinstimmte. Nur bei 2 Frauen fand sich abweichend vom klinischen Eindruck eine Streßinkontinenz, bei 2 Frauen war bei der urodynamischen Untersuchung letztendlich keine Inkontinenz nachweisbar. Entsprechende Untersuchungen bei einem Durchschnittsalter von 75 Jahren, ergab bei ca. 88 % der Männer eine Übereinstimmung der klinischen Diagnose – ungehemmte neuropathische Blase mit Dranginkontinenz – mit dem urodynamischem Befund. Diese Befunde, aber auch Erfahrungen anderer Untersucher (Madersbacher 1996) zeigen, daß man aufgrund der Ergebnisse der Basisdiagnostik mit 85–90 % auch bei älteren Patienten mit einer konservativen Therapie beginnen kann.

## Weiterführende Diagnostik

Eine weiterführende Diagnostik ist dann angezeigt, wenn die Basisdiagnostik keine ausreichende Differenzierung zwischen Drang- und Streßinkontinenz erlaubt. Zeigt eine begonnene Therapie, etwa ein Miktionstraining in Kombination mit Anticholinergika, innerhalb von 3–4 Wochen keinerlei Effekt, sollte ebenfalls eine weiterführende Diagnostik durch einen spezialisierten Arzt begonnen werden, um eine Diagnostiküberprüfung bzw. -ergänzung durchzuführen. Grundsätzlich sollte eine weiterführende Diagnostik bei neurologischen Erkrankungen oder einem Stoffwechselleiden mit bekannter Auswirkung auf die Blasenfunktion vor therapeutischen Maßnahmen in der ärztlichen Praxis ins Auge gefaßt werden. Andere pathologische Befunde, wie z. B. eine Blutbeimengung zum Harn oder eine Prostatahypertrophie sollten ebenfalls Veranlassung zu einer weiterführenden Diagnostik sein.

Diese Diagnostik umfaßt die Urodynamik, die Sonographie und radiologische Untersuchungen sowie die Endoskopie. Die Reihenfolge ihres Einsatzes hängt von der klinischen Symptomatik ab: So wird man bei einer Reizblasensymptomatik mit rezidivierenden Harnwegsinfektionen und/oder Mikrohämaturie zunächst urethrozystoskopieren und erst sekundär, wenn notwendig, eine urodynamische Untersuchung durchführen. Zur Differentialdiagnose zwischen Drang- und Streßinkontinenz sowie zur weiteren Unterteilung der Dranginkontinenzformen ist die Urodynamik die Methode der Wahl.

Die Indikation zur endoskopischen Beurteilung von Urethra und Harnblase mittels *Urethrozystoskopie* besteht immer bei Hämaturie, chronischen oder rezidivierenden Harnwegsinfekten, Steinverdacht oder radiologisch diagnostiziertem Füllungsdefekt der Harnblase. Bei Miktionsstörungen mit imperativem Harndrang (z. B. Urgeinkontinenz) sollten urethrozystoskopisch neoplastische oder spezifisch-entzündliche Veränderungen des Urothels ausgeschlossen werden. Ebenso lassen sich so anatomische – nicht jedoch funktionelle – Obstruktionen (Strikturen, Prostatahyperplasie) nachweisen. Ferner läßt sich im Rahmen dieser Untersuchung die Schmerz- und Temperaturempfindlichkeit in der Blase prüfen.

Die Darstellung von Blasentumoren, Blasendivertikeln, Blasenpolypen und Prostatavergrößerungen gelingt mittels der risikofreien *Ultraschalldiagnostik* im Einzelfall ausgezeichnet. Bei der transrektalen Sonographie wird die Ultraschallsonde ins Rektum, bei der transurethralen über den Zystoskopieschaft in die Blase eingeführt. Insbesondere Ausdehnungen eines Tumors in der Prostata oder in der Blasenwand sind so besser zu erkennen als mit der transkutanen Sonographie. Daneben dient die Ultraschalldiagnostik zur Restharnbestimmung und zur Punktion der Blase (z. B. bei einer suprapubischen Fistelung).

Eine *Ausscheidungsurographie* (IVP – intravenöses Pyelogramm) mit Abdomenübersichtsaufnahme liefert Hinweise über Steine, Fremdkörper, ossäre Veränderungen (z. B. Metastasen), Form, Größe und Lage von Nieren und ableitenden Harnwegen. Form, Größe und Wanddicke der Blase sowie (Pseudo-)divertikel und Trabekulierung der Harnblase sollten ebenso berücksichtigt werden wie die Menge des nach der Spontanmiktion in der Blase verbliebenen Restharns. In erster Linie dient heute eine Ausscheidungsurographie zur Beurteilung morphologischer und topographischer Veränderungen im Bereich des oberen Harntraktes und verfügt nur über eine begrenzte Aussagekraft im Hinblick auf eine Funktionsanalyse des unteren Harntrakts. Diese Untersuchung ist bei der Abklärung einer Harninkontinenz nur selten erforderlich.

Wichtige Informationen über Morphologie und Funktionsabläufe im Bereich des unteren Harntrakts liefert die *Miktionszystourethrographie*, bei der die Spontanentleerung einer über transurethralen oder suprapubischem Katheter mit Kontrastmittel gefüllten Harnblase in einer Sequenz von Röntgenaufnahmen festgehalten wird. Sie kann auch nichtinvasiv im Anschluß an eine Ausscheidungsurographie nach Abfluß des Kontrastmittels aus dem oberen Harntrakt (etwa 1–2 h p.i. ) durchgeführt werden. Hierbei achte man auf Kapazität, Konfiguration und Lage der Harnblase, Kaliber und Form der proximalen Urethra, die Kompetenz des Blasenhalses sowie auf möglicherweise vorliegende Blasenfüllungsdefekte, Trabekulierung und Divertikelbildung, einen vesiko-urethralen (Nieder-Hochdruck-)Reflux, eine Zystozele und das Ausmaß des Restharns. Indikationen zur Miktionszystourethrographie bestehen bei rezidivierenden Harnwegsinfekten (zum Refluxausschluß), bei Verdacht auf neurogene Blasenfunktionsstörungen sowie bei Miktionsstörungen.

Mit Hilfe der *Computertomographie* können wesentlich geringere Dichteunterschiede eines Objektes erkannt werden, als dies mit einer konventionellen Röntgenaufnahme möglich ist. Durch die Gabe von Röntgenkontrastmitteln kann der Kontrast noch verstärkt werden. Lage, Größe und Infiltration eines Blasen- oder Prostatatumors sind durch die Computertomographie besser zu erfassen als teilweise durch die Ultraschalldiagnostik. So spielt diese Untersuchungsmethode sowohl in der Diagnostik dieser Tumoren als auch zur Planung der Strahlentherapie heute eine zentrale Rolle, für die direkte Inkontinenzdiagnostik ist sie bzw. sind noch weitergehende röntgenologische Untersuchungsformen (z.B. NMR/Magnetresonanztomographie) von geringer Bedeutung und nur in ganz speziellen Fällen indiziert.


## Urodynamische Untersuchungen

Die spezielle Funktionsdiagnostik bei Inkontinenz besteht aus den sog. urodynamischen Untersuchungen. Das bedeutet, Druck-Fluß-Kurven aufzuzeichnen, um die Funktion der Blase und der Urethra zu prüfen. Von praktischer Bedeutung sind hier die Harnflußmessungen (Uroflowmetrie), die Zystomanometrie sowie das Urethradruckprofil.

Die einfachste der urodynamischen Untersuchungen ist die Harnflußmessung (Uroflowmetrie). Sie ist eine einfache, nichtinvasive, jeder Zeit reproduzierbare Untersuchung zur Diagnostik von Blasenentleerungsstörungen. Dabei ermittelt ein elektronisches Meßgerät den Miktionsfluß je Zeiteinheit. Dafür gibt es verschiedene Apparaturen. Die bekannten Flowmeter arbeiten nach verschiedenen Prinzipien: Bei rotationsdynamischen Miktiometern beispielsweise fällt der Harnstrahl auf eine rotierende Scheibe und bremst dadurch deren Rotationsgeschwindigkeit. Diese wird jedoch durch elektronische Steuerung konstant gehalten, so daß die elektrische Energieaufnahme des Motors ein Maß für die auftretende Harnmenge und damit für den Harnfluß ist. Andere Verfahren beruhen auf gravimetrischen, spektrometrischen oder elektromagnetischen Methoden.

Aufgrund des Kurvenverlaufs und der Bestimmung der Daten des maximalen und mittleren Harnflusses, der Miktionszeit und des Miktionsvolumens kann man Schlüsse auf Morphologie und Funktionen des Blasenmuskels sowie der Ausstrombahn (Harnröhre) ziehen.

**Definitionen**

- *Harnfluß* ist definiert als das Flüssigkeitsvolumen, das pro Zeiteinheit durch die Urethra ausgeschieden wird (ml/s).

- *Harnflußzeit* ist die Zeit, während der ein meßbares Harnfluß tatsächlich besteht.

- *Flußanstiegszeit* ist das Intervall vom Beginn des Harnflusses bis zum Erreichen des maximalen Harnflusses.

- *Maximaler Harnfluß* ist der gemessene Maximalwert des Harnflusses.

- *Miktionsvolumen* ist das gesamte Harnvolumen, welches während der Miktionszeit durch die Harnröhre ausgeschieden wird.

- *Mittlerer Harnfluß* ist das Miktionsvolumen, dividiert durch die Harnflußzeit.

- *Miktionszeit* ist die Gesamtzeit der Miktion einschließlich möglicher Unterbrechungen.

Es hat sich bewährt, die Patienten vor einer Harnflußmessung 750 ml „stilles Wasser" trinken zu lassen. Nach etwa einer Stunde scheiden Patienten im mittleren Alter relativ konstant 500 ml, über 60jährige etwa 300 ml Urin aus. Durch die Standardisierung des Miktionsvolumens konnte die individuelle Streubreite des maximalen Harnflusses sowie die Miktionszeit stark reduziert und die individuelle Reproduzierbarkeit der Meßdaten entscheidend verbessert werden, so daß damit die Harnflußmessung zu einer ausgezeichneten Methode für Verlaufsbeobachtungen und Beurteilungen therapeutischer Maßnahmen am unteren Harntrakt werden konnte. Die Harnflußmessung wird gerade für die Inkontinenzabklärung im Pflegeheimbereich aus einer Reihe von Untersuchungen nicht nur als eine der wenig möglichen urodynamischen Untersuchungen hier angesehen, sondern auch ganz bewußt zur Diagnostik präferiert (Kirschner-Hermanns et al. 1995).

Die wichtigste urodynamische Untersuchung zur differentialdiagnostischen Abklärung von Blasenfunktionsstörungen ist die *Zystomanometrie*. Es handelt sich dabei um eine physiologisch-klinische Untersuchungsmethode zur qualitativen und quantitativen Analyse der Detrusorfunktion. An einem großen urodynamischen Meßplatz können simultane Druck-Fluß-Messungen unter Röntgen-Bildverstärker/TV-Kontrolle, ggf. mit Ableitung des EMG der Beckenboden-(Sphinkter-)muskulatur, vorgenommen werden [simultane Video-Zystomano-Flowmetrie (mit EMG)]. Während der Blasenfüllung wird der intravesikale Druck in Abhängigkeit vom Füllungsvolumen gemessen, während der Miktion werden Miktionsdruck und -zeit erfaßt. Sie wird vorzugsweise in Form der kombinierten Zystomanometrie mit simultaner Blasen- und Abdominaldruckmessung durchgeführt, um die intravesikalen Druckschwankungen, welche vom M. detrusor vesicae aktiv ausgelöst werden (pdt), von solchen Schwankungen des Blasendruckes (pves) abgrenzen zu können, welche passiv durch Veränderungen des Abdominaldruckes bedingt sind.

Blasendruck (pves) = Detrusordruck (pdet) + Abdominaldruck (pabd).

Urodynamische Untersuchungen bei Harninkontinenz sollten stets in sitzender und nicht in liegender Position des Patienten vorgenommen werden, die Flüssigkeitszystometrie ist der Gaszystometrie überlegen, der suprapubische Zugang dem transurethralen vorzuziehen.

Die Zystometrie liefert entscheidende Basisinformationen über die viskoelastischen Eigenschaften der Blasenwand, die Kontraktionskraft des Detrusors, den Miktionswiderstand des Blasenauslasses und über die Pathophysiologie der Blaseninnervation.

### Untersuchungsgang

#### 1. Vorbereitende Maßnahmen

Einlegen eines doppelläufigen Meßkatheters transurethral (ohne Schleimhautanästhesie) oder – besser suprapubisch-perkutan durch Troikarpunktion der Blase (Cystofix). Einlegen eines 10-Charr-Nelaton-Katheters transanal in das Rektum zur Messung des Abdominaldruckes (wir geben der Messung des Rektaldruckes über einen offenen, langsam mit Flüssigkeit – bis 10 ml/min – perfundierten Katheter den Vorzug gegenüber der Messung über einen Ballonkatheter). Ggf. Anbringen der EMG-Klebeelektroden am Damm; nur in Sonderfällen sind Nadelelektroden erforderlich. Positionieren des Patienten auf dem Miktionsstuhl (möglichst mit Uroflowmeter) ideal im Strahlengang der Röntgen-Bildverstärker-TV-Kette. Anschließen des Schlauchsystems an den Manometer und hydrostatischen Druckabgleich zwischen Blase und Druckaufnehmer: Hydrostatischer Nullpunkt ist auf Vorschlag der ICS (International Continence Society) die Symphysenoberkante.

*2. Messung:*
Nach Blasenentleerung kontinuierliche Auffüllung der Blase mit vorgewärmter isotonischer NaCl-Lösung, ggf. mit Kontrastmittelzusatz – empfehlenswert mittelschnelle Füllung (= 50 ml/min). Langsame Perfusion des Rektalkatheters während der Blasenfüllung bis max. 10 ml/min. Fortlaufende Registrierung des Blasen- und Abdominaldrucks. Während der Blasenfüllung Auslösung von Provokationstests (kräftige Hustenstöße) in 1- bis 2minütigen Intervallen und Beobachtung des Verlaufs von intravesikalem und intraabdominalem Druck sowie Registrierung von evtl. auftretendem Urinverlust. Registrierung des Füllungsvolumens bei erstem Füllungsgefühl, einsetzendem Harndrang und maximalem Harndrang. Bei Erreichen des maximalen Harndranges Aufforderung zur Blasenentleerung. Beobachtung der Miktion: willkürliche oder unwillkürliche Miktionsauslösung? Miktionsdruck? Einsatz der Bauchpresse? Fähigkeit zur Miktionsunterbrechung? Sphinkteraktivität bei Miktion? maximaler Harnfluß? Restharn?

Wichtig in der Füllungsphase: unwillkürliche Detrusorkontraktionen? Urinverlust beim Husten? Urinverlust bei unwillkürlicher Detrusorkontraktion? Harndrang bei unwillkürlicher Detrusorkontraktion? Steilheit des intravesikalen Druckanstieges?

*Merke*: Die Steilheit des intravesikalen Druckanstiegs in der Blasenfüllungsphase wird als Compliance bezeichnet. Sie ist der Quotient aus der Änderung des Füllungsvolumens und der Änderung des intravesikalen Drucks. Sie ist ein Maß für den Tonus der Blasenwand und wird in ml/mbar angegeben.

Bei Verdacht auf neurogene Blasenfunktionsstörung kann die urodynamische Untersuchung durch pharmakologische oder neurophysiologische Tests ergänzt werden (z.B. Carbachol- oder Lapides-Test: Er beruht auf der Beobachtung, daß denervierte Organe eine Hypersensitivität gegenüber einer Vielzahl von Substanzen entwicken, u.a. auch gegenüber ihren normalerweise exzitatorisch wirkenden Neurotransmittern: so kommt es bei der motorisch oder sensorisch denervierten Blase mehrere Minuten nach subkutaner Applikation von Carbachol (Doryl) zu einem Anstieg des intravesikalen Druckes $> 15$ cm $H_2O$, während der Druckanstieg bei einer normal innervierten Harnblase deutlich unter diesem Wert liegt).

*3. Befundinterpretation:*
Aufgrund der inhomogenen Struktur der Blasenwand mit elastischen, viskosen und kontraktilen Elementen ist die Abhängigkeit des Blasendrucks vom Füllungsvolumen Ausdruck des Zusammenspiels der einzelnen Strukturen. Während der Blasenfüllung kommt es zunächst zu einer muskulären Dilatation bei nahezu konstantem intravesikalen Druck (Compliance $> 20$ ml/mbar), erst kurz vor Erreichen der maximalen Blasenkapazität zeigt sich im Rahmen der kollagenen Dehnung als Ausdruck der bindegewebigen Elastizität und Plastizität des Detrusors ein deutlicher intravesikaler Druckanstieg. Ein steiler intravesikaler Druckanstieg (Compliance $> 20$ ml/mbar) in der Füllungsphase ist entweder Ausdruck einer mus-

kulären Detrusorhypertonie (funktionelle Blasenauslaßobstruktion bei bei Detrusor-Sphinkter-Dyssynergie, okkulte neurogene Blasenentleerungsstörung) oder einer entzündlichen bzw. degenerativen Zerstörung der elastischen Blasenwandelemente (entzündliche, karzinomatöse oder radiogene Schrumpfblase).

Unwillkürliche Detrusorkontraktionen während der Blasenfüllung sind stets pathologisch. Empfindet der Patient während der Detrusorkontraktion keinen Harndrang, so ist eine Störung der sensiblen Blaseninnervation als Ausdruck einer Spinalerkrankung wahrscheinlich. Eine wahrgenommene, unterdrückbare unwillkürliche Detrusorkontraktion spricht am ehesten für eine periphere Alteration des Miktionsreflexes (Zystitis, Blasentumor, Blasenstein) oder eine psychogene Störung. Kommt es im Rahmen einer nicht unterdrückbaren unwillkürlichen Detrusorkontraktion zu unkontrolliertem Urinabgang, so muß auch an eine Störung übergeordneter nervöser Zentren gedacht werden („neuropathische Blase"). Treten unwillkürliche Detrusorkontraktionen nur unter Provokationsbedingungen auf, dann liegt eine „instabile Blase" vor.

Die sensiblen Sensationen wie das Gefühl der zunehmenden Blasenfüllung bei 150–250 m, das Auftreten des ersten Harndranges bei 350–450 ml und der imperative schmerzhafte Harndrang bei Erreichen der maximalen Blasenkapazität sowie die Fähigkeit, willkürliche Detrusorkontraktionen induzieren und unterbrechen zu können, sind beweisende Kriterien für eine gesunde Blaseninnervation.

Durch kontrollierte Induktion des Miktionsreflexes wird die Miktion eingeleitet, duch aktive Kontraktion der glatten Detrusormuskulatur steigt der intravesikale Druck steil an. Bei freiem Blasenauslaß beträgt der intravesikale Druck während der Miktion beim Mann weniger als 50 mbar, bei Frauen weniger als 30 mbar. Es muß auch berücksichtigt werden, daß etwa 5 % der Männer und 50 % der Frauen ihre Blase nach Relaxation des Beckenbodens und Öffnung des urethralen Verschlußmechanismus ohne nachweisbare Detrusorkontraktion passiv durch Bauchpresse entleeren.

Das *Urethradruckprofil* ist die graphische Darstellung des intraurethralen Druckes über der Harnröhrenlänge in der Ruhe- und Speicherphase des unteren Harntraktes. Es gilt als ein Maß für die Verschlußkraft der einzelnen Segmente des urethralen Sphinktermechanismus.

Während wir die kombinierte Zystomanometrie besonders in der Form der Video-Zystomano-Flowmetrie für eine außerordentlich wertvolle, im Grunde unabdingbare Untersuchungsmethode zur differentialdiagnostischen Abklärung und Klassifikation der Harninkontinenz halten, haben wir die Messung des Urethradruckprofils völlig aus unserem klinischen Routineprogramm gestrichen, da wir uns von dieser Methode weder differentialdiagnostische Hinweise noch Kriterien für die Indikationsstellung oder das operative Vorgehen versprechen. Die Messung des Urethradruckprofils hat dagegen in der experimentellen Urologie, insbesondere für pharmakologische Untersuchungen, ihren festen Stellenwert. Die mit verschiedenen Methoden (Wasserdruck-, Membrankatheter- oder Mikrotransducertechnik) durchführbare Untersuchung liefert recht genaue Daten über den maximalen vom Sphinktersegment ausgeübten Druck, den Nettoverschlußdruck der Harnröhre, über die Druckkurve entlang der gesamten Länge des Spinkters und die exakte funktionelle Länge der Sphinktereinheit sowie ihre Beziehung zur anatomischen Lage. Zusätzlich können Aussagen über Sphinkterreaktionen auf verschiedene physiologische Stimuli (Lageveränderung, Blasenfüllung, Beckenbodenkontraktionen) getroffen werden.

# Mechanische Hilfsmittel

## Pessartherapie

Pessare wirken kontinenzverbessernd über die Reposition eines Deszensus mit Elevation von Urethra und Blasenhals. Insbesondere die Operation eines Deszensus oder sogar eines Prolapses mit begleitender Harninkontinenz wurde in den letzten 20 Jahren immer mehr verfeinert und dank der zunehmenden Zahl erfahrener Operateure eine hohe Perfektion auch bei betagten Patientinnen erlangt. Dadurch erfuhr die früher häufig angewandte Behandlungsmethode mit Pessaren eine deutliche Einschränkung. Es gibt aber Situationen, z. B. bei hohem Lebensalter der Patientin und schlechtem Allgemeinzustand, in denen eine Operation nicht mehr durchgeführt werden kann oder diese von der Patientin abgelehnt wird. Hier ist die Pessarmethode weiterhin aktuell. Einige Ärzte sehen die Anzeige zur Pessartherapie sogar wesentlich breiter (Methfessel 1993). So werden Urethra- bzw. Würfelpessare, gemeinsam mit Östrogencreme und Beckenbodentraining, als konservative Behandlungsversuche vor jeder Operation angewendet. Auch zur Narbenauflockerung bei Rezidivinkontinenzen werden exakt adaptierte Pessare eingesetzt.

Durch das Einlegen eines Pessars soll neben der Reponierung des Deszensus oder Prolapses eine ausreichend dosierte Kompression auf die obere Harnröhrenhälfte gelingen und beibehalten werden. Dieses Ziel muß auch bei insuffizienter muskulärer Beschaffenheit des Beckenbodens und bei großer Weite der Scheide erreicht werden. Während z. B. die Klemme nach Edwards, die über dem Schambein fixiert wird, einen Federbügel auf die Urethra einwirken läßt, sind die anderen Formen der Pessare in ihrer Effizienz allein von der Tragfähigkeit der Levatoren und ihrer Haftfähigkeit an der Scheidenwand abhängig. So wird verständlich, daß für verschiedene Deszensusformen ein der jeweiligen Situation angepaßtes Modell nötig ist. Eine große Anzahl von Pessaren steht zur Auswahl (Abb. 21). Statt der älteren starren Modelle werden heute elastische und formverbesserte Pessare bevorzugt. Sehr häufig wird ein geschlossener Gummiring, ein sog. Ringpessar, verwendet. Der Ring wird zusammengedrückt und im schrägen Durchmesser durch den Scheideneingang in die Scheide eingeführt. Dort entfaltet sich der Ring wieder und nimmt eine querliegende, horizontale Position ein. Er ruht dabei auf dem Beckenboden. Spezielle Ringmodelle sind vorn offen

**Abb. 21.** a Würfelpessar,
b Urethrapessar, c Hodge-
pessar, d Keulenpessar,
e Edwardsklemme

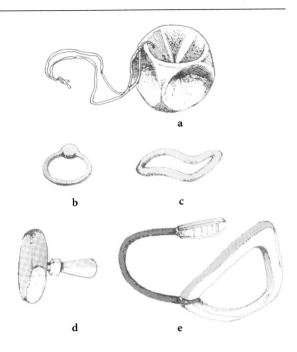

oder haben Verstärkungen, die unter der Harnröhre liegen. Für die ge-
wünschte Wirkung ist jedoch nicht die Form des Pessars entscheidend, sondern die Tatsache, daß ein Fremdkörper in der Scheide liegt und ein Wider-
lager für die Scheidenwand und die Gebärmutter bildet.

Die betroffenen Frauen sollten angehalten werden, das Entfernen und
Einsetzen des Pessars unter häuslichen Bedingungen selbst vorzunehmen.
Viele ältere Patientinnen werden dazu nicht imstande sein, deshalb sollte
der Arzt in 4- bis 6wöchigen Abständen den Sitz des Pessars kontrollieren,
bzw. das Pessar wechseln. Nur so lassen sich Ausfluß, Blutungen und Druckgeschwüre vermeiden.

Für kurzzeitigen Einsatz bietet sich das „Göttinger Luftpessar" an, das seit
kurzem im Handel erhältlich ist. Es muß durch den Frauenarzt angepaßt
werden und ist dann einfach selbst von der Patientin anzuwenden. Die Patientin kann das Pessar wie einen Tampon in die Scheide einführen und
nach Wunsch wieder entfernen. Zur Dauereinlage wie ein Ringpessar ist das
Luftpessar wegen seiner relativ abdichtenden Wirkung nicht gedacht. Es
wird in verschiedenen Größen angeboten und sorgt für eine relativ sichere
Kontinenz. Seine Wirkung beruht einerseits, durch Anheben des Beckenbodens, in einer Verbesserung der Schließmuskelfunktion der Harnblase,
zum anderen, je nach Größe des Pessars, hat es natürlich auch eine abdich-
tende Wirkung durch Kompression der Urethra. Das Luftpessar besteht aus
dem eigentlichen Pessar, einem abziehbaren Ventil und einem kleinen Ballon
zum Aufblasen (Hammersen 1995). Der Vorteil des Pessars für die Patientin-

nen liegt in erster Linie in der Eigenständigkeit bei der Anwendung. Das Pessar kann nach Bedarf gelegt und wieder gezogen werden. Wegen seiner meist nur kurzen Verweildauer in der Scheide ist die Gefahr einer Nekrosebildung gleich null.

## Aufblasbarer Harnröhreneinsatz

Der Harnröhreneinsatz (Abb. 22) ist eine katheterähnliche Konstruktion, die aus einem weichen Schaft mit 4,67 mm Durchmesser besteht, in 5 verschiedenen Größen von 3,0–5,0 cm in Abständen von jeweils 0,5 cm angeboten wird und der Patientin individuell angepaßt werden kann. Der Harnröhreneinsatz besteht aus einem latexfreien, thermoplastischen Elastomer für medizinische Zwecke. Eine Bodenplatte am unteren Ende des Harnröhreneinsatzes verhindert dessen Eindringen in die Harnröhre und sichert den Halt „vor Ort". Ein aufblasbarer Ballon am oberen Ende hält den Harnröhreneinsatz bei Ruhe und bei körperlicher Aktivität in der geeigneten Position. Der Harnröhreneinsatz wird, dem Selbstkatheterisieren vergleichbar, mit Hilfe eines Applikators, der die Luft zum Aufblasen des Ballons bereithält, von der Patientin selbst eingeführt. Ein kleiner Faden, der aus der Bodenplatte herausführt, ermöglicht es, den Ballon zu entleeren und den Harnröhreneinsatz zu entfernen. Solange der Einsatz in der Harnröhre verweilt, stellt er eine einfache mechanische Barriere gegenüber einem unfreiwilligen Harnverlust dar. In Untersuchungen berichteten bis zu 70% der Patientinnen über einen kompletten Rückgang der unfreiwilligen Harnverluste, 19% über eine Besserung, und lediglich bei etwa 11% der Patientinnen zeigte sich kein Effekt (Staskin 1995). Die am häufigsten beobachteten unerwünschten Ereignisse waren in den durchgeführten Untersuchungen Harnwegsinfektionen (asymptomatisch und symptomatisch) sowie mikro- und makroskopische Blutungen, die in der Häufigkeit ihres Auftretens den bislang zur Selbstkatheterisierung erhobenen Daten vergleichbar sind. Diese Eingriffe waren ohne nennenswertes ärztliches Eingreifen beherrschbar.

**Abb. 22.** Harnröhreneinsatz

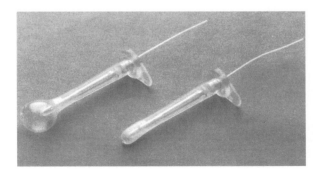

Bei leichterer Streßinkontinenz kann insbesondere bei älteren Frauen mit engem Introitus durch quellende Tampons ein therapeutischer Effekt erzielt werden. Manchmal kann es genügen, einen großen Tampon (z. B. „o. B. spezial") oder einen Kugeltupfer in die Scheide einzuführen. Der Vorteil ist, daß Tampons in der Regel selbst von älteren Patientinnen selbst eingeführt und gewechselt werden können.

## Urethral-Plugs

Der Urethral-Plug, eine Art „Harnröhrenstöpsel", ist ein mechanisches Hilfsmittel (Abb. 23), das insbesondere bei der leichteren Streßinkontinenz der Frau eingesetzt werden kann. Voraussetzung ist allerdings, daß die Betroffene geistig und körperlich in der Lage ist, den Plug selbst in die Harnröhre einzuführen. Der Plug wird nur tagsüber getragen und dient als Verschluß der Harnröhre. Der Plug kann auch während der Menstruation getragen werden. Während des Geschlechtsverkehrs sollte er entfernt werden. Bei jedem Toilettengang muß der Plug herausgenommen und anschließend wieder eingeführt werden. Ein Miktionsprotokoll mit einem entsprechenden Tagesrhythmus ist hier wichtig. Urethrastöpsel scheinen nicht nur symptomatisch zu wirken. Einzelne Frauen sind nach mehrmonatiger Therapie auch „ohne" wieder kontinent (Peschers et al. 1996). Aussagekräftige Langzeitresultate darüber, ob neben dem symptomatischen Verschluß auch muskuläre Trai-

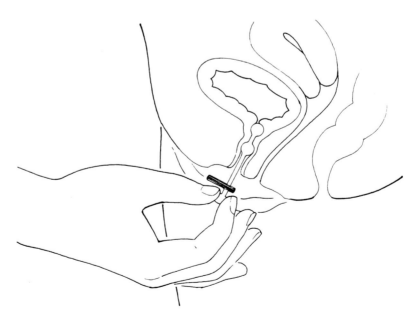

**Abb. 23.** Urethral-Plugs „Harnröhrenstöpsel"

**Abb. 24.** Harnröhrenver-
schlußband

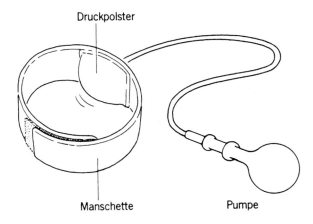

Druckpolster

Manschette

Pumpe

ningseffekte beim Einsatz von Urethrastöpseln eine Rolle spielen, stehen bisher noch aus.

## Penoring (Harnröhrenverschlußband)

Der Penoring ist eine Manschette mit Klettverschluß und pneumatischem Ballon (Abb. 24). Er wird bei Belastungsinkontinenz des Mannes um den Penis gelegt. Durch Aufpumpen des kleinen Ballons kann die Harnröhre dann von außen zusammengedrückt und verschlossen werden. Seine Anwendung beschränkt sich auf die Kurzzeitversorgung, z.B. beim Schwimmen, wenn Kondomversorgungen nicht getragen werden können, bei medizinischen Bäderanwendungen usw. Im übrigen gibt es keine Indikationen mehr für die Verordnung eines solchen Hilfsmittels. Durch falsche Anwendung kann es zu ernsthaften Verletzungen des Penis kommen, z.B. durch Dekubitus, Hautläsionen, Ödeme der Vorhaut usw.

## Harnröhrenstents (urologische Spirale)

Der intraprostatische partielle Katheter (Stent), auch „urologische Spirale" genannt, ist eine Entwicklung, die erstmals im Mai 1978 bei dafür geeigneten urologischen Patienten eingesetzt und ausprobiert wurde (Fabian 1980). Diese Therapieform eignet sich besonders für Patienten, bei denen durch bisher bekannte therapeutische Methoden eine operative Beseitigung der Okklusion der prostatischen Harnröhre (z.B. durch Prostataadenom oder Prostatakarzinom bei Inoperabilität) nicht mehr möglich ist, die störungsfreie Spontanmiktion aber wiederhergestellt werden sollte. Sie können aber auch bei Patienten eingesetzt werden, die wegen medizinischer Probleme, z.B. nach einem Herzinfarkt, nicht oder noch nicht operiert werden können,

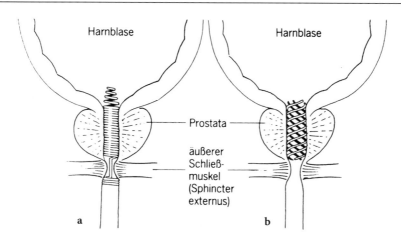

**Abb. 25 a, b.** Harnröhrenstents: **a** intraprostatische Spirale, **b** Wall-Stent

aber geistig in der Lage sind, ihre Blasenfunktion zu kontrollieren. Bei diesen Patienten sollte aber die Versorgung mit einem Harnröhrenstent stets nur kurzzeitig – bis zur Wiederherstellung der Operationsfähigkeit des Patienten – erfolgen und niemals als Dauerlösung angesehen werden.

Bei der „urologischen Spirale" handelt es sich um eine Art Feder (Abb. 25 a), die aus rostfreiem Metalldraht besteht, der für Implantationszwecke geeignet ist und die Inkrustation verhindert. Beim Harnröhren-„Wall-Stent" handelt es sich ebenfalls um ein Metallgeflecht (Abb. 25 b ). Die „urologische Spirale" und die Stents zur Schienung werden unter Sicht in der prostatischen Harnröhre plaziert und die Abflußstörung dadurch beseitigt. Der Eingriff ist harmlos, er kann ohne Narkose, wie eine einfache Urethrocystoskopie, durchgeführt werden. Der große Vorteil hierbei ist, daß Alter und Begleiterkrankungen des Patienten keine Rolle mehr spielen. Als Vorteil gegenüber dem Dauerkatheter bzw. dem suprapubischen Katheter wird angegeben, daß chronische Harnwegsinfekte vermieden werden, da die physiologische „Ventilfunktion" der männlichen Harnröhre erhalten bleibt. Neben den bestehenden medizinischen Vorteilen scheint auch die Anwendung der urologischen Spirale kostenmäßig günstiger als die Pflege eines Dauerkatheters. Bei der Anwendung ist allerdings mit Blasenreizung und Krustenbildung zu rechnen. Insbesondere bei den Langzeitstents aus Metallgeflecht kann ein notwendiger Wechsel nach Verrutschen problematisch sein.

## Künstlicher Schließmuskel (Sphinkterprothese)

Die hydraulische Sphinkterprothese hat sich in den vergangenen Jahren zu einem wichtigen mechanischen Hilfsmittel bei der Behandlung der Bela-

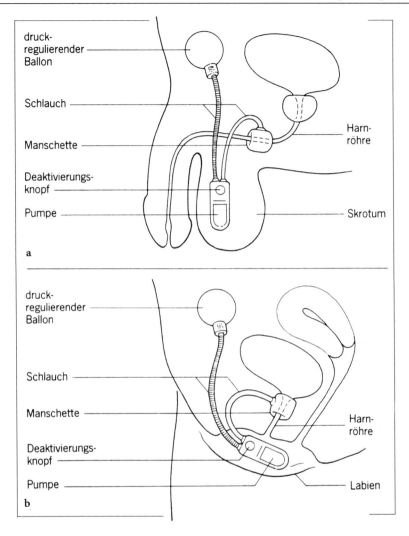

**Abb. 26.** Hydraulische Sphinkterprothese bei Belastungsinkontinenz des Mannes (**a**) und der Frau (**b**)

stungsinkontinenz des Mannes sowie der erfolglos behandelten Belastungs-inkontinenz der Frau entwickelt. Der künstliche Blasenschließmuskel ver-sucht, die fehlende Verschlußfunktion der Harnröhre zu ersetzen, indem er sie mit kontrolliertem Druck verschließt und willkürliche, widerstandsarme Blasenentleerungen durch Öffnen des Sphinkters zuläßt. Bei exakter Indika-tionsstellung besteht eine Erfolgsrate von über 90%. Allerdings muß in etwa 25–30% der Fälle mit einer Revisionsoperation innerhalb der ersten fünf Jahre gerechnet werden (Schreiter 1996).

Der künstliche Schließmuskel (AMS 800) besteht aus drei Teilen: einem druckregulierendem Ballon, einer Manschette und einer Pumpe (Abb. 26). Bei Frauen wird die Manschette am Blasenhals plaziert und die Pumpe in eine der großen Schamlippen gelegt (Abb. 26 b). Der technisch aufwendige, künstliche Schließmuskel mit Pumpsystem und Druckreservoir muß dem Patienten, bzw. der Patientin von einem erfahrenen Operateur eingesetzt werden. Die Versorgung inkontinenter Patienten mit einer hydraulischen Prothese ist jedoch nur dann sinnvoll, wenn die Indikation stimmt.

Da der künstliche Blasenschließmuskel ausschließlich eine Inkompetenz des Blasenverschlusses kompensieren kann, sind alle Inkontinenzformen, die auf Störungen des Blasenmuskels beruhen, primär von der Implantation eines artefiziellen Sphinkters ausgeschlossen. Urodynamisch muß eine Blase ausreichender Kapazität vorliegen, infravesikale Obstruktion, Restharn und Reflux müssen ausgeschlossen sein.

Voraussetzungen zur Implantation eines künstlichen Sphinkters (Noll et al. 1997):

- Blasenkapazität über 200 ml,
- urodynamisch normo-/hypoaktive Blase mit normaler oder erhöhter Compliance,
- kein Reflux,
- keine infravesikale Obstruktion (Restharn),
- ausreichende Handfertigkeit zur Bedienung des Sphinkters,
- ausreichende Intelligenz, um den Entleerungsmodus mit implantiertem Sphinkter nachvollziehen zu können,
- keine chronischen Entzündungsstellen als Bakterieneintrittspforte (z.B. Dekubitalgeschwüre).

Liegen diese Bedingungen nicht vor, müssen sie ggf. medikamentös oder operativ geschaffen werden, bevor es sinnvoll ist, einen Sphinkter zu implantieren.

# Inkontinenzhilfsmittel

Unter Inkontinenzhilfsmitteln werden die verschiedensten Produkte zur Lösung der hygienischen und sozialen Problematik verstanden. Bedeutung kommt den Inkontinenzhilfsmitteln bei der Unterstützung der Therapie (z.B. nach chirurgischen Eingriffen, beim Toilettentraining) sowie zur Vermeidung von Folgeschäden der Inkontinenz (z.B. Begünstigung des Abbaus des Allgemeinzustands durch Verlust der Mobilität, latent schädigende Einflüsse des Urins auf die Haut) und bei der psychosozialen Disposition des Betroffenen zu.

Die auf dem Markt vorhandenen Inkontinenzhilfsmittel können unter dem Aspekt der Methode der Problemlösungen folgendermaßen eingeteilt werden:

- aufsaugende Hilfsmittel,
- Hilfsmittel zum Auffangen des Harns,
- mechanische Hilfsmittel,
- ableitende Hilfsmittel (instrumentelle Harndrainage),
- weitere Hilfsmittel.

## Aufsaugende Hilfsmittel

Der unfreiwillig ausgeschiedene Urin wird von absorbierenden Materialien aufgesaugt und gebunden. Als aufsaugende Materialien werden dabei Zellstoffe (Zellulose, Pulp) verwendet, aber auch Textilien kommen in Betracht. In der Praxis haben sich die Einweghilfsmittel auf Zellstoffbasis gegenüber den Textilmehrweghilfsmitteln in den Punkten Hygiene, Ökonomie und Ökologie durchgesetzt.

### Körperferne aufsaugende Hilfsmittel

Sie sind in erster Linie für die liegenden Patienten bestimmt. Es handelt sich um Hilfsmittel eigens für das Bett. Eine angestrebte Mobilisierung des Patienten kann mit körperfernen Hilfsmitteln nicht durchgeführt werden. Es gibt hier sowohl mehrfach verwendbare aufsaugende Hilfsmittel als auch Einwegartikel. In erster Linie sind hier die Einwegartikel zu nennen, da sie nicht nur die Wäsche und damit Arbeit ersparen, sondern auch viel saugfähiger sind als Textilien. Sie können zusätzlich zur normalen Wäsche benutzt werden, um diese vor Beschmutzung zu schützen.

Wird im Bett ein Schutz über dem Laken benötigt, ist ein Stecklaken aus Einwegmaterial zu empfehlen. Wird es nicht beschmutzt, kann es in der Regel mehrere Tage verwendet werden. Stecklaken gibt es in verschiedenen Größen und Qualitäten. Es werden auch solche mit wasserabstoßenden Kanten angeboten, so daß der Urin nicht auf das Unterlaken laufen kann. Das Stecklaken vermag jedoch keine größeren Flüssigkeitsmengen zu absorbieren, sondern muß in diesem Fall mit einer Krankenunterlage kombiniert werden.

Krankenunterlagen gibt es ebenfalls in verschiedener Dicke, Größe und Qualität. Wird die Unterlage unter Berücksichtigung der Urinmenge eingesetzt, sollte sie gewöhnlich für jeweils einen Einsatz ausreichen. Da die meisten Unterlagen mit Kunststoff versehen sind, gleiten sie leicht auseinander, z. B. wenn davon gleichzeitig mehrere lose ins Bett gelegt werden. Der Kunststoff kann auch mit der Haut in Berührung kommen und so die Gefahr einer Hautreizung und Geschwürbildung erhöhen. Auch für Folien zum Schutz der Matratze sollten nach Möglichkeit Kunststoffe vermieden werden. Undurchlässigkeit von Feuchtigkeit und Hautwärme sind die wesentlichen Nachteile des Kunststoffes.

Beim Plazieren der Krankenunterlagen im Bett ist darauf zu achten, ob diese wasserabstoßende Kanten, sog. Sperrkanten, haben. Rechteckige Krankenunterlagen legt man am besten quer. Werden körpernahe Inkontinenzhilfsmittel verwendet, die den Urin direkt am Körper absorbieren oder ihn in einen Behälter ableiten, sind zusätzliche Krankenunterlagen unnötig. Körpernahe Inkontinenzhilfsmittel sind körperfernen möglichst vorzuziehen, da körpernahe Inkontinenzhilfsmittel dem Patienten eine größere Bewegungsfreiheit ermöglichen, ohne daß das Bett beschmutzt wird.

In bestimmten Versorgungssituationen kann die Verwendung eines körpernahen Systems nicht möglich oder nicht sinnvoll sein. Dies gilt z. B.:

- bei verwirrten, motorisch gestörten Patienten mit einer Tendenz zur Zerstörung körpernaher Systeme,
- bei Patienten mit körperlichen Anomalien, die eine körpernahe Versorgung unmöglich machen,
- bei Patienten, die aufgrund spezieller Krankheitsbilder (z. B. bei Krebsgeschwülsten oder Entzündungen im Bauchraum, verschiedenen Hauterkrankungen) nicht körpernah versorgt werden können,
- bei selbstversorgenden Patienten, die aufgrund einer Bewegungseinschränkung (z. B. Rheuma) nicht in der Lage sind, körpernahe Systeme zu handhaben.

Es ist daher in diesen Fällen als eigenständige Versorgungsform die Verwendung von Krankenunterlagen für alle Inkontinenzschweregrade als Alternative zur körpernahen Versorgung vorzusehen.

### Körpernahe aufsaugende Hilfsmittel

Für eine wirksame Inkontinenzversorgung im Rahmen der ganzheitlichen Aktivierung und Pflege kommen in erster Linie die körpernahen Hilfsmittel in Betracht. Der Schwerpunkt liegt dabei in der sog. offenen Versorgung mittels Vorlage und Netzhose, weil hier eine Luftzirkulation möglich ist. Bei der offenen Versorgung treten meist weniger Hautirritationen auf.

Bei der körpernahen Versorgung mit aufsaugenden Hilfsmitteln ist noch zu unterscheiden zwischen offenen Hilfsmitteln (also Vorlage und Fixierhose) und geschlossenen Hilfsmitteln (Windelhosen).

Bei leichter Tröpfelinkontinenz werden für Frauen kleine Vorlagen angeboten, die mittels Haftstreifen an der Außenseite an enganliegender Unterwäsche oder elastischer Fixierhose getragen werden. Für Männer bietet sich ein Scheidenfutteral an, das entweder in enganliegender Unterwäsche oder elastischer Fixierhose getragen wird.

Für eine leichte bis mittelschwere Inkontinenz und zur Nachtversorgung bei Tröpfelinkontinenz bzw. bei leichter Inkontinenz werden von der Industrie anatomisch geformte Vorlagen mit verschiedenen Leistungsgraden (200–700 ml) angeboten. Die Fixierung erfolgt in der Regel mittels elastischer Netzhose.

Für schwere Inkontinenz, Stuhlinkontinenz und Doppelinkontinenz wird von der Industrie eine anatomisch geformte Windelhose mit größtenteils wieder verschließbaren Klebebändern angeboten.

Sowohl Windelhosen als auch Vorlagen können in der Regel in mehreren Größen bezogen werden. Eine Reihe von Firmen bietet heute in Deutschland eine fast nicht mehr überschaubare Flut verschiedenster aufsaugender Hilfsmittel an. So sehr Konkurrenz auf diesem kostenträchtigem Markt wünschenswert ist, so sollten diese Hilfsmittel doch bestimmte Grundanforderungen erfüllen:

- Schutz der Haut,
- Sicherheit,
- Praktikabilität,
- Komfort,
- Diskretion,
- Wirtschaftlichkeit,
- Schonung der Umwelt bei der Entsorgung.

In den letzten Jahren haben enorme Fortschritte in der Weiterentwicklung und Verbesserung der Inkontinenzversorgungsmaterialien stattgefunden. Bei den aufsaugenden Inkontinenzhilfsmitteln wurde das Trockenvlies fast aller Produkte dünner und weicher, wodurch es zu einem schnelleren Aufsagen des Harns und zu einem Weiterleiten ins Windelinnere kommt. Dies garantiert eine trockenere Haut und somit weniger Hautkomplikationen.

Der verstärkte Saugkern, besonders im Schrittbereich, nimmt mehr Nässe auf, bietet somit mehr Sicherheit. Nicht nur Inkontinenzslips, sondern auch offene Vorlagensysteme weisen innen Bündchen auf, die für einen besseren

Auslaufschutz Sorge tragen. Größere Vorlagen zeigen durch verstärkt eingearbeitete Abschlußbündchen in der Leiste eine tassenartige Form. Dies bedeutet eine enorme Pflegeerleichterung, weil nicht jede Vorlage vor dem Einlegen zurechtgefaltet werden muß.

Verbesserte Nässeindikatoren an der Außenseite der Schutzfolie geben rechtzeitigen Hinweis zum Wechseln. Frühzeitiges, nicht notwendiges Wechseln wird weitgehend vermieden – die Inkontinenzversorgung wird dadurch wirtschaftlicher.

Insgesamt hat sich die Qualität der aufsaugenden Inkontinenzhilfsmittel in den letzten Jahren erheblich verbessert. War früher die Saugkapazität von der Größe der Vorlage abhängig, so wird sie heute weitgehend von der Qualität des Produktes bestimmt. Bereits kleine Vorlagen weisen eine beträchtliche Saugkapazität auf und bieten viel Sicherheit und Schutz für den Betroffenen.

## Hilfsmittel zum Auffangen des Harns

### Urinflaschen

Die einfachsten Auffangbehälter für Harn sind Urinflaschen. Sie bestehen z.T. aus Kunststoff und werden in etwas abgeänderter Form sowohl für Frauen als auch für Männer angeboten (Abb. 27). Urinflaschen für Frauen haben eine besonders weite Halsöffnung. Oft wird bei Patientinnen eine Bettpfanne oder ein sog. „St.-Peter-Boot" benutzt. Diese Flaschen und Bettpfannen werden vornehmlich für Personen mit heftigem Harndrang bei Bettlägerigkeit eingesetzt.

### Kondomurinale

Für männliche Patienten stehen seit Jahren Kondomurinale in vielen Variationen zur Verfügung. Bei älteren Modellen erfolgt die Befestigung durch ein elastisches Band mit Klettverschluß, welches oberhalb des Harnkollektors an der Peniswurzel befestigt wird (Abb. 28).

Auch ein geleeartiger, elastischer, doppelseitig klebender Streifen oder ein Hautklebstoff, der auf den Penis aufgetragen wird, sowie elastisches Heftpflaster kommen zum Einsatz. Werden Klebestreifen oder Heftpflaster verwendet, muß die Länge des Bandes so angepaßt werden, daß die Enden nicht übereinanderliegen, sondern beide Kanten gegeneinanderstoßen. Wichtig ist, daß das Befestigungsmaterial nicht zu einer zu straffen Anbringung führt, damit die Blutzirkulation nicht unterbrochen wird oder Druckstellen entstehen.

Die neueren Modelle haben allerdings eine breite, bereits integrierte Klebefläche an der Innenseite des Kondoms, das die Verwendung von zusätzlichen Klebern überflüssig macht und so ein rutschsicherer Sitz des Kondoms auch bei schwierigen anatomischen Gegebenheiten garantiert ist. Einige bieten inzwischen auch Kondome mit einer integrierten Urinrücklaufsperre an. Durch den verhinderten Urinrückfluß kommt es nicht zu dermatologischen

**Abb. 27.** Urinflasche für
Frauen (**a**) und für Männer
(**b**), Bettpfanne und
„Sankt-Peters-Boot" ©

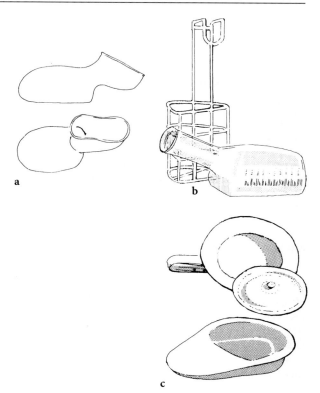

a

b

c

**Abb. 28.** Kondomurinal mit Klebestreifen

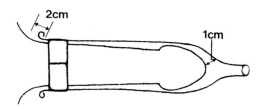

2cm

1cm

Irritationen – Produkte zur Hautpflege entfallen somit. Das Kondom kann
bis zu 48 Stunden und länger getragen werden, was auch eine Kostenmin-
derung bedeutet.

Eine Lösung für Betroffene mit Latexallergien bieten die angebotenen
latexfreien Kondomurinale, sie gibt es in fünf verschiedenen Größen (25, 29,
32, 36 und 41 mm). Die Latexallergie ist häufiger, als man denkt (Mair 1996).
Den Patienten mit kleinem, retrahiertem Penis bietet die Industrie sog.
Kurzkondome, genannt „Pop on", an.

Bei Benutzung von Kondomurinalen ist darauf zu achten, daß die Penis-
spitze gerade über dem Ablaufstutzen steht und dieser nicht abgeknickt

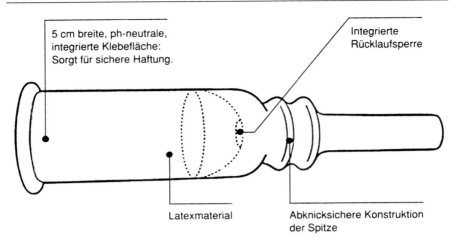

5 cm breite, ph-neutrale,
integrierte Klebefläche:
Sorgt für sichere Haftung.

Integrierte
Rücklaufsperre

Latexmaterial

Abknicksichere Konstruktion
der Spitze

**Abb. 29.** Kondom mit abknicksicherer Spitze

wird, so daß ein freier Abfluß aus der Harnröhrenöffnung gewährleistet ist. Sicherheit bietet hier ein Kondom mit abknicksicherer Spitze. Ein Drehen des Kondoms wird verhindert – der Urin kann ungehindert und ohne Gefahr eines Rückstaus ablaufen (Abb. 29).

Wichtig ist die Wahl der richtigen Größe, Länge und Weite. Durch individuelles Testen der verschiedenen Kondome läßt sich das jeweils geeignetste finden. Zu beachten ist auch, daß das Zubehör zur Befestigung des Kondomurinals, falls nicht selbsthaftend, nicht nur funktionell ist, sondern für den Betroffenen leicht zu handhaben ist, d. h., daß das Kondom selbst angelegt und abgenommen werden kann. Erleichterung bringen hier Anbringhilfen, die von einigen Firmen angeboten werden.

### Auffang- und Ableitungssysteme für weibliche Patienten

Die Problematik bei der Versorgung weiblicher Patienten ist, nicht zuletzt aufgrund der anatomischen Gegebenheiten, wesentlich größer. Es existiert ein Silikonurinal, das wie ein Tampon in die Scheide eingeführt wird und seit einigen Jahren im Handel erhältlich ist. Dieses System ist primär für mobile Frauen mit ausreichend tonisiertem Beckenboden gedacht und in zwei Größen erhältlich. Kernstück dieses Systems ist der Urinableiter aus weichem geschmeidigem Silikon. Dieser umschließt die Urethraöffnung; der Urin wird aufgefangen und über einen Ableitungsschlauch (mit Antivakuumventil ausgestattet) in den Beinbeutel geleitet. Der Urindeflektor (Abb. 30) ist der vorspringende Teil des Urinableiters, der in die Scheide eingeführt wird. Dadurch wird die Lage des Urinableiters stabilisiert. Die äußere Kappe des Urinableiters ist so geformt, daß sie den Vulvabereich umschließt und so zusätzlich zusammen mit einem dehnbaren Slip zu einem besseren Sitz beiträgt. Trägt die Benutzerin eine Strumpfhose über dem Slip, sollte in

**Abb. 30.** Urinableiter für mobile weibliche
Personen – Der Urindeflektor

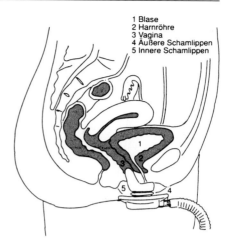

1 Blase
2 Harnröhre
3 Vagina
4 Äußere Schamlippen
5 Innere Schamlippen

den Schritt an gleicher Stelle wie beim Slip eine Öffnung geschnitten werden. Zu dem System wird auch ein Gleitmittel angeboten, das die vaginale Insertion – besonders bei postmenopausalen Frauen – erleichtert. Insgesamt kommen aber ältere Patientinnen oft schlecht mit dem Urinableiter zurecht. Die Tragezeit des Urinableiters und des Ableitungsschlauches beträgt drei Monate.

### Urinkollektoren für Männer und Frauen

Für bettlägerige, bzw. immobile weibliche und männliche Patienten werden Urinkollektoren angeboten. Da diese mittels einer selbstklebenden Hautschutzplatte angebracht werden, ist eine Rasur des Genitalbereiches erforderlich. Diese externen Urinableiter empfehlen sich bei bettlägerigen älteren Frauen (als Alternative zum Einsatz eines transurethralen Katheters) oder bei Männern mit retrahiertem Penis (Abb. 31). Die ergänzenden Komponenten für den externen Urinableiter sind der Ableitungsschlauch und der in verschiedenen Größen lieferbare Beingürtel.

### Urinauffangbeutel und Beingürtel

Von einer Reihe von Firmen werden heute für die verschiedensten Bedürfnisse des Trägers Urinauffangbeutel und Ableitungsschläuche angeboten. Urinbeutel werden nun auch mit einem Ableitungsschlauch aus Polyethylen angeboten, das weit weniger umweltbelastend ist als PVC. Die zieharmonikaartige Struktur der Ableitungsschläuche verleiht diesen darüber hinaus eine leicht biegsame Eigenschaft.

Der jeweilige Beutel bedarf einer passenden Befestigung. Für die Befestigung am Oberschenkel werden Stofftaschen angeboten, in die die Sammelbeutel gesteckt werden können (Abb. 32). Die Beinbeutel werden in der

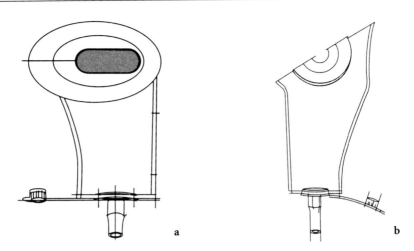

**Abb. 31a, b.** Externer Urinableiter **a** für immobile Frauen, **b** für Patienten mit retrahiertem Penis

Regel über einen Beingürtel fixiert, die es auch ermöglichen, bei entsprechender Schlauch- und Gürtellänge den Beinbeutel am Unterschenkel zu tragen.

Für Patienten mit schwallartigem Urinfluß gibt es Auffangbeutel mit Druckausgleichssystem, welches das Entstehen eines Vakuums im Beutel verhindert. Das Abflußventil des Beutels sollte immer nach unten zeigen, damit er problemlos zu entleeren ist.

Es gibt in der Regel mehrere Größen der Urinauffangbeutel, die entsprechend den Bedürfnissen des Verwenders ausgewählt werden sollten. So bevorzugen Rollstuhlpatienten häufig Beutel mit größerem Fassungsvermö-

**Abb. 32.** Oberschenkeltasche und Urinsammelbeutel am Unterschenkel

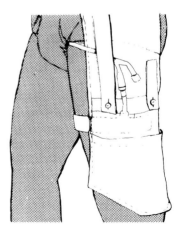

**Abb. 33.** Komplettes Urinal

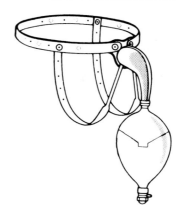

gen, da aufgrund ihrer verminderten Beweglichkeit nicht immer und überall die Möglichkeit zur Beutelentleerung gegeben ist.

Es gibt eine Reihe weiterer Möglichkeiten zum Auffangen des Harns. Allerdings werden diese Art der Urinale (Abb. 33) nur noch selten eingesetzt. Sie haben sich besonders bei heftigen und mengenmäßig großen Harnentleerungen bewährt. Diese Urinale bestehen aus einer den Penis umgebenden Manschette, die an einen gesondert entleerbaren Sammelbeutel angeschlossen ist. Solche Manschetten gibt es in mehreren Größen und Ausführungen. Diese Urinale werden mit Hilfe eines regulierbaren Bands an Hüfte und Oberschenkel befestigt. Vorläufig gibt es solche Hilfsmittel nur für Männer.

# Instrumentelle Harndrainage als Therapie- und Versorgungsmöglichkeit, ableitende Hilfsmittel

## Indikationen zur Urinableitung

Katheter bzw. Schienen aus verschiedenen Natur- und Kunststoffen können eine funktionsangepaßte Urinentsorgung sichern. Ziel ist die Erhaltung der Nierenfunktion. Werden für die Urindrainage Katheter, Schienen oder andere Hilfsmittel benützt, so sprechen wir von einer instrumentellen Harnableitung, gleichgültig unter welcher Indikation und aus welchem Organ (Nierenbecken, Harnleiter, Harnblase) der Urin abgeleitet wird (Abb. 34).

Funktionsstörungen oberhalb der Harnblase mit ungenügendem Harntransport können zu einer Urinableitung aus dem Nierenbecken zwingen, der freilich in diesem Buch nicht nachgegangen wird. Entleerungsstörungen der Blase haben unterschiedliche Ursachen. Sie machen eine temporäre oder permanente instrumentelle Harnableitung aus der Blase erforderlich, dies geschieht in den meisten Fällen durch eine transurethrale Harnblasendrainage. Die Indikation dafür kann sich sowohl aus diagnostischer als auch aus therapeutischer Sicht stellen.

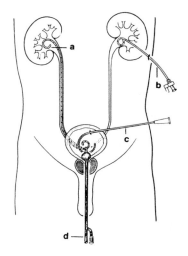

**Abb. 34a–d.** Harnableitung mittels Katheter.
**a** Selbsthaltender Katheter im Ureter (Stent),
**b** transkutan gelegter Nierenfistelkatheter, **c** suprapubischer Blasenfistelkatheter, **d** transurethraler Blasenkatheter. (Nach Völter 1984)

Indikationen für den Katheterismus der Harnblase

Diagnostischer Katheterismus

- bei notwendiger Bilanzierung der Harnausscheidung und Nierenfunktionsüberwachung,
- zur Harngewinnung für bakteriologische Untersuchung (wenn Mittelstrahltechnik und suprapubische Punktion nicht möglich,
- zur Diagnostik der unteren Harnwege (Röntgen, Urodynamik, Harnröhrenkalibrierung, selten Restharnbestimmung).

Therapeutischer Katheterismus

- bei Blasenentleerungsproblemen mit hohen Restharnmengen oder Harnverhaltung durch subvesikale Abflußbehinderung (z.B. Prostataadenom oder neurogene Blasenentleerungsstörung), bei Bewußtlosigkeit oder nach rückenmarksnaher Anästhesie,
- um eine Blasentamponade auszuräumen,
- zur Spül- bzw. Instillationsbehandlung (selten),
- zur palliativen Behandlung der Harninkontinenz (selten).

## Die transurethrale Harnblasendrainage (Einmal- und transurethraler Dauerkatheter)

Katheter zur Harnableitung werden aus verschiedenen Natur-und Kunststoffen hergestellt. Als Kathetermaterialien werden abgewandelte Naturstoffe (Naturlatex, Naturkautschuk), synthetische Kunststoffe (Polyvinylchlorid, Polyurethan, Silikon) und Beschichtungsmaterialen (Teflon, Hydrogel) verwendet. Sie unterscheiden sich hinsichtlich Toxizität und Oberflächenbeschaffenheit erheblich.

Aufgrund der unterschiedlichen Toxizitäteigenschaften und Kristallisationsneigungen der einzelnen Kathetermaterialien muß auch mit unterschiedlichen Komplikationsraten (kathetervermittelte Infektion der Harnwege und deren Folgezustände) gerechnet werden. Bezogen auf Anwendungsbereiche und Liegedauer des Katheters werden von Bach (1995) folgende Materialien empfohlen:

1. einmalige Anwendung (Einmalkatheterismus): Polyvinylchlorid,
2. kurzzeitige Anwendung (maximal 5 Tage): Latex, besser hydrogel- und silikonbeschichtetes Material (Latex), (Indikation zum intermittierenden Einmalkatheterismus prüfen!),
3. langfristige Anwendung: Silikon, Polyurethan (Indikation zum suprapubischen Katheter prüfen!).

Für den Einmalkatheterismus des Mannes eignet sich am besten ein Kunststoffkatheter mit einem Durchmesser von 16–18 Charrière (1 Ch = 0,33 mm). Bei Frauen kommen kurze PVC- oder Polyäthylenkatheter vom Nelaton-Typ

**Abb. 35.** Verschiedene für die transurethrale Harnableitung geeignete Kathetertypen: *A, B* Nelaton-Katheter, *C* Pezzer-Katheter, *D* Kasper-Katheter, *E* Foley-Ballonkatheter, *F* Tiemann-Ballonkatheter, *G* doppelläufiger Ballonspülkatheter. (Schema nach Brühl 1978)

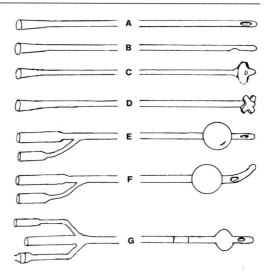

Ch 8–12 zur Anwendung (Abb. 35). Dauerkatheter sind bei Männern und Frauen in erster Linie als selbsthaltende Ballonkatheter aus Silikon oder Polyurethan gebräuchlich (Foley-Katheter, Ch 18–20). Ballonkatheter vom Thiemann-Typ (gebogene Spitze) sind für längere Verweilzeiten ungeeignet, da die halbstarre Spitze in der ständig leer gehaltenen Blase Läsionen des Blasendaches verursachen kann.

### Katheterisierungssets

Der Katheterismus erfordert systematische Standardhandgriffe. Um Risiken soweit wie möglich auszuschalten, bietet sich ein standardisiertes Set an, das alle zu einer einwandfreien Katheterisierung notwendigen Materialien steril und gebrauchsfertig enthält. Dies sind die ersten Voraussetzungen einer standardisierten Technik und damit einer standardisierten Asepsis.

Zusammensetzung eines idealen Kathetersets:

*1 Einpackpapier:* zugleich als flüssigkeitsabweisende Arbeitsunterlage zur Bereitstellung des Setinhaltes und zum Abwurf bzw. zur Entsorgung gebrauchter Materialien.

*1 Schlitzlochtuch:* zur Abdeckung, saugfähig, flüssigkeitsdurchlässig.

*1 Schale:* stabil, gut lesbar graduiert, Kapazität etwa 700 ml, zum Auffangen von Urin, ggf. ein Viertel bis ein Drittel nicht flutbar abgeteilt, d. h. bei Kunststoffen getrennt ausgestanzt, oder aber zusätzliche kleine Tupferschale zum Auffangen der mit Antiseptikum zu übergießenden Tupfer.

*6 Mulltupfer pflaumengroß:* zur antiseptischen Reinigung des periurethralen Bereichs und der Urethralöffnung.

*1 Paar dünnwandige, reißfeste und flüssigkeitsdichte Handschuhe:* zum Schutz der Hände des Katheterisierenden vor Kontamination bei der antiseptischen Vorbehandlung des Genitals, entsprechend §7 Abs. 3 a,b,s, Unfallverhütungsvorschrift.

*1 Pinzette:* mit ausreichender Stabilität und Angriffsfläche zur aseptischen Katheterführung.

*1 Blockerspritze:* gefüllt mit Aqua destillata (steril).

*1 Gleitmittelanästhetikum:* Instillationseinmalspritze etwa 10 ml (steril, z.B. Instillagel).

*1 Schleimhautantiseptikum:* etwa 30 ml, z.B. Betaisodona.

Alle Materialien sollen in einer Auffangschale eingepackt und in stoß- und reißfestes, feuchtigkeitsunempfindliches Papier eingeschlagen sein. Es dient zugleich als – innen sterile – Arbeitsunterlage. Um die Sterilkette aufrecht zu erhalten, empfiehlt es sich, das Set in einem Plastik- oder Papierbeutel keimfrei zu verpacken. Die Beifügung eines Katheters generell zum Set ist nicht nötig, da die Auswahl der erforderlichen Kathetergröße und Katheterart individuell erfolgen muß. Die Zusammenstellung eines solchen Sets kann hauseigen erfolgen, besonders praktikabel sind heute allerdings sterile Einmalsets, die von der Industrie angeboten werden.

## Intermittierender Katheterismus

Der intermittierende Katheterismus ist heute das Entleerungsverfahren der Wahl (Noll et al. 1988; Stöhrer et al. 1997) bei „schlaffer" (akontraktiler) oder hypoaktiver Blase mit hohen Restharnmengen. Auch im Fall der Hyperreflexie der Blase wird der intermittierende Katheterismus eingesetzt, nachdem die Aktivität des Detrusors durch eine begleitende anticholinerge Therapie unterdrückt wurde. Der intermittierende Katheterismus setzt allerdings eine gewisse Kooperationsbereitschaft und Intelligenz, außerdem gebrauchsfähige Hände und Arme des Patienten voraus. In der Regel kommt diese Form des Katheterismus für den älteren multimorbiden Patienten nicht in Frage. Patienten allerdings, die geistig und körperlich in der Lage sind, diese Technik zu erlernen, praktizieren sie dann problemlos über viele Jahre. Sekundärveränderungen z.B. durch gewaltsames Auspressen der Blase werden damit vermieden. Bei technisch suffizienter Durchführung des intermittierenden Selbstkatheterismus sind Harnwegsinfektionen vermeidbar.

Eine letztlich noch nicht endgültig beantwortete Frage ist die, ob steriles Vorgehen langfristig bessere Ergebnisse bringt als nichtsteriles Vorgehen. Eine Reihe von Gesichtspunkten spielen hierbei eine Rolle: Primär- und Sekundärkosten, Notwendigkeit einer antibiotischen Prophylaxe mit ihren Nebenwirkungen und Kosten, erhöhte Anfälligkeit gegenüber Harnwegsinfekten und eine generell ungünstige Ausgangssituation bei der Therapie eines

manifesten Infektes bei Vorliegen einer funktionellen Störung der Entlee-
rungssituation, wie sie z. B. die neurogene Blasenfunktionsstörung darstellt
(Stöhrer et al. 1997). Publikationen über nichtsteriles Vorgehen enthalten sel-
ten Angaben über eine antibiotische Dauerprophylaxe (Lapides et al. 1976,
McGuire u. Savastano 1983, Noll 1988). Stöhrer et al. (1997) empfehlen steriles
Vorgehen unter Einsatz von sterilen Gleitmitteln mit desinfizierendem Zusatz
(Chlorhexidin), womit die Infektrate sich signifikant reduzieren läßt.

Eine Infektprophylaxe ist nur in Einzelfällen bei erheblichen Sekundärveränderungen an Blase und oberem Harntrakt notwendig, wenn Harnin-
fekte mit entsprechenden Harnbefunden und klinischen Symptomen (Fieber,
trüber Harn, Schüttelfrost usw.) kurzfristig immer wieder auftreten.

Ideal sind Einmalkatheter mit guter Gleitfähigkeit. Ein Katheter soll ohne
Verletzungsrisiko sicher und steril eingeführt werden können. Nach den
Erfahrungen von Stöhrer (1995) bietet eine gerade, konisch verlaufende
Katheterspitze mit weicher Konsistenz dafür die günstigste Voraussetzung.
Die Katheteraugen sollen abgerundet sein, wie dies von wenigen Herstellern
praktiziert wird, da bei lediglich ausgestanzten Katheteraugen Läsionen in
der membranösen Harnröhre mit der Gefahr der Strikturbildung verursacht
werden.

## Vorgehen beim transurethralen Katheterismus

Der Einmal- oder Dauerkatheter darf nur auf Anordnung des Arztes gelegt
werden. Beim ersten Mal sollte der Arzt selbst den Katheterismus durchführen. Dazu gehört, daß das Ziel dieser Maßnahme bestimmt wird und
damit die Begründung für den Patienten. Der Grund für die Katheterisierung ist vorher mit dem Patienten zu besprechen; er muß sich über den
Sinn der Maßnahme klar sein. Der Kranke muß über den Vorgang aufgeklärt sein, also wissen, was bei der Katheterisierung vor sich geht. Und er
muß selbstverständlich damit einverstanden sein, weil es sich bei der Katheterisierung um einen physischen Eingriff handelt. Man sollte ferner mit dem
Patienten eine Zeitabsprache treffen und notfalls auf besondere Wünsche
eingehen (genügend Zeit zur vorherigen Intimpflege, Mitspracherecht bei
der Bestimmung der Pflegekraft, die katheterisieren bzw. assistieren soll und
anderes mehr). Man darf nicht vergessen, daß hier ein Eingriff in den
Intimbereich durchgeführt wird, der für ältere, geistig klare Patienten meist
unangenehm ist. Aus diesem Grund ist es empfehlenswert, die Katheterisierung zu zweit vorzunehmen. Sollte der Assistent bei der Ausführung selbst
weniger notwendig sein, so kann er doch den Patienten beruhigen und ihm
vermitteln, daß man seine Angst versteht, daß es aber notwendig ist, diese
Maßnahme jetzt durchzuführen.

Der Katheterismus ist wie jede transurethrale Instrumentation oder Operation hinsichtlich der Asepsis einem chirurgischem Eingriff gleichzusetzen. Die
standardisierte Reihenfolge der Vorbereitungen und des Arbeitsablaufes beim
Katheterisieren ist bestimmend für die Asepsis, weil dann etwaige Handha-

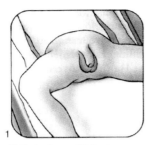

1 Patienten lagern: Rückenlage, Knie leicht angezogen und gespreizt

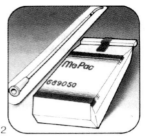

2 Katheterisierungs-Set und Katheter bereitstellen

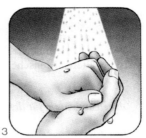

3 Schürze anlegen, Hände waschen

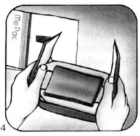

4 Katheterisierungs-Set öffnen und Inhalt mit Unterlegtuch entnehmen

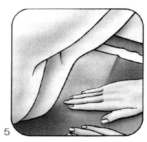

5 Unterlegtuch unter das Gesäß des Patienten schieben

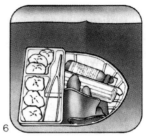

6 Umschlagpapier öffnen und als sterile Arbeitsunterlage ausbreiten

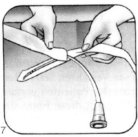

7 Katheter auf sterile Arbeitsfläche ablegen

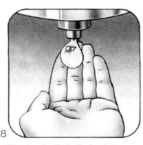

8 Hände mit alkoholischer Lösung desinfizieren

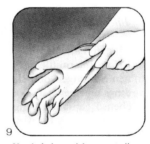

9 Handschuhe anziehen: unsterile Hand greift Innenseite des ersten, steril behandschuhte Hand die Außenseite des zweiten Handschuhs

a

**Abb. 36.** a Arbeitsanleitung zum Katheterismus beim Mann

bungsfehler, die zur Unterbrechung der Sterilkette führen können, bereits im Ansatz vermieden werden. Das Schema der Katheterisierung ist nachfolgend im Rahmen einer bildhaften Arbeitsanleitung festgehalten (Abb. 36).

Vor der Katheterisierung sollte die Blase immer ganz entleert werden (Druck mit der flachen Hand oberhalb der Symphyse), da das Wasserlassen

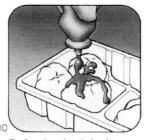

10

Tupfer mit antiseptischer Lösung
tränken

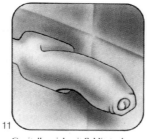

11

Genitalbereich mit Schlitztuch
abdecken: Schlitztuchenden
kopfwärts anlegen

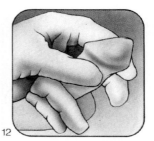

12

Penis mit linker Hand fassen und
Vorhaut bis hinter die Glansfurche zurückschieben

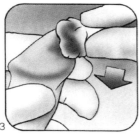

13

Mit 2 Tupfern hintereinander die
Glans ausgiebig desinfizieren.
Strichrichtung vom Meatus zur
Glansfurche

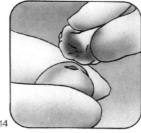

14

Mit 3. Tupfer die Harnröhrenöffnung nach Spreizung desinfizieren

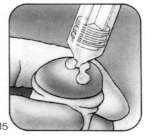

15

Gleitmittel langsam in Harnröhre
instillieren

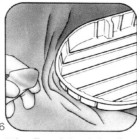

16

Urinauffangschale zwischen die
Beine des Patienten stellen

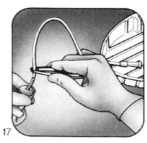

17

Mit rechter Hand sterile Pinzette
nehmen, Katheter 5 cm vor
Spitze fassen, Katheterende zwischen Ring- und Kleinfinger

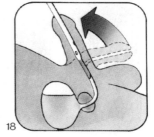

18

Streckung des Penis und vorsichtiges Einführen des Katheters

**Abb. 36** (Fortsetzung)

kurz nach dem Eingriff oft schmerzhaft ist. Bei akutem Harnverhalten darf
man allerdings nicht mehr als 500–800 ml Urin auf einmal ablassen, da
andernfalls ein akuter Blutdruckabfall auftreten kann. Bei chronischer Harnverhaltung kann es beim Ablassen von mehr als 500 ml oft noch zusätzlich
zu einer Blasenblutung kommen.

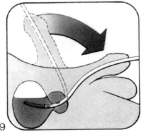

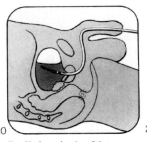

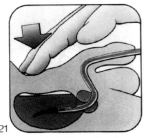

19 Senken des Penis unter gleichzeitigem Strecken und Vorschieben
des Katheters bis in die Blase

20 Der Katheter ist eingeführt

21 Druck auf die Blase öffnet die
u. U. durch Gleitmittel verklebten
Katheteraugen

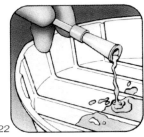

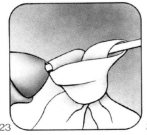

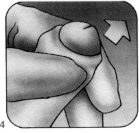

22 Zum Auffangen des Urins
Katheterende in Urinauffangschale legen

23 Bei Dauerkatheter zum Auffangen des Urethralsekrets Gaze-
streifen um Katheter schlingen
und bis Meatus schieben

24 Nach Katheterentfernung Vorhaut wieder nach vorn schieben
(Cave Paraphimose!)

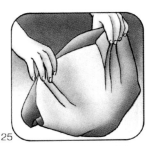

25 Gebrauchtes Material in Arbeitsunterlage einschlagen und ent-
sorgen

**Abb. 36** (Fortsetzung)

Zur Verweilkatheterdrainage muß die Spitze des selbsthaltenden Ballonkatheters weit genug in die Blase eingeführt sein, bevor der Ballon gefüllt
wird. Sobald Harn fließt, wird der Katheter noch 2 cm weiter in die Blase
geführt und dann der Ballon mit 5 ml aus der Einmalspritze mit Aqua
destillata aufgefüllt. Anschließend wird der Katheter wieder leicht zurückge-
zogen, damit der Ballon am Blasenhals anliegt und gut hält. Der Harnsam-

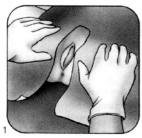

1

Genitalbereich mit Schlitztuch abdecken: Schlitztuchenden beinwärts anlegen

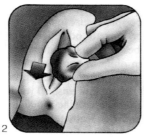

2

Große Labien mit 2 Tupfern von Symphyse in Richtung Anus desinfizieren

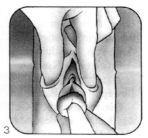

3

Große Labien mit Daumen und Zeigefinger der linken Hand spreizen und Desinfektion der kleinen Labien mit 2 Tupfern

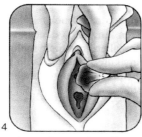

4

Mit 5. Tupfer Harnröhrenöffnung desinfizieren

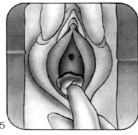

5

Der 6. Tupfer wird in den Vaginaleingang gelegt

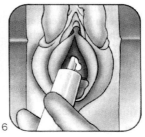

6

Ca. 6 ml Gleitmittel in die Harnröhre instillieren

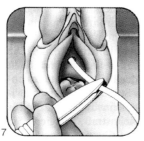

7

Mit rechter Hand sterile Pinzette nehmen und Katheter fassen und in die Blase schieben.
Weiter wie beim Katheterismus
b    des Mannes

**Abb. 36 b.** Arbeitsanleitung zum Katheterismus bei der Frau

melbeutel darf nie über Blasenniveau angehoben werden, sonst ist der Abfluß gestört und infolgedessen mit Rückstau und Keimaszention zu rechnen. Der Schwerkraft folgend muß der Beutel immer unter Blasenniveau hängen. Dies gilt sicherheitshalber auch für Harnsammelbeutelsysteme, die ein Rückhalteventil besitzen.

## Probleme beim Katheterismus und beim Dauerkatheter

Die größte Gefahr bei der Katheterisierung ist sicherlich das Problem der Einschleppung von Keimen in die Blase. Dies passiert besonders bei ungenügender oder falscher Desinfektion (etwa Wischrichtung von außen nach innen, so daß Keime vom Eichelbereich in die Harnröhre gewischt werden), beim unsterilen Umgang mit dem Katheter (z. B. unsachgemäßes Öffnen der Verpackung, unsteriles Hantieren mit der Pinzette oder dem Handschuh) sowie bei Verwendung von überalterten, keimbesiedelten Gleitmitteln. Auch bei möglichst keimarmer Katheterisierung bedeutet aber der Dauerkatheter eine Gefahr für den Patienten. Der Dauerkatheter ist häufig begleitet von Hydronephrose, chronischer Pyelonephritis und chronisch rezidivierenden Niereninfekten. Die aufsteigenden Infekte sind wieder häufig mit akuter Pyelonephritis und diastolischer Hypertonie assoziiert (Warren et al. 1994).

Die zweite große Gefahrenquelle ist eine mögliche Verletzung beim Einführen des Katheters, besonders wenn der Katheter unvorsichtig oder gewaltsam in die Harnröhre eingeführt wird. Sichere anatomische Kenntnisse sind Voraussetzungen für den wichtigen, da – vor allem für die männliche Harnröhre – schonenden transurethralen Katheterismus. Beim Katheterisieren muß besonders die S-förmige Krümmung der Harnröhre berücksichtigt werden, deren vorderer Teil durch Streckung des Penis ausgeglichen werden kann (Abb. 37). Die hintere bulbäre Krümmung bleibt bestehen und ist äußerst verletzungsanfällig. Durch die Verwendung eines Katheters mit gekrümmter Spitze (Thiemann-Katheter) vermeidet man im Bulbusbereich und in der Pars prostatica eine Via falsa (falscher Weg), da sie sich den anatomischen Gegebenheiten anpaßt. Reicht die Krümmung der Katheterspitze bei einem hohen Prostatamittellappen nicht aus, so kann die Katheterspitze vom Rektum aus angehoben werden (Abb. 38).

Bei einer bestehenden Urethritis ist eine Katheterneueinlage nicht ungefährlich und soll nur in Erwägung gezogen werden, wenn der in solchen Situationen indizierte alternative suprapubische Fistelkatheter nicht in Frage

**Abb. 37.** Transurethrale Harnableitung mittels Ballonkatheter
mit Darstellung der anatomisch
bedingten S-Krümmung

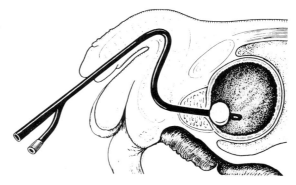

**Abb. 38.** Verwendung eines Thiemann-Katheters
und Anhebung der Katheterspitze bei hohem
Prostatamittellappen

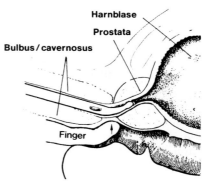

Harnblase

Prostata

Bulbus / cavernosus

Finger

kommt. Die Katheterisierung ist schmerzhafter als üblich, der Patient verkrampft sich, die Perforationsgefahr im Bereich der bulbären Harnröhre wird vergrößert. Die vorsichtige Schleimhautanästhesie steht hier ganz im Vordergrund. Mindestens 10 ml eines anästhesierenden Gleitgels (z. B. Instillagel) sollten ganz langsam instilliert und nach Aufsetzen der Penisklemme mindestens 5 Minuten einwirken. Da zum Zeitpunkt der Katheterisierung der größte Teil des Gels aus der prostatischen Harnröhre wieder in die Blase abgeflossen ist, sollte unmittelbar vor Einführen des Katheters erneut eine komplette Spritze mit Gleitmittel instilliert werden.

Ein besonderes Problem bei der Frau bilden die altersspezifischen Veränderungen des Epithels der Vagina, die zur Craurosis vulvae führen können. Die Schleimhaut ist dabei derb, verdickt, der Scheideneingang eingeengt, die Harnröhrenmündung scheinbar in die Scheide hineingezogen. Hier kann ein Sondieren des Meatus extrem schwierig sein, da selbst in Steinschnittlage die äußere Harnröhrenöffnung kaum sichtbar wird. Der Katheter gleitet regelmäßig in das Scheidengewölbe ab. Hilfreich bei der Katheterisierung ist hier, wenn ein Finger in die Scheide eingeführt und die Vorderwand genau in der Mittellinie leicht schambeinwärts gedrückt wird. Auf diesem Finger als Leitschiene kann der Katheter in den Meatus geführt werden. Bei diesem Manöver findet der Katheter, am besten mit Thiemann-Spitze, wie von selbst die Harnröhrenöffnung.

Durch die mechanische Reizung beim Einführen des Katheters wird manchmal ein Krampf des Muskelzylinders am Übergang zur hinteren Harnröhre ausgelöst, der als leichtes Hindernis spürbar wird. Zu seiner Überwindung darf keine größere Kraft angewendet werden.

Periodisch sollte die 14tägige Ballonblockade durch Entleeren und erneute Füllung mit destilliertem, sterilem Wasser erfolgen. Wenn sich der Katheterballon nicht entleeren läßt, kommen verschiedene Ursachen in Frage. Zunächst sollte das Katheterventil als mögliche Ursache der Abflußbehinderung ausgeschlossen und abgeschnitten werden. Entleert sich dann keine Blockierungsflüssigkeit, ist höchst wahrscheinlich der Kanal zum Ballon verstopft oder Inkrustationen des Ballons verhindern die Entleerung. Hier muß der Ballon von außen zerstört werden. Dazu wird die Blase mit 100–150 ml Kochsalzlösung angefüllt, der Ballon mit Ultraschall geortet und mit einer dünnen, langen Kanüle gezielt suprapubisch angestochen. Diesem Manöver sollte dann allerdings eine endoskopische Untersuchung der Blase folgen, da der geplatzte Ballon möglicherweise fragmentiert ist und in der Blase noch verbleibende Silikon- oder Latexpartikel nach längerem Verweilen in der Blase zum Kristallisationszentrum eines Blasensteins werden können.

Manchmal wird die Katheterspitze durch einen exzentrisch gefüllten Ballon an die Blasenwand gedrückt, wodurch die Harndrainage gestört sein kann. Hier wird einfach der Ballon entblockt und neu gefüllt.

Jeder Katheter kann auch bei normaler Blase durch Zug dislozieren. Am häufigsten ist diese Komplikation bei verwirrten Patienten zu befürchten, die an allen Drainagen und Infusionssystemen hantieren und wenig schmerzempfindlich sind. Bei männlichen Patienten rutscht der Katheterballon oftmals in die prostatische oder bis in die bulbäre Harnröhre. Wenn der Katheterballon unbemerkt in der prostatischen oder bulbären Harnröhre stecken bleibt, kann es durch Druckulcera an der Harnröhrenschleimhaut zu einer perforierenden Infektion kommen. Kennzeichen einer solchen Dislokation ist in der Regel die fehlende, bzw. unzureichende und unregelmäßige Drainageleistung sowie Urinabgang neben dem Katheter. Bei der Katheterpflege sollte es auch auffallen, wenn der Katheter weiter aus der Harnröhre herausragt als vorher. Bei einer solchen Dislokation muß der Ballon sofort entblockt und der Katheter entfernt werden. Eine Neueinlage kann man anschließend durchführen, sollte aber beim geringsten Widerstand abgebrochen werden, da eine Harnröhrenverletzung angenommen werden muß.

Beim Herausziehen eines Katheters mit geblocktem Ballon durch die männliche Harnröhre hat man meistens bis auf eine passagere Harnröhrenblutung, die nach Neueinlage eines Katheters meist sistiert, keine weiteren Komplikationen zu befürchten.

Trotz einwandfreier Drainage preßt sich manchmal Harn zwischen Katheter und Harnröhrenwand hindurch nach außen. Die Patienten haben dabei oft krampfartige suprapubische Blasenschmerzen. Die Blasentenesmen treten dann auf, wenn der Katheterballon Rezeptoren in der Blase so stark reizt, daß ein Miktionsreflex ausgelöst wird. Die in der Blase verbliebenen minimalen Restharnmengen, die der Katheter nicht nach außen fördern kann, werden dann am Katheter vorbeigepreßt. Bei stärkeren, immer wieder auftretenden Tenesmen können spasmolytisch wirksame Medikamente eingesetzt werden.

### Pflegerische Hinweise

Aus menschlicher, pflegerischer und rechtlicher Sicht ist heute nur das geschlossene System der Harnableitung vertretbar. Bei der Harnableitung im geschlossenen System ist die Verbindung zwischen Katheter- und Urinsammelgefäßen nicht unterbrochen, weil das gefüllte Reservoir den Harn über einen angeschrägten Ablaß am tiefsten Punkt des Sammelgefäßes entleert.

Damit bietet diese Form die wenigsten Ansatzpunkte für eine aufsteigende Infektion und für eine Umgebungskontamination. Ein Ventil verhindert den Rückstrom von Beutelurin in die Blase. Eine Luftschranke (Tropfkammer) dient als Barriere für aufsteigende Bakterien. Eine Rückflußsperre zwischen Tropfkammer und Sammelbeutel verhindert, daß es bei falscher Position des Sammelbeutels oberhalb des Blasenniveaus zum Harnrückfluß in die Blase kommt. Der Harn wird am tiefsten Punkt über einen nichtnachtropfenden Ablaßstutzen entleert. Die von der Industrie angebotenen Systeme zeigen z. T. unterschiedliche Konstruktionsmerkmale.

Bei guter Drainage und klarem Harn ist ein Wechsel des Drainagesystems nur in 2wöchigem Abstand erforderlich. Sobald aber die Ableitungsschläuche und der Auffangbeutel verschmutzt oder inkrustriert sind, muß der Austausch erfolgen. Es ist unsinnig, wenn man unter dem Diktat des geschlossenen Harnableitungssystems verschmutzte Drainagesysteme beläßt und damit die Hygiene ad absurdum führt. Das Öffnen eines Systems zum Auswechseln ist kein Problem, wenn man dabei aseptisch arbeitet (Sprühdesinfektion des Kathetertrichters).

Ein transurethraler Dauerkatheter liegt zufriedenstellend, wenn freier Urinfluß gewährleistet ist, im Genitalbereich keine Entzündungszeichen zu beobachten sind und der Patient beschwerdefrei ist. Die Farbe des Urins gibt Hinweise auf Blutbeimengungen (Rotfärbungen) oder Detritus (trüber, milchiger Urin). Bei Urinveränderungen ist in erster Linie einmal der Katheterwechsel sinnvoll. Die Blasenspülung bleibt speziellen urologischen Fällen vorbehalten.

Die Liegedauer eines transurethralen Katheters ist durch die Beschaffenheit des Kathetermaterials bestimmt. Wird ein Latexkatheter verwendet, soll er nicht länger als 7 Tage belassen werden. Wird dagegen ein Silikonkatheter benutzt, kann er maximal 3 Wochen liegenbleiben.

Bei Katheterträgern sollte einmal täglich der Genital- und Perianalbereich mit klarem Wasser und bei Verschmutzung mit Seife gereinigt werden, ggf. wird anschließend Hautpflege mit einer Wasser-in-Öl-Lotion durchgeführt. Die Katheterführung sollte bei Frauen über dem Oberschenkel (Katheter rollt sich sonst vor dem Anus auf), bei Männern unter dem Oberschenkel erfolgen. Alle Systeme erfordern sorgsame äußere Katheterpflege. Der Katheter selbst sollte je nach Verschmutzungsgrad an der Einmündungsstelle in die Harnröhre täglich mindestens einmal schonend mit 3%igem $H_2O_2$ von Verkrustungen mit Urethralsekret gereinigt werden. Meatusferne Verschmutzungen des Katheters können mit Waschbenzin entfernt werden. Ein ausgezogener Tupfer, der zum Auffangen des Harnröhrensekrets vor der äußeren Harnröhrenöffnung dekoriert wird, ist ebensooft zu wechseln.

Baden oder Duschen ist erlaubt und erwünscht. Eine Gefahr der aszendierenden Harnwegsinfektion über Badewasser ist zu vernachlässigen. Badezusätze sind nicht erforderlich. Beim Baden oder Duschen sollte ein Harnsammelbeutel vorher vollständig entleert werden (sonst zu starker Zug am Katheter durch vollen Beutel).

Ernsten Komplikationen können Kranke mit Dauerkatheter vorbeugen, indem sie ausreichend Flüssigkeit aufnehmen, so daß – normale Nierenfunktion vorausgesetzt – ein ständiger reinigender Urinfluß von den Nieren in die Blase gesichert ist. Gerade alte Patienten haben häufig Flüssigkeitsdefizite. Die Ausscheidung von 1,5 Litern je 24 Stunden wird garantiert, wenn 2,5 Liter aufgenommen werden und keine Herzdekompensation oder Niereninsuffizienz besteht. Der Urin-pH-Wert ist einmal wöchentlich zu ermitteln. Die Harnprobengewinnung erfolgt ausschließlich aus dem Drainageschlauch über die dafür vorgesehene Probeentnahmestelle. Es ist falsch, Harn aus dem Beutelablaßstutzen zu untersuchen. Der Harnsammelbeutel ist meistens mit urasebildenden, gramnegativen Bakterien kontaminiert und zeigt hier stets einen hohen Harn-pH-Wert an, der nicht dem pH-Wert des Blasenurins entsprechen muß. Ein alkalischer Harn fördert Infektionen und führt zur Ausfällung von Kalziumphosphat- oder Magnesiumammoniumkristallen, die wiederum Katheterinkrustationen bilden. Johannisbeersaft säuert den Urin, während Säfte von Zitrusfrüchten alkalisierend wirken. Eine medikamentöse Ansäuerung gelingt durch orale Gabe von „L-Methionin" oder „Extin" (Kleinschmidt u. Weißbach 1984; Batsford 1990).

## Beratung des Patienten

Bei der Beratung des Katheterpatienten müssen seine geistigen und manuellen Fähigkeiten, das häusliche Milieu sowie die Hilfsbereitschaft und das Können der Angehörigen berücksichtigt werden. Der Patient bzw. seine Angehörigen sollen über die Katheterpflege sowie die Verhaltensweise bei Katheterproblemen aufgeklärt werden. Erfolgt eine Verlegung in eine ambulante Pflege (Pflegeheim, Krankenhaus), dann sollten vom betreuenden Arzt bzw. der Schwester in einem pflegerischen Verlegungsbericht Pflegeziele, bisherige pflegerische Maßnahmen und Beurteilung der Pflegemaßnahmen mitgegeben werden.

Sonst müssen gegenüber dem Patienten auch einfache Maßnahmen erwähnt werden (Bach u. Panknin 1995):

- ein Katheter darf angefaßt werden,
- Schlauch nicht abknicken,
- nicht auf den Katheter setzen,
- Harnsammelbeutel immer senkrecht und unterhalb des Blasenniveaus positionieren,
- Katheterpflege mit Wasser und Seife,
- Kontaktadresse bei Katheterproblemen.

## Vor- und Nachteile des transurethralen Dauerkatheters

Die Katheterdrainage der Harnblase erfolgt heute in den meisten Fällen über einen transurethralen Verweilkatheter. Einiges spricht für den transurethralen Dauerkatheter, einiges aber auch dagegen (Brühl et al. 1995).

Vorteile des transurethralen Dauerkatheters

- wenige Kontraindikationen,
- durch Assistenzpersonal durchführbar,
- keine Zusatzmaßnahmen erforderlich (wie z.B. Blasenauffüllung, Punktion),
- diverse klein- und großlumige Kathetertypen stehen zur Verfügung,
- bei technischen Schwierigkeiten Reinsertion unter gleichen Bedingungen möglich,
- begrenzte Verletzungsmöglichkeiten,
- Möglichkeit der Dauerspülbehandlung.

Nachteile des transurethralen Dauerkatheters

- Harnröhrenläsionen durch Via falsa (Spätfolge: Striktur),
- postinstrumentelle Urithritis (Spätfolge: Striktur),
- Infektion des Urogenitaltraktes,
- deszendierende Prostatitis und Epididymitis oder aszendierende Pyelonephritis, Urosepsis,
- hohe Rate von Harnwegsinfektionen,
- Restharnprüfung bei liegendem Katheter nicht möglich,
- stärkere subjektive Patientenbelästigung,
- höherer Aufwand im Rahmen der Katheterhygiene.

## Die suprapubische Harnblasendrainage

Die suprapubische Blasenpunktionsfistel stellt eine Alternativmethode zur transurethralen Harnableitung dar und wird vor allem wegen ihres geringeren Infektionsrisikos zunehmend auch in der Geriatrie angewendet (Abb. 39). Die Indikation für eine suprapubische Harnableitung besteht immer dann, wenn die Blasendrainage für einen Zeitraum von über 70 Stunden vorgesehen ist. Die Deutsche Gesellschaft für Urologie hat in ihrem Arbeitskreis für Krankenhaushygiene 1988 ausdrücklich betont, daß die suprapubische Harnableitung, wenn möglich, dem transurethralen Verweilkatheter vorgezogen werden sollte.

Das Anlegen einer suprapubischen Blasendrainage wird vom Arzt und unter sterilen Bedingungen durchgeführt. Nach Rasur und Desinfektion der Haut erfolgt die Punktion bei gut gefüllter Blase in der Mittellinie, zwei Querfinger oberhalb der Symphyse, in fast senkrechter Stoßrichtung mit leichter Neigung symphysenwärts, um eine Peritonealverletzung zu vermeiden. Als nützlich und vereinfachend hat sich die sonographische Kontrolle während und vor der Punktion herausgestellt. Zunächst wird die Punktionsstelle mit einem Anästhetikum infiltriert, wobei bei weniger adipösen Patienten schon mit der Anästhesiekanüle Urin aspiriert werden kann. Falls dies mißlingt, sollte vor Einführen der Katheterkanüle mit einer längeren, dünnen Nadel die Blase probeweise punktiert und nach erfolgter Urinaspiration an glei-

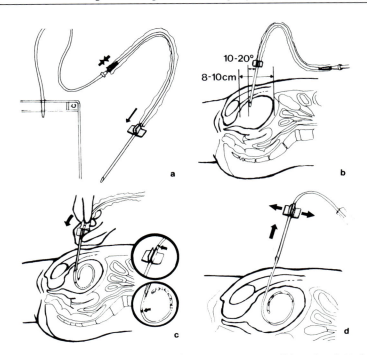

**Abb. 39.** a Darstellung des geschlossenen Punktionssystems aus Splitkanüle mit Katheter und Folienschlauch sowie aufgesetztem sterilem Urinbeutel, b Punktion, c Einführen des Katheters bis zur 2. Markierung, d Zurückziehen der Kanüle bei Katheter in situ mit kranialer Lage der Katheterschleife (Cystofix, Braun Melsungen)

cher Stelle und in gleicher Stichrichtung die Katheterkanüle vorgeschoben werden.

Der suprapubische Blasenkatheter kann bis zu mehrere Monaten liegen bleiben, bevor er gewechselt werden muß. Dazu bieten die Firmen entsprechende Wechselsets an. Auch das Wechseln der suprapubischen Blasendrainage muß der Arzt durchführen. Die suprapubische Blasendrainage reduziert die Anzahl von Harnwegsinfektionen auf Dauer nur dann, wenn die Urinableitung in einem geschlossenem System erfolgt, womit eine aufsteigende Infektion weitgehend verhindert werden kann.

Vorteile des suprapubischen Blasenkatheters

- Umgehung der Harnröhre,
- keine postinstrumentelle Urethritis, Prostatitis, Epididymitis,
- keine Harnröhrenstriktur,
- deutliche Reduktion kathetervermittelter problematischer Harnwegsinfektionen,
- Spontanmiktion sowie Restharnbestimmung möglich (Toilettentraining!),
- geringerer Pflegeaufwand.

Nachteile des suprapubischen Blasenkatheters

- verschiedene Kontraindikationen,
- nicht an Assistenzpersonal delegierbar,
- Komplikationsmöglichkeiten,
- Dauerspülbehandlung nicht möglich.

Bei sachgerechtem Vorgehen sind Komplikationen selten (Kastert 1978; Hochuli u. Buess 1987). Die begleitende Ultraschalluntersuchung ermöglicht eine suprapubische Blasendrainage auch bei einem Teil der in der folgenden Übersicht genannten Kontraindikationen. So führt, um ein Beispiel zu erwähnen, unsere Klinik Punktionen trotz Vorhandenseins von Narben im Unterbauch durch.

Kontraindikationen der suprapubischen Blasendrainage

- ungenügend gefüllte Harnblase,
- Schrumpfblase,
- Narben im Unterbauch,
- Verdacht auf intraperitoneale Adhäsionen,
- Intertrigo bei Fettschürze,
- ekzematöse und entzündliche Veränderungen der Bauchhaut,
- hämorrhagische Diathese,
- massive, akute Pyelonephritis (Gefahr der Keimverschleppung),
- Unterbauchtumor mit Verdrängung der Blase,
- Gravidität,
- erweiterte Hohlorgane im Unterleib.

Bei den Komplikationen stehen die punktionsbedingte Makrohämaturie und die Notwendigkeit der Dauerspülung, Blutstillung, Blutsubstitution neben nosokomialen Harnwegsinfektionen bei Nichtverwendung eines geeignet geschlossenen Harnableitungssystems im Vordergrund. Katheterdislokation, Fistelkanalinfektion, Fehlpunktion mit Verletzung benachbarter Organe und Struktur, Harnaustritt neben dem Katheter, Katheterabknickung, Blasenperforation und prävesikales Hämatom sind als weitere, aber nicht so bedeutende Komplikationen zu nennen (Brühl et al. 1995).

*Pflegerische Hinweise*

Zu den notwendigen pflegerischen Hygienemaßnahmen gehören: tägliche sorgfältige Reinigung und Desinfektion der Katheteraustrittsstelle sowie steriler Verband. Die Patienten dürfen baden. Sinnvoll ist aber, die Katheteraustrittsstelle mittels eine Folienverbandes abzudecken. Nach etwa 14 Tagen kann der zuerst gelegte Katheter (möglicherweise mit einem Führungsdraht) gegen einen größerlumigen Ballonkatheter ausgewechselt werden. Bei vielen Patienten wird auch sofort ein Ballonkatheter gelegt. Ist eine fortdauernde Harnableitung notwendig, so wird der Katheter intermittierend geöffnet; als Verschluß dient eine Plastikklemme.

## Weitere Hilfsmittel

Neben den schon beschriebenen mechanischen Hilfsmitteln werden für
Männer auch Penisklemmen und für Frauen Federn, die in die Scheide ein-
geführt werden, benutzt. Allerdings sollte man solche Hilfsmittel wie z. B. die
Penisklemme, die zur Abklemmung der Harnröhre bei Harninkontinenz des
Mannes benutzt wird, heute möglichst nicht mehr verwenden. Diese Instru-
mente erinnern teilweise an die Folterwerkzeuge mittelalterlicher Chirurgen.
Einen ähnlichen Effekt wie mit der Penisklemme kann man mit dem Peno-
ring erzielen, der jedoch wesentlich weniger gewebeschädigend ist. Zum
Baden und Schwimmen gibt es noch Schutzhosen aus Gummimaterial. Sie
werden für Personen jeden Alters nach individuellem Maß angefertigt.

# Medikamentöse Therapie

Wo immer nach einer entsprechenden Diagnostik eine kausale Therapie der Inkontinenz möglich ist, sollte diese natürlich in Erwägung gezogen werden. Dies sind neben operativen Maßnahmen insbesondere funktionelle therapeutische Maßnahmen (z. B. Toilettentraining, Beckenbodengymnastik). Trotzdem ist die pharmakologische Therapie im Vorfeld von Operationen oder als Begleittherapie gerade des Toilettentrainings oder auch als alleinige therapeutische Möglichkeit oftmals unverzichtbar. Sie bleibt in jedem Fall auf die Beeinflussung der Inkontinenzsymptome beschränkt . Aber auch unter dieser Einschränkung muß eine rationelle Arzneimitteltherapie auf einer gründlichen Diagnostik der Funktionsstörung beruhen (Mazur 1993).

Hinsichtlich der medikamentösen Therapie von Blasenfunktionsstörungen gilt, daß eine kausale Behandlung im allgemeinen nicht möglich ist, jedoch eine symptomatisch-pharmakologische Intervention erreicht werden kann. Deshalb sollte bei der Wahl des Medikaments nicht nur die Inkontinenz als Problem berücksichtigt werden, sondern gerade beim älteren Menschen auch die meistens im Rahmen der Multimorbidität vorhandenen Begleiterkrankungen. Abgesehen von den Nebenwirkungen der meisten Urologika sollte deshalb auch an die Interaktion mit anderen Medikamenten im Rahmen einer oft vorhandenen Multimedikation bei älteren Menschen gedacht werden (s. S. 49). So sind die Verträglichkeit und die Patientencompliance gerade beim älteren Menschen genau zu überdenken. Wenn sich dabei auch manche Einschränkung der Möglichkeiten medikamentöser Inkontinenztherapie ergeben wird, so steht in ihr – neben anderen Methoden mit eigener Indikationsbreite – doch ein praktikables Instrumentarium für eine individuelle Behandlung zur Verfügung. Aufgrund der nervalen Versorgung der Blase mit unterschiedlichen Ansatzpunkten von alpha-, beta-adrenergen und cholinergen Rezeptoren ist eine gezielte medikamentöse Basis- oder Zusatztherapie möglich. Sie stellt sogar als Monotherapie oder adjuvante Therapie in Kombination mit anderen Behandlungsformen die Therapie der Wahl bei der Dranginkontinenz dar.

## Dranginkontinenz (Urgeinkontinenz, ungehemmte neuropathische Blase, Reizblase)

### Sensorische Urgeinkontinenz

Abgesehen von den Möglichkeiten, die eine gezielte antibiotische Therapie der Blasenentzündung oder eine Substitution bei Östrogenmangel in der Menopause (s. S. 148, Streßinkontinenz) bietet, sind die Erfolge der konservativ-medikamentösen Behandlung einer sensorischen Drangsymptomatik meist wenig zufriedenstellend, da z. Z. noch keine pharmakalogische Möglichkeit der selektiven Beeinflussung der sensiblen Innervation besteht.

### Motorische Urgeinkontinenz und ungehemmte neuropathische Blase, Reizblase

Bei diesen Formen der Inkontinenz ist eine Reduzierung des Detrusortonus bzw. der Kontraktilität und Kinetik durch medikamentöse Gaben gewünscht. Die Blasenkapazität soll bei gleichzeitiger Reduzierung des intravesikalen Drucks gesteigert werden, damit wird eine Erhöhung des Auslaßwiderstandes erreicht. Bei der Therapie dieser Detrusorhyperaktivität kann eine Reihe verschiedener Substanzgruppen mit unterschiedlichem Wirkungsmechanismus angewendet werden.

Da die Patienten sehr individuell auf die verschiedenen Medikamente ansprechen, ist eine individuelle Dosisanpassung oder ein probatorischer Wechsel innerhalb einer Stoffgruppe beim Nichtansprechen der ersten Medikation durchaus sinnvoll. Ebenso können Kombinationen von Medikamenten unterschiedlicher Substanzgruppen den therapeutischen Effekt erhöhen (z. B. myotrope Spasmolytika mit Anticholinergika). Eine gute (über 50 %) bis exzellente Unterdrückung (über 75 %) der Symptome wird im allgemeinen bei 60–70 % der Patienten erreicht. In 30–40 % der Fälle muß mit einem Placeboeffekt gerechnet werden (Thüroff et al. 1991; Madersbacher et al. 1993; Mazur 1994).

Die Pharmakotherapie bei dauernd bestehender Inkontinenz sollte immer im Zusammenhang mit einem Toilettentraining durchgeführt werden. So sollte aufgrund der guten Erfolgsraten von bis zu 82 % das Toilettentraining mit adjuvanter Pharmakotherapie am Beginn jeder Therapie der motorischen Dranginkontinenz stehen (Frewen 1982, Hollo 1984, Füsgen 1987). Eine Ausnahme bildet die Pollakisurie und zeitweilige Tröpfelinkontinenz, also der Beginn eines „Inkontinenzleidensweges". Hier ist sicherlich die alleinige medikamentöse Therapie sinnvoll.

### Anticholinergika

Anticholinergika sind heute die wichtigsten Medikamente zur Detrusorrelaxation. Bei den Anticholinergika unterscheiden wir sekundäre, tertiäre und quaternäre Amine (s. Tabelle 7). Terodilin, ein sekundäres Amin, ist aufgrund der Nebenwirkungsproblematik seit August 1991 in der Bundesrepublik aus dem Handel gezogen und wird deshalb nicht in Tabelle 7 angeführt.

**Tabelle 7.** Anticholinergika

| Name | Handelsname | Dosierung |
|---|---|---|
| *Tertiäre Amine* | | |
| Oxybutynin | Dridase | 2- bis 3mal 5 mg |
| Propiverin | Mictonorm | 2- bis 3mal 15 mg |
| *Quaternäre Amine* | | |
| Trospiumchlorid | Spasmolyt | 2mal 20 mg |
| | Spasmo-Rhoival TC 20 | 2mal 20 mg |
| | Spasmex | 3mal 5–15 mg |
| | | 1,5mal 30 mg |
| | Spasmourgenin TC | 3mal 10 mg |
| N-Butyl-Scopolamin | Buscopan | 3- bis 5mal 10–20 mg |
| Methanthelin | Vagantin | 3- bis 4mal 50–100 mg |
| Propanthelin | Corrigast | 3- bis 4mal 15–30 mg |
| Emepronium | Uro-Ripirin | 3mal 200 mg |

Zur medikamentösen Dämpfung oder Ausschaltung der Detrusorhyperreflexie stehen heute wirksame anticholinerge Substanzen zur Verfügung wie Oxybutynin, Propiverin und Trospiumchlorid. Ihre Wirksamkeit steht aufgrund zahlreicher Doppelblindstudien außer Frage (Thüroff et al. 1991; Mazur et al. 1995; Madersbacher 1991; Stöhrer et al. 1993; Zeegers et al. 1978). Bei Harndrangsymptomatik aufgrund einer Detrusorhyperaktivität erzielen die Anticholinergika infolge Erhöhung der funktionellen Blasenkapazität, Unterdrückung ungehemmter Detrusorkontraktionen und Reduktion des Harndrangs einen 60- bis 70%igen Behandlungserfolg (Stöhrer et al. 1991; Thüroff et al. 1991, Wehnert u. Sage 1993).

Neben der anticholinergen haben sie gleichzeitig eine spasmolytische und teilweise auch lokalanästhetische sowie leichte kalziumantagonistische Wirkung. Quaternäre Ammoniumverbindungen scheinen eine geringere Inzidenz unerwünschter zentral-nervöser Effekte zu haben (s. Tabelle 8). Diese

**Tabelle 8.** Unterschiedliche Ausprägung cholinolytischer Effekte. (Nach Richert u. Bertram 1997)

| | Trospium | Oxybutynin | Emepronium |
|---|---|---|---|
| Akkommodations-störungen | ++ | ++ | ++ |
| Photophobie | + | + | +++ |
| Glaukomauslösung | | + | + |
| Tachykardie | | + | + |
| Mundtrockenheit | + | + | +++ |
| Schweißhemmung | + | + | + |
| Unruhe/Erregung | | + | |

Medikamente durchdringen die Blut-Hirn-Schranke nicht und können daher auch keine unerwünschten zentralen Begleiteffekte aufweisen (Nietsch 1990, Pietzko 1994). So ist oft eine höhere Dosierung der quaternären Amine möglich, da Nebenwirkungen geringer ausgeprägt sind (Schultz-Lampel u. Thüroff 1996). Dagegen können insbesondere bei Kumulation durch zwei oder mehrere insbesondere tertiäre Amine Nebenwirkungen speziell am zentralen Nervensystem (z. B. Verwirrtheit, Bewußtseinsstörungen, Angst, wahnähnliches Erleben, psychomotorische Unruhe und/oder Ataxie) verstärkt auftreten (Kastrup 1991).

Nebenwirkungen am ZNS von anticholinerg wirkenden Medikamenten und daraus resultierende Kontraindikationen (Zwergel et al. 1996):

- Verwirrtheit,
- Bewußtseinsstörungen,
- Desorientierung,
- Angst,
- Erregungszustände,
- bizarres motorisches Verhalten,
- formale Denkstörungen,
- wahnähnliches Erleben,
- Dysarthrie.

In schweren Fällen:

- Krampfanfälle,
- Koma.

Kontraindikationen:

- Zerebralsklerose,
- Myasthenia gravis.

N-Butyl-Scopolamin ist ebenfalls ein Blocker der Rezeptoren, der allerdings aufgrund der schlechten oralen Absorption eine unzureichende Wirkung nach oraler Applikation aufweist und nur bei intramuskulärer Applikation zur Reduktion ungehemmter Detrusorkontraktionen und Erhöhung der Blasenkapazität führt (Laval u. Lutzeyer 1980) und deshalb keine Bedeutung in der Inkontinenztherapie erreicht hat.

*Oxybutynin* gehört zur Gruppe der tertiären Amine und hat zusätzlich eine papaverinartige, direkt muskelrelaxierende Wirkung. Bereits 1980 haben Moisey et al. (1980) in einer placebokontrollierten Studie eine symptomatische Besserung in 69 % der Fälle gefunden (Placebo 8 %). Eine vergleichende Studie an 60 Patienten wertete den Effekt von Flavoxat, Oxybutynin, Emepronium und Placebo anhand anamnestischer Angaben und urodynamischer Daten: Es fand sich eine signifikante Besserung für Oxybutynin. Die beiden anderen Verumpräparate unterschieden sich nicht vom Placebo (Zeegers et al. 1987). In einer von 1986 bis 1988 durchgeführten multizentrischen Studie, in der die Wirkung von Oxybutynin gegen Propanthelin und Placebo bei Patienten mit Detrusohyperaktivität verglichen wurde, konnte eine Steigerung der Blasenkapazität unter Oxybutynin von 33%, bei Propanthelin um 18% und bei Placebo um lediglich 9% festgestellt werden. Die Harndrangsymptomatik besserte sich mit Oxybutynin bei 85%, mit Propanthelin bei 54% und mit Placebo bei 43% der Patienten.

Die Substanz *Propiverinhydrochlorid* gehört zur Gruppe der tertiären Amine, wird enteral praktisch vollständig resorbiert und ist damit oral zuverlässig wirksam (Schultz-Lampel u. Thüroff 1992). Propiverin zeigte in Versuchen an isolierten Muskelstreifen aus menschlicher Blase eine etwa gleichstarke Rechtsverschiebung der Dosis-Wirkungs-Kurve wie Acetylcholin, Trospiumchlorid und Oxybutynin (Alloussi et al. 1991). In vitro fand sich, daß diese Substanz zusätzlich zur anticholinergen Wirkung auch eine papaverinartige, direkte Hemmung auf die glatte Muskulatur ausübt (Riotte 1987). Sie stellt ein Anticholinergikum mit zusätzlich kalziumantagnostisch vermittelter spasmolytischer Wirkung dar. Im urologischen Einsatz hat sich Propiverin bewährt (Kelly u. Wehner 1979; Wehnert et al. 1981; Dorschner et al. 1982). In einer placebokontrollierten Studie bei älteren Patienten konnte eine signifikante Heilung bzw. Besserung der Inkontinenz und der Drangsymptomatik bei 88% der Propiverinbehandelten gegenüber nur 53% bei den Placebobehandelten nachgewiesen werden (Dorschner 1994). In der gleichen Studie wurde der für ältere Patienten wichtige Befund gewonnen, daß Propiverinhydrochlorid zu keiner Induktion oder Verschlechterung von Herzrhythmusstörungen führt (Griebenow u. Kraemer 1994).

*Trospiumchlorid* ist ein quaternäres Ammoniumderivat mit parasympatholytischer Wirkung sowohl an Ganglienzellen als auch an der glatten Muskulatur. In einer randomisierten und placebokontrollierten Doppelblindstudie an 61 Patienten mit Rückenmarksläsionen wurde gezeigt (Stöhrer 1991), daß Trospiumchlorid in einer Dosis von 2mal 20 mg täglich zu einer wesentlichen Verbesserung der maximalen Blasenkapazität führte. Sie vergrößerte sich im Mittel um 138 ml. Der maximale Detrusordruck nahm dabei um 38 cm $H_2O$ ab, die Blasencompliance verbesserte sich um durchschnittlich 12 ml/cm $H_2O$. Keine Veränderungen wurden beobachtet hinsichtlich maximaler Harnflußrate und Restharn. In einer randomisierten Doppelblindstudie zwischen Trospiumchlorid und Oxybutynin zeigte sich Trospiumchlorid bei ähnlicher Wirksamkeit deutlich besser verträglich (Madersbacher et al. 1995b). In einer Anwendungsbeoachtung mit über 4000 Patienten konnte gezeigt werden, daß die Wirksamkeit über alle Altersgruppen erhalten bleibt und auch im höheren Alter nicht mit vermehrten oder anderen Nebenwirkungen zu rechnen ist (Madersbacher et al. 1995a).

Emeproniumbromid vereint sowohl periphere anticholinerge als auch ganglionäre Effekte. Zu dieser Medikamentengruppe gehören weiterhin Propanthelin und Glycopyrrolat, die überwiegend in Amerika eingesetzt werden. Das Präparat Methanthelin entfaltet neben einer anticholinergen Wirkung auch stärkere antimuskarinäre Eigenschaften, die zu einer Blockierung des Ganglions führen.

Die wichtigste Nebenwirkung der anticholinergen Therapie (s. Tabelle 8) ist Mundtrockenheit, die teilweise bei Dosisreduktion oder innerhalb des ersten Behandlungsmonats abklingt. Die Mundtrockenheit limitiert in der Regel auch die anticholinerge Therapie. Manchmal ist eine leichte Mundtrockenheit therapeutisch erwünscht, da sie den Patienten veranlaßt, reichlich zu trinken. Weitere Nebenwirkungen wie Akkommodationsstörungen, Übelkeit, Obstipation, Blasenentleerungsstörungen und Tachykardie erklären sich aus der systemischen anticholinergen Wirkung. In bis zu 10 % der Fälle muß deshalb infolge von Nebenwirkungen ein Therapieabbruch durchgeführt werden. Alle Nebenwirkungen sind nach Absetzen reversibel. Kontraindikationen stellen aufgrund der Nebenwirkungen vor allem Engwinkelglaukom, tachykarde Herzrhythmusstörungen sowie gastrointestinale oder subvesikale Obstruktionen dar.

Eine Alternative zur oralen spasmolytischen Therapie stellt die intravesikale Instillation von Anticholinergika dar. In einer Dosierung von 5 mg, gelöst in 30 ml Aquabidest, führt Oxybutynin in bis zu 90 % zu einer Reduktion des Detrusordrucks und zur Erhöhung der Blasenkapazität ohne Auftreten anticholinerger Nebenwirkungen (Madersbacher u. Jilg 1990). Dieses Verfahren kann bei Patienten mit ausgeprägten Nebenwirkungen unter oraler anticholinerger Therapie erfolgreich eingesetzt werden, kommt jedoch hauptsächlich für Patienten mit neurogener Reflexblase und unvollständiger reflektorischer Blasenentleerung und der daher notwendigen Selbstkatheterisierung in Betracht. Für die routinemäßige Anwendung bei der Dranginkontinenz in der täglichen Praxis wird sich die Therapie wegen des notwendigen Katheterismus mit seinen Problemen verbieten.

### Kalziumantagonisten

In vitro zeigen Kalziumantagonisten wie Nifedipin oder Verapamil eine Verminderung der Kontraktilität glatter Muskelzellen auch im Bereich der Blasenmuskulatur. Die gute Wirksamkeit auf die Blasenmuskulatur in vitro insbesondere von Nifedipin wird jedoch in der klinischen Anwendung nicht erzielt (Schultz-Lampel u. Thüroff 1992). Auch wegen der ausgeprägten kardialen Wirkungen spielen die Kalziumantagonisten in der klinischen Anwendung zur Behandlung von Blasenfunktionsstörungen keine Rolle. So findet im Gegensatz zu den USA (National Institute of Health, Controll Statement 7, 3. Oktober 1988) der Einsatz von Kalziumantagonisten in der Regel in der Bundesrepublik für die Drangsymptomatik nicht statt.

### Myotrope Spasmolytika

Spasmolytika vom Typ des Papaverin wirken direkt auf die glatte Muskelzelle und mindern ihre Kontraktilität durch Senkung der intrazellulär verfügbaren Kalziumkonzentration. Als muskulotropes Relaxanz kommt für den unteren Harntrakt *Flavoxat (Spasuret)* in einer Dosierung von 3- bis 4mal 200 mg täglich zur Anwendung. Es wurden eine mäßige kalziumantagonistische Wirkung, eine Hemmung der Phosphodiesterase sowie lokalanästhetische Wirkungen (Bradley u. Cazort 1970; Kohler u. Morales 1968), bei Fehlen typischer anticholinerger Nebeneffekte (Cazzulani et al. 1985) beschrieben. Gerade wegen der seltenen Nebenwirkungen (unter 5%) scheint sich diese Substanz gerade für den älteren Patienten anzubieten. Allerdings ziehen einige Wissenschaftler eine wesentliche Wirkung gerade bei älteren Patienten in Zweifel (Briggs et al. 1980). Bei jüngeren Patienten konnte die Wirksamkeit urodynamisch gegenüber Placebo im Medikamentenvergleich nachgewiesen werden (Jonas et al. 1979; Milani 1993).

### Beta-2-Agonisten

Über Beta-2-Rezeptoren wird physiologischerweise ein relaxierender Effekt auf die glatte Muskulatur von Gefäß- und Bronchialmuskulatur vermittelt. Nachdem auch in der Blase Beta-2-Rezeptoren nachgewiesen wurden, lag es nahe, solche Medikamente, die normalerweise als Antiasthmatika im Handel sind, zur Steigerung der Blasenkapazität einzusetzen (Tabelle 9). Eine klinische Besserung der Drangsymptomatik konnte bei einigen Patienten mit Terbutalin erzielt werden. Nach einer 5wöchigen oralen Therapie von Clenbuterol in einer Dosierung von 0,03–0,04 mg/Tag konnte bei 76% der Frauen mit Detrusorhyperaktivität eine objektive Beseitigung oder deutliche Abnahme der Detrusorkontraktionen und bei 79% eine subjektive Besserung der Symptomatik erzielt werden, wobei 55% der Patientinnen eine völlige Heilung ihrer Beschwerden angaben (Grüneberger 1984). Clenbuterol liegt in seiner Wirksamkeit zwischen den myotropen Muskelrelaxanzien und Anticholinergika (Thüroff 1994). Eine Anwendung auf breiter Basis hat sich jedoch wegen ausgeprägter Nebenwirkungen wie Tachykardie, ventrikulären Herzrhythmusstörungen, Unruhe, Tremor und pectanginösen Beschwerden nicht durchgesetzt.

### Trizyklische Antidepressiva

Relativ weite Verbreitung hat aus der Reihe der trizyklischen Antidepressiva das Imipramin (Tofranil) in der Behandlung gerade der motorischen Dranginkontinenz gefunden. Der Wirkmechanismus trizyklischer Antidepressiva besteht aus einer Kombination von zentralnervösen, direkt muskelrelaxierenden, anticholinergen und alpha-adrenergen Effekten, so daß die Substanz

**Tabelle 9.** Beta-2-Agonisten

| Name | Handelsname | Dosierung |
| --- | --- | --- |
| Isoprenalin | Ingelan | 4mal 0,1–0,2 mg |
| Salbutamol | Sultanol | 3- bis 4mal 2–4 mg |
| Terbutalin | Bricanyl | 2- bis 3mal 2,5 mg |
| Clenbuterol | Spiropent | 1- bis 3mal 0,01 mg |

theoretisch sowohl bei Dranginkontinenz als auch bei Streßinkontinenz eingesetzt werden könnte. Eine Abnahme der Blasenkontraktilität sowie eine Erhöhung von Blasenkapazität und Auslaßwiderstand kann bei 60% der Patienten erzielt werden (Schultz-Lampel u. Thüroff 1994).

Als Dosierung von Imipramin wird eine einschleichende Gabe von zunächst 25 mg täglich, mit Steigerung jeden 3. Tag um 25 mg bis zu einer Gesamtdosis von 150 mg pro Tag (bei älteren Patienten etwas niedriger) oder bis zum Erzielen der Kontinenz oder Auftreten von Nebenwirkungen empfohlen. Die Wirkung setzt in der Regel nach 2–5 Tagen ein. Wegen des additiven Effekts von Imipramin und Anticholinergika wird von einigen Ärzten eine Kombination von Imipramin und Propanthelin zur Behandlung der Detrusorhyperaktivität empfohlen (Schultz-Lampel u. Thüroff 1992).

Jahrelang wurde Imipramin zur Therapie der Enuresis eingesetzt. Wegen der bereits in therapeutischer Dosierung auftretenden und z.T. schwerwiegenden zentral-nervösen und kardialen Nebenwirkungen bis hin zum Todesfall sollte die Therapie mit Imipramin jedoch nur unter strenger Indikationsstellung erfolgen (Labay u. Boyarski 1973). Die Anwendung bei Kindern gilt mittlerweile als obsolet. Beim älteren Patienten wird dieses Antidepressivum dann gern eingesetzt, wenn gleichzeitig ein depressives Syndrom vorliegt (z.B. beim apoplektischen Insult). Auch bei gewünschter gleichzeitiger Beeinflussung einer Streßkomponente ist der Einsatz von Imipramin zu überlegen.

Bei älteren Patienten treten häufiger Nebenwirkungen wie Blutdrucksenkung, Harnverhalt, Verwirrtheitszustände, Tachykardien, Herzrhythmusstörungen mit Extrasystole und Kammerflimmern, sowie Zeichen einer Herzinsuffizienz auf. Ein bereits bestehendes Glaukom kann sich verschlimmern (Platt u. Mühlberg 1996). Wegen dieser bereits in therapeutischer Dosierung auftretenden zentralnervösen und kardialen Nebenwirkungen sollte die Therapie nur unter strenger Indikationsstellung erfolgen (Labay u. Boyarski 1973). Weitere mögliche Nebenwirkungen sind Allergien, Hautrötung, Leberschäden, Verschlußikterus, Agranulozytose, Müdigkeit, Schwäche, Tremor und Sedierung.

### Prostaglandininhibitoren

Bisher liegen zu wenige klinische Ergebnisse zum therapeutischen Wert der Prostaglandinsynthesehemmer vor (Mazur 1993). Prostaglandine (vor allem PGF2a) können Detrusorkontraktionen auslösen. Ob Prostaglandine in der Muskelzelle oder an spezifischen Rezeptoren angreifen, ist dabei nicht völlig geklärt. Unter der Annahme, daß Prostaglandine an der Entstehung der Detrusorhyperaktivität beteiligt sein könnten, wurde eine Reihe von Prostaglandinsynthesehemmern zur Therapie der Blasenhyperaktivität eingesetzt (s. Tabelle 10). Die meisten dieser Substanzen fallen in die Klasse der nichtsteroidalen Antiphlogistika. Von subjektiven Verbesserungen der Symptome Pollakisurie, Urge und Urgeinkontinenz wurde mit Indomethazin (50–100 mg/d) und Flurbiprofen berichtet (Cardozo u. Stanton 1980). Die Reduk-

**Tabelle 10.** Prostaglandinsynthesehemmer

| Name | Handelsname | Dosierung |
|------|-------------|-----------|
| Indometacin | Amuno | 2-bis 3mal 25 mg |
| Flurbiprofen | Froben | 3- bis 4mal 50 mg |
| Diclofenac | Voltaren | 2- bis 3mal 50 mg |

tion der Detrusorhyperaktivität und Steigerung der Blasenkapazität lag in der Größenordnung einer Placebotherapie. Bei jeweils 43 bzw. 60% der untersuchten Patienten kam es zu Nebenwirkungen wie Übelkeit, Erbrechen, Kopfschmerzen, Magenschmerzen, Obstipation und Hautrötung, die z.T. so stark ausgeprägt waren, daß sich die Indikation zum Einsatz der Prostaglandininhibitoren nur sehr selten stellen wird. Günstig ist der Einsatz bei gleichzeitigem Vorliegen einer Arthritis oder von rheumatischen Beschwerden.

## Östrogene

Postmenopausaler Östrogenmangel führt zur Epithelatrophie von Vagina, Urethra und Vulva und kann Ursache einer Reizblasensymptomatik sein. Östrogene erhöhen den vaskulären Anteil des Urethrabettes bis zum vierfachen und haben einen proliferativen Effekt auf Urothel, Bindegewebe und lokoregionäre glatte Muskulatur. Die Proliferation der Mukosa (Gefäßpolster) erhöht den infravesikalen Widerstand (Schmidbauer 1992). Enzelsberger et al. (1991) konnten zeigen, daß es bei höher dosierter Östrioltherapie auch zu einer signifikanten Verbesserung der Blasenkapazität kommt. Die lokale Applikation scheint dabei der systemischen Verabreichung in ihrer Wirksamkeit gleichwertig zu sein (Egarter et al. 1994).

Systemische Nebenwirkungen sind bei der lokalen Anwendung nicht zu erwarten (Schwenzer 1990). Erfolgversprechend ist nach Bödeker (1993) der Einsatz bei Pollakisurie, imperativem Harndrang und der Urgeinkontinenz in der Postmenopause der Frau. Siehe dazu auch den Abschnitt „Östrogene" im nachfolgenden Teil „Weibliche Streßinkontinenz", Seite 148.

## Anästhesierende bzw. sensibilitätsvermindernde Blaseninstillationen

Besonders bei Frauen, im Einzelfall aber auch bei Männern, werden manchmal Instillationen mit anästhesierenden bzw. sensibilitätsvermindernden Substanzen bei einer Dranginkontinenz mit gleichzeitig lange bestehendem Harnblaseninfekt durchgeführt. In erster Linie sind hier Lidocain-Gel und verdünntes Silbereiweißacetyltannat (2%) zu erwähnen. Dabei wird anfänglich 3mal 1 Amp. steriles Lidocain-Gel transurethral über einen Einmalkatheter täglich eingeführt. Silbereiweißacetyltannat (2%) wird anfänglich jeden 2. Tag instilliert, später einmal wöchentlich. Diese Instillationen stellen auf alle Fälle eine zeitlich kurz befristete Therapie dar, um die Reizsymptomatik zu bessern.

### Desmopressin

Desmopressin ist ein analoges Vasopressin. Durch einen Angriff am distalen Tubulus und an den Sammelrohren bewirkt es Wasserretention in der Niere und wirkt dadurch antidiuretisch. Desmopression hat eine größere antidiuretische Wirkung als Vasopressin und verfügt über eine längere Wirkungsdauer.

Die ADH-Sekretion (Sekretion des antidiuretischen Hormons) ist einer zirkadianen Rhythmik unterworfen. Nachts liegen die Spiegel normalerweise höher und bewirken eine Verringerung der Diurese. Im Alter ist der nächtliche ADH-Anstieg weniger ausgeprägt bzw. fehlt völlig. Dies wurde in Zusammenhang gebracht mit der nächtlichen Zunahme der Miktionsfrequenz (Asplung 1993). Unter Gabe von Desmopressin vermindert sich der Anteil des nächtlichen Urinvolumens von durchschnittlich 65 % auf 50 %. Dies gilt auch für ältere Patienten (Seiler 1992). Die Miktionsfrequenz scheint dabei unverändert zu bleiben. Anhand der ADH-Spiegel können nach Asplund (1993) diejenigen Patientinnen bzw. Patienten ausgewählt werden, bei denen Desmopression zur Verlängerung des störungsfreien Schlafintervalls und damit zu einer Verbesserung des Erholungswerts führt. In der Bundesrepublik ist Desmopressin (Minirin) intranasal für die Indikation zentraler Diabetes insipidus, traumatisch bedingter Polyurie und Polydypsie und zur Unterstützung der Psychotherapie bei therapieresistenten Fällen der Enuresis nocturna zugelassen.

### Phytotherapeutika

Bei der Blasenirritation (Reizblase) mit oder ohne Infekt oder sonstigen nachweisbaren organischen Ursachen können neben der gezielten Therapie auch physikalische Maßnahmen (z. B. warmes Sitzbad) und Phytotherapeutika individuell zum Einsatz kommen. Phytotherapeutika können erfolgreich bei beginnender Inkontinenz mit Pollakisurie, Algurie und teilweisen Tenesmen erfolgversprechend eingesetzt werden (Schilcher 1992).

Liegt eine vorwiegend entzündliche Reizblase vor, eignen sich Arzneipflanzen mit antiphlogistischer, desinfizierender und aquaretischer Wirkung, z. B. Extrakte aus Birkenblättern, Schachtelhalm, Goldrute und Bärentraube oder auch ausschließlich Trockenextrakte aus Goldrutenkraut oder Bärentraubenblätterextrakte. Als Kombinationspartner werden gerne Phytotherapeutika mit mild beruhigender Wirkung dann verordnet, wenn es sich um eine psychovegetativ verursachte Blasenfunktionsstörung handelt. Seit jeher haben sich dafür bestimmte Arzneipflanzen, wie z. B. Baldrian, Hopfen oder Kava-Kava angeboten, die definierte Wirkstoffmengen enthalten. Aber auch antidepressiv wirksame Johanniskrautextrakte kann man hier einsetzen. Für den Kürbissamenextrakt wurde eine harmonisierende Wirkung auf die Dysregulation von Detrusor und Sphinkter und eine Anhebung des erniedrigten Blasentonus beschrieben.

Zu beachten ist, daß die Wirkung wie bei allen Phytopharmaka nicht sofort, sondern erst nach drei Wochen einsetzt. Bei schmerzhaftem Harndrang kann die zusätzliche Gabe eines Spasmolytikums indiziert sein. Bewährt hat sich hier unter anderem eine Kombination aus Sabal- und Echinaceaextrakten mit Trospiumchlorid.

Entzündliche Begleiterscheinungen einer Reizblase werden durch ätherische Öle beeinflußt. Zusätzlich besitzen ätherische Öle oft leicht spasmolytische Eigenschaften (Fintelmann 1989). Phlogistisch und mild-spasmolytisch wirken neben ätherischen Ölen Flavanoide sowie Phenolcarbonsäure (Schilcher 1992; Fintelmann 1989; Nahrstedt 1993; Steinegger u. Hänsel 1988). Flavanoide, Phenolcarbonsäure und ätherische Öle können in ihrem Zusammenwirken auch einen antiphlogistischen und analgetischen Effekt entfalten. So sind Phytotherapeutika auf dem Markt, die die angesprochenen pflanzlichen Inhaltsstoffe miteinander kombinieren, so daß beginnende Inkontinenzsymptome insbesondere im Sinne einer Reizblase verbessert werden können.

Die parasympathische motorische Versorgung ist, wie bereits oben ausgeführt, anticholinerg beeinflußbar. Parasympatholytika, wie das Atropin und Scopalamin, sind Phytotherapeutika, die seit dem Altertum bekannt sind. Besonders alkaloidreiche Pflanzenfamilien sind die Papaveraceae und Solanaceae. Deshalb werden Solanaceen – Gesamtalkaloide aus Radix Belladonnen und Scopoliacarniolica – in problemorientierten Arzneimittel (z.B. Olren) erfolgreich eingesetzt.

## Weibliche Streßinkontinenz

Die Funktion des Schließmuskelapparates ist durch die pharmakologische Therapie nur bei geringgradiger Streßinkontinenz erfolgversprechend beeinflußbar. Vorgeschaltet und ergänzend sollten physikalische Verfahren zum Training der quergestreiften Sphinkter- und Beckenmuskulatur eingesetzt werden.

### Sympathikomimetika

Alpha- und Beta-adrenerge Agonisten können unter entsprechender Indikation eingesetzt werden. Wobei Beta-adrenerge Agonisten eine geringe Bedeutung sowohl bei der physiologischen Regulation der Blasenentleerung als auch aus therapeutischer Sicht zu haben scheinen.

Alpha-adrenerge Agonisten dagegen induzieren über eine Erregung der Alpha-Rezeptoren im Bereich des Blasenhalses und der hinteren Harnröhre eine Erhöhung des Blasenauslaßwiderstandes. Dabei kann durch die Gabe von Alpha-Sympathomimetika ein Anstieg des urethralen Drucks um bis zu 30 % erreicht werden. Zur Stimulation des glatt-muskulären Sphinkters werden bevorzugt Midodrinhydrochlorid (z.B. Gutron) in einer Dosierung von 3mal 5 mg täglich gegeben (Kieswetter et al. 1983). Limitierend in der Anwendung sind die beschränkte Wirkdauer und die in höherer Dosierung auftretenden Nebenwirkungen wie Piloarrektion, Blutdrucksteigerung und Tachykardie. Ephedrin, Norephedrin-HCl (z.B. Ornatos) kann ebenfalls eingesetzt werden. Klinische Erfolge werden beschrieben (Awad et al. 1978; Ek et al. 1978; Stewart et al. 1976).

Zufriedenstellendere Ergebnisse der Therapie mit Alpha-Sympathomimetika werden bei prophylaktischer Gabe in bestimmten Streßsituationen oder
bei Kombinationstherapie mit Östrogenen und mit nichtmedikamentösen
Methoden wie Beckenbodengymnastik und elektrischer Stimulation angegeben (Mazur 1993; Schwenzer 1990). Bei kardiovaskulären Risiken bedarf der
Einsatz von Alpha-adrenergen Agonisten einer strengen Indikationsstellung
(Kieswetter et al. 1983). Bei schweren Herz-Kreislauf-Erkrankungen, Thyreo-
toxikose und Engwinkelglaukom sollte auf eine Behandlung mit Alpha-Sympathomimetika verzichtet werden. Bei der Gabe von Ornatos sollte noch
eine eventuelle Jodüberempfindlichkeit beachtet werden.

### Östrogene

Zahlreiche Studien seit den 40er Jahren berichten über den klinischen Nutzen
einer Östrogentherapie bei der Streßinkontinenz (z.B. Hilton u. Stanton 1983;
Walter et al. 1978). Mit dem Nachweis von Östrogenrezeptoren in Blase und
Urethral glaube man, für eine Therapie der Harninkontinenz mit Östrogenen
eine wissenschaftliche Basis gefunden zu haben (Batra u. Josif 1983, Josif et al.
1981). Der Effekt wird heute, wie auf Seite 145 bereits angedeutet, einer Proliferation des Harnröhrenepithels, einer submukösen Kongestion und einer ge-
steigerten Sensitivität von Alpha-Rezeptoren auf endogene Katecholamine
zugeschrieben, so daß es zur Rückbildung der postmenopausalen atrophen
Urethritis kommen kann. Der Effekt einer Östrogen-(Östriol-)therapie kann
durch zusätzliche Gabe von Alpha-Adrenergika potenziert werden (Beisland et
al. 1981). Die Therapie mit 4 mg Östradiol und 8 mg Östriol täglich bewirkt in
Untersuchungen bei 30% der Frauen mit Streßinkontinenz eine geringe,
jedoch statistisch signifikante Erhöhung des maximalen Blasenverschluß-
drucks. Eine subjektive Besserung kann sogar bei 70% der Patientinnen festgestellt werden. Die Östrogene können oral, parenteral (z.B. Pflaster) und lokal
(Vaginalovula, Vaginalcreme) verabreicht werden.
    Mögliche Langzeitfolgen einer Östrogentherapie müssen allerdings beach-
tet werden: Hohe Östrogendosen können möglicherweise bei gegebener Prä-
disposition Cofaktoren der Ausbildung eines Endometriumkarzinoms sein.
Daher sollte die Dosierung so niedrig wie möglich gehalten werden.
Bewährt hat sich Östriol (Ovestin) in einer Dosierung von 3- bis 4mal tgl.
1 Tbl. (à 1 mg) über 3–6 Wochen, danach 2 Tbl., anschließend 1- bis 2mal
1 Tbl. tgl. Diese Empfehlungen gelten für Frauen ab der Postmenopause,
speziell im Alter zwischen 60 und 80 Jahren. Zur Behandlung von Frauen
zwischen 80 und 90 Jahren genügt im allgemeinen die Hälfte, bei 90jähri-
gen ein Viertel der Dosierung.
    Von guten Erfolgen bei der Anwendung einer 2 mg Östriol enthaltenden
Vaginalcreme wird ebenfalls in wissenschaftlichen Untersuchungen berichtet
(Egarter et al. 1994). Auch nach achtwöchiger Anwendung einer 0,5 mg
Östriol-Ovulum enthaltenden vaginalen Östrogenapplikation zeigen sich
gute Erfolge (Geissbühler et al. 1994). Die Initialtherapie wäre in den ersten
zwei Wochen täglich einmal abends ein 0,5 mg Östriol-Ovula (Ovestin,

Ortho-Gynest 0,5 mg) und die Erhaltungstherapie zweimal die Woche ein 0,5 mg Östriol-Ovula lebenslang. Es scheint sogar so zu sein, daß man der lokalen Anwendung den Vorzug vor einer systemischen Therapie geben sollte. Bei lokaler Anwendung erfolgt eine raschere Resorption und der Firstpass-Effekt mit teilweiser Metabolisierung des Präparates entfällt. Auf diese Weise lassen sich 7- bis 10fach höhere Wirkspiegel erzielen (Lauritzen 1986).

In der vorgeschlagenen Dosierung treten Nebenwirkungen wie Wasserretention, Kopfschmerzen oder Postmenopausenblutungen nur selten auf. Wenn Nebenwirkungen auftreten, sind sie meist am Beginn der Behandlung zu finden, um mit deren Fortdauern unter reduzierter Dosierung zu verschwinden. Als relative Kontraindikationen sind unter anderem akute und chronische Lebererkrankungen, thromboembolische Erkrankungen und eine Thrombophlebitis anzusehen. Weiterhin sind Östrogene bei hormonabhängigen Uteruskarzinomen und Mammakarzinomen, bei Schwangerschaft und Fettstoffwechselstörungen kontraindiziert.

### Trizyklische Antidepressiva

Imipramin (Tofranil) hat einen alpha-adrenergen Effekt, der über die Blockade des aktiven Rücktransports von Noradrenalin in die Speicher der präsynaptischen Nervenendigungen zu einer Erhöhung des urethralen Verschlußdrucks führt. So kann dieses Antidepressivum insbesondere bei begleitender psychischer depressiver Komponente oder bei Mischformen (s. S. 143) auch zur Therapie der Streßinkontinenz eingesetzt werden.

## Überlaufinkontinenz

Die Überlaufinkontinenz ist bei Männern meistens durch eine subvesikale Abflußbehinderung (in der Regel durch ein Prostataadenom Grad III–IV nach Vahlensiek) bedingt. Diese Störung ist operativ zu beheben. Eine Reduktion des infravesikalen Widerstandes durch Alpha-Blocker ist nur bei Prostataadenom Grad I–II nach Vahlensiek zu erwarten (Möhren u. Bach 1995).

### Alpha-Rezeptorenblocker

Wie erwähnt, stellt sich bei der Überlaufinkontinenz die Indikation zur medikamentösen Therapie nur sehr selten. Bei ausgewählten Fällen neurogener Störungen (z.B. Diabetes mellitus), einer funktionellen subvesikalen Obstruktion (Detrusor-Sphincter internus-Dyssynergie) oder zur konservativen Therapie der benignen Prostatahypertrophie (BPH) wird der Einsatz von Alpha-Rezeptorenblockern aber u.U. individuell zur Relaxierung des glatt-muskulären Sphincter internus urethrae bzw. der myomatösen Komponente der BPH zum Einsatz kommen.

Der hauptsächlich von alpha-adrenergen sympathischen Nerven innervierte Blasenhals kann durch Alpha-Sympathikolytika in der Aktivität gehemmt werden (s. Tabelle 11). Indikationen für die Alpha-Blockade sind

**Tabelle 11.** Pharmaka zur Senkung des Blasenauslaßwiderstandes

| Name | Handelsname | Dosierung |
|---|---|---|
| *Alpha-Rezeptorenblocker* | | |
| Phenoxybenzamin | Dibenzyran | 2- bis 3mal 5-10 mg |
| Prazosin | Minipress | 2- bis 3mal 1-4 mg |
| Terazosin | Heitrin | 1-5 mg |
| Alfuzosin | UroXatral S | 1- bis 2mal 5-10 mg |
| Tamsulosin | YM 617 | 0,1-0,4 mg |
| Doxazosin | Cardular | 1mal 1-4 mg |
| Indoramin | Wydora | 2- bis 4mal 25-50 mg |
| *5-Alpha-Reduktasehemmer* | | |
| Finasterid | Proscar | 1mal 5 mg/Tag |
| *Antispastika* | | |
| Baclofen | Liuresal | 3mal 5-25 mg |
| Dantrolen | Dantamacrin | 2mal 25 mg bis 4mal 50 mg |

meist neurogene Blasenstörungen (z. B. gewünschtes Absenken des Urethraltonus unter den Blasentonus). Bei Bedarf kann eine gleichzeitige Erhöhung des Detrusortonus durch Parasympathomimetika versucht werden, wodurch u. U. dann eine Blasenentleerung (meist durch Betätigung der Bauchpresse) möglich werden kann.

Seit Jahrzehnten wird Phenoxybenzamin (Dibenzyran) bei Kindern in der Therapie von sekundärem vesikorenalem Reflux und von Blasenentleerungsstörungen bei Meningomyelozele verwendet, allerdings bei Älteren aufgrund der Nebenwirkungen nur sehr selten eingesetzt. Kontraindikationen für die Gabe von Alpha-Sympathikolytika sind sämtliche Erkrankungen, bei denen ein Absinken des Blutdrucks unerwünscht ist. Die kardiovaskulären Nebenwirkungen wie Hypotonie und reflektorische Tachykardie können allerdings bei einschleichender Dosierung minimiert werden. Mit dem Einsatz selektiver Alpha-1-Blocker wie Prazosin oder Terazosin gelingt es, kardiovaskuläre Nebenwirkungen weiter zu reduzieren, so daß der Einsatz auch bei älteren Patienten mit kardialer Anamnese möglich wird (Andersson et al. 1981).

### 5-Alpha-Reduktasehemmer

Eine weitere Alternative zur medikamentösen Therapie von Miktionsstörungen bei BPH (benigne Prostatahypertrophie) ist der 5-Alpha-Reduktasehemmer Finasterid (Proscar). Allerdings sind hier Verbesserungen der Miktionsqualität nur gering ausgeprägt (Gormley et al. 1992).

### Parasympathomimetika (Cholinergika)

Bei Vorliegen von Blasenentleerungsstörungen mit Restharnbildung infolge Detrusorhypokontraktilität, wie sie z. B. bei Diabetes mellitus, nach Opera-

**Tabelle 12.** Parasympathomimetika (Cholinergika)

| Name | Handelsname | Dosierung |
|---|---|---|
| Betanechol | Myocholin | 4mal 25 mg/Tag |
| Carbachol | Doryl | 3mal 2 bis 3mal 4 mg/Tag |
| Distigminbromid | Ubretid | 10 mg/Tag |

tionen im kleinen Becken oder lumbosakralen Bandscheibenvorfällen auftreten können, können detrusortonisierende Cholinergika (s. Tabelle 12) eingesetzt werden (Schultz-Lampel u. Thüroff 1996). Zumeist werden sie mit
Alpha-Blockern kombiniert, die zusätzlich zur Reduktion des Auslaßwiderstandes führen sollen. Der therapeutische Effekt ist meist nur gering. Die
Nebenwirkungen erklären sich als systemisch cholinerge Effekte wie Übelkeit, Hypersalivation, Schweißausbrüche, Bradykardie, Magen-, Darmkrämpfe
und Diarrhoe (Resnick 1996). Kontraindikationen ergeben sich aus Grund-
erkrankungen, bei denen die Induktion einer Vagotonie unerwünscht ist:
Asthma    bronchiale,    Myokardinfarkt,    dekompensierte    Herzinsuffizienz,
Hyperthyreose, Ulkus ventrikuli, Epilepsie und Morbus Parkinson. Daraus
ergibt sich eine nur eingeschränkte Einsatzmöglichkeit beim alten Patienten
(Thüroff u. Schultz-Lampel 1995).

*Antispastika*

Antispastika werden manchmal zur Senkung des Blasenauslaßwiderstandes
im Rahmen spastischer Para- bzw. Hemiparese unterschiedlichster Genese
eingesetzt. Wahrscheinlich hemmen die eingesetzten Substanzen (Baclofen,
Dantrolen) die polysynaptischen Reflexübertragungen der efferenten Neurone
im Rückenmark. Die publizierten Erfahrungsberichte lassen keine hin-
reichende Bewertung zu (Kieswetter u. Schober 1975, Roussan et al. 1975,
Taylor u. Bates 1979).
  Bei älteren Patienten ist allerdings die Verabreichung wegen der Nebenwirkungen nicht ganz unproblematisch. Als erhebliche Nebenwirkungen sind
Sedierung, Übelkeit, Erbrechen, Kopfschmerzen, Schwindel bei Hypotonie,
Depressionen und Verwirrtheitszustände zu beobachten. Erst nach vier-
wöchiger Behandlung kann der Erfolg beurteilt werden. Bei Baclofen empfiehlt sich eine einschleichende Dosierung mit 4mal 5 mg bis 3mal 25 mg.

# Homöotherapie

Die Homöotherapie versteht sich als konservativer Therapieversuch bei der
Harninkontinenz (Wiesenauer 1995) (s. auch Tabelle 13). Wissenschaftliche
Erkenntnisse im Sinne der „Schulmedizin" liegen allerdings für diesen
Bereich nicht vor. Die Dosierung beinhaltet die Potenz (= Arzneistärke, übli-
cherweise als Dezimalpotenz „D" eingesetzt) und die Gabenfolge (= Appli-

**Tabelle 13.** Homöopathie der Harninkontinenz

| Symptomatik | Arzneimittel |
|---|---|
| Urinabgang bei Erschütterungen | Causticum |
| Unwiderstehlicher Harndrang, Reizblase | Betrosilenum |
| Blasenschwäche bei Prostatahyperplasie | Conium maculatum |
| Blasenschwäche bei Senkungsbeschwerden | Sepia |

kationsfrequenz). Bei der Verordnung von Dilutionen ist der Ethanolgehalt zu berücksichtigen; grundsätzlich sind die verschiedenen Darreichungsformen homöopathischer Arzneimittel wirkungsäquivalent. Dabei entsprechen (3–)5 Tropfen = (3–)5 Globuli = 1 Tablette. Tabletten können auch zerstoßen, Dilutionen wegen des Ethanolgehalts in Wasser verdünnt werden.

### Causticum

Unwillkürlicher Harnabgang bei Husten und Niesen sowie beim Gehen (Streßinkontinenz). D4, D6, 3mal tgl. 1 Tbl.

### Betrosilenum

Reizblase, unwiderstehlicher Harndrang. D6, 3mal tgl. 5 Tropfen.

### Conium maculatum

Blasenschwäche bei Prostatavergrößerung. D12, 2mal tgl. 5 Tropfen D30, 1–2mal wöchentl. 5 Globuli.

### Sepia

Blasenschwäche bei Senkungbeschwerden mit Prolapsgefühl. D12, 2mal 5 Tropfen, D30, 1- bis 2mal wöchentl. 5 Globuli.

# Rehabilitierende Maßnahmen

Ziel der verschiedenen Trainingsmaßnahmen (Miktionstraining, Blasentraining, Toilettentraining, Ausdrücken der Blase) ist es, eine zufriedenstellende Blasenentleerung durch Kompensationsmechanismen zu erzielen, wobei der Patient auf diesem Wege wieder zu einer indirekt steuerbaren Blase gelangen kann. Ein Training ist jedoch nur dann sinnvoll zu gestalten, wenn der Arzt, das Pflegepersonal und der Betroffene selbst über die vorliegende Funktionsstörung der Blase und des Blasenschließmuskels informiert sind und die für die zugrunde liegende Pathophysiologie richtige Technik wählen.

## Miktionstraining

Ein Miktionstraining hat das Ziel, eine Harninkontinenz durch Miktionsfehlverhalten zu rehabilitieren. Einerseits überfrachten viele Patienten bzw. Patientinnen ihre Blase durch zu lange Entleerungspausen, bis letztlich der überdehnte Blasenmuskel nicht mehr in der Lage ist, die großen Urinmengen vollständig auszupressen. Andererseits haben vor allem Frauen, welche an einer Inkontinenz durch Schließmuskelschwäche leiden, verlernt, ihren Blasenmuskel zu steuern; sie entleeren ihre Blase nur durch Öffnung des Schließmuskels, nicht durch Kontraktion des Blasenmuskels. Diese Patienten haben häufig nach Inkontinenzoperationen große Probleme mit der Blasenentleerung. Das Miktionstraining hat das Ziel, diese Patienten zu erziehen, den Entleerungsreflex wieder zu erlernen.

Zur Rehabilitation können dabei Blasenentleerungsmanöver allein oder in Kombination mit anderen Techniken (z.B. Biofeedback, Verhaltenstherapie) eingesetzt werden (Anderson et al. 1992). Das Ziel ist eine vollständige Entleerung der Blase bei möglichst niedrigen intravesikalen Drücken. Es gibt invasive (z.B. Katheter) und nichtinvasive Blasenentleerungsmanöver (z.B. Triggern von Detrusorkontraktionen, Erhöhung des intraabdominellen Drucks).

Der intermittierende Katheterismus (s. S. 122) dient nicht nur bei neurogenen Blasenentleerungsstörungen der regelmäßigen Blasen- oder Restharnentleerung, sondern auch einer postoperativen Blasenentleerung in der

Rehabilitationsphase, um eine Blasenüberdehnung zu vermeiden. Ein Miktionstraining erfolgt evtl. in Kombination mit einer Pharmakotherapie (Thüroff 1994). Bezüglich Effektivität der Blasenentleerung und Infektionsrate ist der intermittierende Katheterismus allen anderen Maßnahmen überlegen (Bors 1967; Walsh 1968).

Alternativ kann zur Restharnkontrolle und -entleerung ein suprapubischer Blasenkatheter eingelegt werden, der ein geringeres Risiko der aszendierenden Infektion als die transurethrale Dauerkatheterableitung bietet (Wieland et al. 1977). Nachdem ein suprapubischer Blasenkatheter eingelegt wurde, werden die Patienten angehalten, ihre Blase in regelmäßigen Intervallen (z.B. alle 3 Std. ) normal zu entleeren. Anschließend wird der Resturin über den suprapubischen Katheter abgelassen. Gleiches kann man wie oben angesprochen auch ohne suprapubischen Katheter durchführen, bedingt aber eine intermittierende Katheterisierung. Damit ist aber gerade beim alten Patienten ein solches Training in der Regel oft auf den stationären Bereich beschränkt. In ein Miktionsprotokoll (Miktionsschema) sind spontane Entleerungsvolumina und Restvolumina mit Uhrzeit einzutragen, ggf. auch die zugeführten Flüssigkeitsmengen, um so den Trainingseffekt auch dokumentieren zu können. In Einzelfällen kann das Miktionstraining durch Prostaglandininstillationen unterstützt werden.

Die Prostaglandine $PGE_2$ und $PGF_{2\alpha}$ lösen in „in-vitro-Blasenstreifen" Kontraktionen aus (Bultitude et al. 1976). Bei intravesikaler Instillation von 0,5–1,5 mg $PGE_2$ bei Patientinnen mit Blasenentleerungsstörungen konnte in etwa zwei Drittel der Fälle eine Spontanmiktion beobachtet werden (Bultitude et al. 1976; Desmond et al. 1980). Andere Untersucher konnten allerdings diese positiven Resultate nicht reproduzieren (Stanton 1978; Delaere et al. 1981).

Ein Miktionstraining mit mehrfacher Miktion („triple voiding") ist immer dann indiziert, wenn Spontanmiktionen zwar möglich, aber unvollständig (Restharn) sind. Mehrfachmiktionen in kurzen Abständen haben das Ziel der kompletten Blasenentleerung über mehrere hintereinander gestaffelte spontane Miktionszyklen. Immer sollte aber die Effektivität der Blasenentleerung entweder durch intermittierenden Katheterismus oder suprapubische Blasenableitung kontrolliert werden.

## Blasentraining („Triggern")

Ziele des Blasentrainings sind hier eine zufriedenstellende Blasenentleerung, trockene Intervalle dazwischen und eine zumindest indirekt steuerbare Blasenentleerung. Diese Form der Blasenentleerung wird in den meisten Querschnittgelähmten-Zentren seit vielen Jahren praktiziert (Opitz 1984; Madersbacher 1984; Rossier 1979). Sie kommt für Patienten in Frage, die eine ausreichende Reflexaktivität des Blasenmuskels haben. Die Sensibilität und Stabilität des zur Blasenentleerung führenden spinalen Reflexes kann man für den Patienten nutzbar machen. Bei fehlender Detrusoraktivität ist diese Technik nicht nutzbar.

Der Betroffene selbst oder das Pflegepersonal bzw. die Angehörigen können einen solchen Reflex auslösen, z. B. durch Beklopfen der Blasengegend, durch Reizung der Haut des Unterbauches, des äußeren Genitales oder der Oberschenkelinnenseite. Selbst tiefes Atmen, Husten oder Niesen können gezielt zum Auslösen eines solchen Reflexes eingesetzt werden. Im allgemeinen ist das Beklopfen der Blasengegend effektiver als die anderen erwähnten Maßnahmen. Durch Reizung entsprechender Rezeptoren gelangen dann afferente Impulse zum Rückenmark, die zu einer reflektorischen Detrusorkontraktion führen. Hier kann der erfahrene Arzt im Rahmen einer urodynamischen Untersuchung prüfen, welche Reize am besten zu einer reflektorischen Blasenkontraktion führen.

Beim suprapubischen Triggern über der Blasengegend hat es sich bewährt, wenn dazu mit den Spitzen der gestreckten Finger einer Hand durch rhythmisches Eindrücken der Unterbauchgegend ein Entleerungsreflex erwirkt wird. Die Tatsache, daß jedoch allein das Bestreichen z. B. der Oberschenkelinnenseite oder Manipulationen am Hodensack oder am Glied eine Blasenentleerung bewirken können, beweist, daß durch Reizung von in der Haut liegenden Nervenfasern auf indirektem Wege eine Reflexentleerung der Blase zu erreichen ist. Hier sind Arzt, Pflegepersonal und nicht zuletzt der Patient selbst aufgefordert, die effektivste Methode des Triggerns zu finden.

Ob das Blasentraining auf Dauer durchgeführt wird, sollte von einer urodynamischen Untersuchung abhängig gemacht werden. Steigen die intravesikalen Drücke durch Triggern auf nicht mehr als 100 cm $H_2O$ an, kann die Methode gefahrlos empfohlen werden. Sie führt zu einem Trainingseffekt und gelegentlich auf Dauer auch zu einer unphysiologischen Erhöhung der Detrusordrücke, so daß jährliche Kontrollen am urodynamischen Meßplatz erforderlich sind (Stöhrer 1994). Sollte die Druckhöhe den genannten Wert überschreiten, ist es u. U. günstiger, eine spontane reflektorische Entleerung abzuwarten, ohne zu triggern.

Man muß sich bei dieser Methode allerdings im klaren sein, daß der gesetzte Reiz nicht nur zu einer reflektorischen Kontraktion der Blase, sondern im Sinne eines Massenreflexes auch zu einer verstärkten Spastik des Beckenbodens und damit des äußeren Schließmuskels führt. Es ist daher zweckmäßig, folgendermaßen vorzugehen:

Anfangs erfolgt Triggern. Sobald jedoch die erste Harnportion abgeht, sollte der Patient das Triggern stoppen und möglichst entspannt bleiben. Dadurch klingt der Spasmus des äußeren Schließmuskels ab, und während der noch verbleibenden, im allgemeinen bereits abklingenden Blasenmuskelkontraktion wird man einen Teil des Blaseninhaltes entleeren. Sobald die Harnentleerung aufhört, muß erneut getriggert werden, bis wieder eine Blasenmuskelkontraktion erfolgt und der Harn entleert wird. So kann in mehreren Etappen die Blase bis zu einem gewissen Grad entleert werden. Auf jeden Fall muß das Triggern mit Gefühl und nicht mit Gewalt erfolgen.

Wird die Blase in regelmäßigen Intervallen getriggert, bevor es zu einer spontanen Reflexentleerung kommt, können viele Patienten bei diszipliniertet Flüssigkeitszufuhr zwischenzeitlich trocken bleiben und so ihre Blasenentleerung indirekt „willkürlich" steuern. Man muß aber erwähnen, daß nur etwa 20% der Betroffenen mit einer Reflexblase dieses Ziel erreichen.

Einen Sonderstatus nimmt das Triggern der Blase während der Phase des sog. „spinalen Schocks" ein. In den ersten Wochen nach Eintritt einer frischen Querschnittlähmung bzw. bei einem frischen apoplektischen Insult besteht manchmal eine Detrusorareflexie, die durch provozierende Maßnahmen, u.a. durch Triggern, schneller überwunden werden kann. Eine fachärztliche, spezialisierte urodynamische Kontrolle ist dabei angezeigt.

## Ausdrücken der Blase

Bei der akontraktilen neurogenen Blasenfunktionsstörung im Rahmen des Diabetes mellitus, aber auch bei anderen neurogenen Störungen kann es wegen des herabgesetzten Blasengefühls zu Blasenüberdehnungen kommen. Der Patient muß daher versuchen, seine Blase regelmäßig entsprechend der Uhr, meist unterstützt durch die Bauchpresse, zu entleeren. Durch suprapubischen Druck (Credé-Übung), Bauchpresse (Valsalva-Versuch) und ggf. durch eine Bauchbinde lernt der Patient, den intraabdominellen Druck zu erhöhen und auf einen ausreichend hohem Niveau zu halten, um eine gewisse Entleerung herbeizuführen. Durch Wiederholung mehrerer solcher Übungen kann die Restharnmenge auf ein akzeptables Niveau reduziert werden. Der Patient sollte auf der Toilette sitzen, was das freie Absinken des Beckenbodens begünstigt, das normalerweise der Entleerung vorangeht und einen verschließenden Druck auf die hintere Urethra verhindert.

Die Blasenentleerung wird allerdings durch das sog. „Abquetschphänomen" (Abb. 40) erschwert. Je mehr der Patient preßt, desto mehr wird die Harnröhre abgequetscht, die Blasenentleerung wird dadurch noch schwieriger. Die Methode der Blasenentleerung mittels Bauchpresse sowie mittels Eindrücken der Blase in der suprapubischen Gegend (Abb. 41) ist wirklich nur dann zu empfehlen, wenn dabei keine gefährlichen Blaseninnendrücke entstehen. Da erfahrungsgemäß bei einem Ausdrücken der Blase nach Credé fast immer unphysiologische Drücke von weit über 100 cm $H_2O$ entstehen, wird ein solches Vorgehen von vielen (Stöhrer 1994) als obsolet betrachtet. Als Gründe für die Ablehnung werden Veränderungen sowohl der Blase als auch der oberen Harnwege, teilweise mit exzessiven Stauungsnieren und massivem Reflux, angegeben.

Ohne Probleme erscheint dagegen ein Ausdrücken der Blase nur durch eine mäßige, vom Patienten selbst durchzuführende Bauchpresse, wobei allerdings auch hier die entstehenden Drücke einmal urodynamisch kontrolliert werden sollten. Gelingt es dem Patienten mit akzeptablen Drücken die Blase zu entleeren, kann diese Form der Entleerung ausreichend sein, ansonsten bleibt in diesen Fällen der intermittierende Katheterismus oder die suprapubische Blasenfistelung als wesentlich ungefährlichere Entleerungsmaßnahme.

**Abb. 40.** Durch Pressen werden Blase und Blasenauslaß nach unten gedrückt, die Harnröhre geknickt und komprimiert

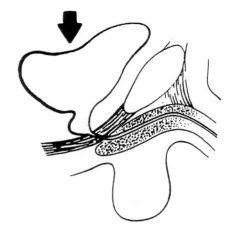

**Abb. 41.** Credé-Handgriff und Valsalva-Versuch seitlich (**a**) und von vorne (**b**) beim gleichzeitigen Tragen einer Bauchbinde. (Nach Roussan 1983)

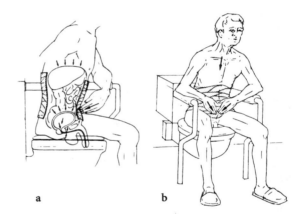

a                          b

## Toiletten-(Kontinenz-)training

Ein Kontinenztraining im Sinne eines Toilettentrainings erfordert Optimismus, Individualisierung der Betreuung bzw. der Pflege und Zusammenarbeit des Personals in Einrichtungen. Es hat den Anschein, daß ein Toilettentraining nach einem Miktionsschema für Patienten wie Personal mühsam und zeitaufwendig ist. In Wirklichkeit entsteht mehr Arbeit, wenn nasse Kleidung und Bettwäsche gewechselt werden müssen, abgesehen von der psychischen Belastung des Patienten, wenn es ihm – ohne Toilettentraining – nicht gelingt, seine Blasenfunktion wieder unter Kontrolle zu bekommen. Anfangs ist durch das Toilettentraining ohne Zweifel ein größerer Aufwand nötig, der später geringer wird, da die Betroffenen ruhiger und zufriedener – viele wieder völlig „trocken" – werden. Die Kranken können besser schlafen und auf Sedativa oder Schlafmittel kann verzichtet werden. Es ist besonders wichtig, ältere Menschen immer wieder erklärend zu motivieren, ihre Blase „nach der Uhr" zu entleeren und sogar nachts aufzustehen, ohne zu „müssen". Einige alte Menschen werden auch die Kooperation verweigern.

Allgemein läßt sich für den stationären Bereich feststellen: Auf Stationen, auf denen das Toilettentraining durchgeführt wurde, hat sich das Arbeitsklima verbessert; das beeinflußt auch die Patienten, so daß man von einer positiven Wechselwirkung sprechen kann. Durch das Toilettentraining wird dem Älteren Selbstgefühl und dem Pflegepersonal Erfolgsbestätigung vermittelt.

Die Harnblase läßt sich so trainieren, daß sie sich stets zu bestimmten Zeiten entleert. Wie oft dies geschieht, ist individuell verschieden und muß vor Beginn des Trainings ermittelt werden. Das Miktionsprotokoll (s. S. 83) ist also die Voraussetzung für ein Toilettentraining. In der Regel reicht ein einfaches Miktionsschema. Auf einem karierten DIN-A4-Bogen wird am linken Rand von oben nach unten das Datum aufgetragen (jeweils für 1–2 Wochen), am oberen Rand von links nach rechts durchgehend die Stunden. Jede Blasenentleerung wird dann vermerkt: Ob sie auf der Toilette erfolgt oder ob ein „Malheur" passiert. Wenn es möglich ist, sollte auch die Windel ausgewogen werden, um die Inkontinenzmenge beurteilen zu können. Parallel dazu sollte man immer versuchen, auf derselben Liste auch die getrunkene Flüssigkeitsmenge (in ml) zu vermerken, inklusive Suppen usw. Die Aufzeichnung der Trinkmenge pro Tag ist erfahrungsgemäß etwas schwieriger als das eigentliche Miktionsprotokoll, insbesondere für alleinstehende alte Menschen; in Altenpflegeheimen sollte dies durch die betreuenden Kräfte jedoch möglich sein.

Bei sehr kurzen Intervallen des Naßwerdens empfiehlt es sich, vor Beginn eines Toilettentrainings eine medikamentöse Therapie mittels eines Spasmolytikums zur Vergrößerung des Blasenvolumens einzuleiten. Der Erfolg eines Toilettentrainings bei der Dranginkontienenz steigt durch die Kombination mit einer anticholinergen Therapie (s. S. 138). Ziele eines Toilettentrainings sind die Verlängerung der Miktionsintervalle, die Erhöhung der funktionellen Blasenkapazität und, bei der Dranginkontinenz, die Dämpfung oder gänzliche Unterdrückung von unwillkürlichen, drangerzeugenden Detrusorkontraktionen. Die bei der motorischen Dranginkontinenz insuffiziente zentrale Hemmung motorischer Detrusorreflexe wird als zerebrale Fehlfunktion verstanden, aus der sich – wie bei anderen psychosomatisch mitverursachten Erkrankungen – emotionale und psychische Wechselwirkungen mit den Funktionsstörungen erklären (Thüroff 1994). Demnach ist es sinnvoll, bei diesem klinischen Bild der Inkontinenz zunächst eine Verhaltenstherapie im Sinne eines Toiletten-(Kontinenz-)trainings durchzuführen, das entweder als Monotherapie oder in Kombination mit Pharmakotherapie, Beckenbodengymnastik oder Elektrostimulation durchgeführt werden kann. Jeffcate u. Francis (1966), später Frewen (1970, 1979) haben den „bladder-drill" zuerst als erfolgreiche Behandlungsmethode empfohlen.

Die Verhaltenstherapie versucht durch Aufklärung, Training und Selbstkontrolle den Circulus vitiosus aus Angst vor Inkontinenz, prophylaktischer

Blasenentleerung, reduzierter funktioneller Blasenkapazität und verfrühtem Harndrang dadurch zu unterbrechen, daß eine sukzessive Ausdehnung der Miktionsintervalle bzw. ein verfrühter Toilettengang trainiert wird. Die Selbstkontrolle des Therapieergebnisses erfolgt durch Führung eines Miktionstagesbuchs mit Protokollierung der Miktionszeiten und -volumina und evtl. unwillkürlicher Harnverluste. Initial erfolgt in der Regel für mindestens zwei Wochen eine adjuvante Pharmakotherapie (Anticholinergika); eine Stabilisierung von Erfolgen ist meist erst nach 10–12 Wochen zu erwarten.

Heute werden zwei Formen des Toilettentrainings unterschieden: das Toilettentraining beim geistig klaren und das Toilettentraining beim hirnleistungsgestörten Patienten.

### Toilettentraining beim geistig klaren Patienten

Ein Toilettentraining beim Patienten, der bewußt mitarbeiten kann, zielt darauf ab, bewußt die Entleerungsintervalle zu verlängern.

Lernt der Kranke zusätzlich, seine Harnblase immer vollständig zu leeren, wächst die Zeitspanne bis zum nächsten „Bedürfnis". Bis der Patient das „Entleerungsprogramm" beherrscht, wird er vermutlich oft unnötig die Toilette aufsuchen müssen. Es kann für ihn ermüdend und entmutigend sein, ohne Ergebnis auf der Toilette zu sitzen, und man sollte ihn in der stationären Betreuung auch nicht zu lange dort verweilen lassen, sondern lieber anleiten, etwa nach einer halben Stunde einen neuen Versuch zu wagen. Angst vor dem Mißerfolg sollte er also nicht haben. Jeder Fortschritt ergibt sich aus einem unverzagt wiederholten Versuch. Hier spielt das Miktionsschema zum Eintragen positiver und negativer Ergebnisse eine ganz wichtige Rolle.

Die Markierungen auf dem Miktionsschema ermöglichen dem Betroffenen bzw. dem Betreuenden, das Toilettentraining auf ihn, den Kranken, persönlich abzustimmen. Ist der Patient z.B. nach 2 Stunden trocken und nach 4 Stunden naß, sollte man ihm helfen, seine Blase jede 3. Stunde zu leeren. Ist er in kürzeren Abständen naß, werden als Anfangsintervalle 2 Stunden gewählt. Der Kranke soll dann alle 2 Stunden zur Toilette (Nachtstuhl) gehen bzw. geführt werden, selbst wenn er keinen Harndrang verspürt. Gerade für den Nachtbereich ist wichtig, daß man zunächst schon durch medikamentöse Therapie ein Zeitintervall von etwa 4 Stunden erreicht, damit eine gewisse Nachtruhe für den Betroffenen gewährleistet ist.

Um die angestrebten Zeiten nicht zu vergessen, kann der alte Mensch tagsüber einen kleinen Wecker in der Tasche tragen; genauso wichtig ist es, daß auch nachts zum Toilettenbesuch geweckt wird. Gerade am Anfang ist das Toilettentraining sehr mühsam und erfordert die geduldige und disziplinierte Mitarbeit aller Beteiligten. Vermutlich ist dies auch einer der hauptsächlichen Gründe, warum das seit Jahren bekannte Toilettentraining bislang in Deutschland noch relativ wenig in die Praxis umgesetzt wird.

Der Erfolg des Toilettenbesuchs wird im Miktionsschema notiert. Wenn der Patient 10 Tage lang absolut trocken ist, wird die Zeit zum Toilettengang alle vier Tage um 15 Minuten verlängert, so daß sich die Blase an eine größere Füllmenge gewöhnt. Die auch aus dem Miktionsschema ersichtlichen Fortschritte ermutigen den Kranken und auch das Personal in stationären Einrichtungen, sich ein neues Ziel zu stecken. Die Durchführung von Toilettentraining und das Vorkommen von Inkontinenz in der Langzeitpflege stehen in einem reziproken Verhältnis zueinander.

### Toilettentraining beim hirnleistungsgestörten (dementen) Patienten:

Bei dieser Form des Toilettentrainings wird nicht versucht, eine Verlängerung der Intervallzeiten durch Mitarbeit des Patienten zu erreichen, sondern der Betroffene wird bewußt angehalten, in bestimmten Abständen entsprechend dem Miktionsschema (-plan) zur Toilette zu gehen.

Ist der Patient z.B. regelmäßig etwa 1 Stunde nach dem Frühstück naß, wird er im Rahmen des Toilettentrainings eine halbe Stunde nach dem Frühstück zur Toilette geführt, also bevor es zum Einnässen kommt. Es wird versucht einen Tagesrhythmus von Toilettengängen zu erstellen, der Trockenheit möglichst sicherstellt. Voraussetzung für ein solches Toilettentraining ist allerdings, daß der Tagesablauf des Hirnleistungsgestörten fest strukturiert ist und auch immer gleich eingehalten wird. Auch hier ist es sinnvoll, die medikamentöse Therapie mit dem Toilettentraining zu kombinieren, da damit die Intervallzeit verlängert werden kann.

Durch Vorziehen der Toilettenzeit entsprechend den Einnäßzeiten des Miktionsschemas wird es möglich, daß der Patient während des Tages trocken bleibt. Nachts allerdings gelingt dies meist nicht; hier wird man den Patienten dann mit aufsaugenden Inkontinenzhilfsmitteln versorgen. Allerdings kann man versuchen, auch hier zwei feste Toilettengänge einzuplanen.

### Hilfen zur Erleichterung der Blasenentleerung beim Toilettentraining

Harnblase und Darm lassen sich im Sitzen leichter entleeren. Ist dem Kranken aus medizinischen Gründen das Aufstehen noch verwehrt bzw. nicht möglich, sollte man ihm Hilfe anbieten, damit er wenigstens auf der Bettpfanne sitzen kann. Das Urinieren kann man ihm erleichtern, indem man ihm hilft, sich auf die Bettkante zu setzen. Im Sitzen ist einfacher Wasser zu lassen als im Liegen.

Beim Wasserlassen gibt es gelegentlich „Startschwierigkeiten". Zu den altbekannten und bewährten Kniffen, sie zu beheben, gehört das Trinken eines Schluckes Wasser. Vielfach löst auch das Geräusch fließenden Wassers den gewünschten Effekt aus. Bestehen Schwierigkeiten, den Schließmuskel der Harnblase zu entspannen, genügt oft das Sitzen über einem mit heißem Wasser gefüllten Becken. Noch nützlicher ist die Anwendung von Kamillendämpfen. Es wird dabei eine gefüllte Hand voll Kamille in einem Liter Wasser zum Kochen gebracht, und man läßt dieses etwa 5–10 Minuten leicht kochend ziehen. Das Ganze wird in die Toilette geschüttet, und der Patient setzt sich auf die Toilette. Falls der Patient das Bett nicht verlassen kann,

kann dies natürlich ebenfalls auf einem Toilettenstuhl bzw. mittels eines Steckbeckens durchgeführt werden. Wärme entspannt immer!

Eine andere Möglichkeit ist die Verwendung von Eukalyptusölkompressen. Dazu benötigt man 2- oder 5%iges Eukalyptusöl, das auf einen Leinenlappen in der Größe 15×15 bis 20×20 cm aufgetragen wird, so daß das Tuch gut durchtränkt ist. Dann wird dieser getränkte Lappen in einem Einmalplastikbeutel von links und rechts durch zwei Wärmeflaschen erwärmt. In der Zwischenzeit richtet man ein Wattepolster, das später über den Leinenlappen gelegt werden soll, um die Wärmeabgabe zu reduzieren. Der getränkte und gewärmte Leinenlappen wird dann auf den Unterbauch und darüber das Wattepolster gelegt. Das ganze wird mit einem Schlüpfer fixiert. Eine solche Eukalyptusölkompresse kann bis zu 3–4 Stunden verbleiben. Nach kürzerer Zeit wird der Patient eine stärkere Durchwärmung des Unterbauches und damit häufig eine Entspannung des Schließmuskels der Harnblase feststellen. Falls der Patient das Eukalyptusöl auf der Haut nicht so gut verträgt, bietet sich an, eine Wärmeflasche auf die Watte zu legen und nur die Watte zu tragen. Auch die alleinige Anwendung von Wärmeflaschen erleichtert die Miktion.

Eine andere Methode ist die Massage des Unterleibs oder der Innenseite der Oberschenkel, die die Auslösung des Entleerungsreflexes fördert. Die Kraft der Bauchmuskulatur wird noch verstärkt durch eine nach vorn gebeugte Körperhaltung. Wichtig sind in allen Fällen Ruhe und Entspannung. Dazu gehört auch, daß man den Patienten in stationären Einrichtungen auf der Toilette allein läßt.

Nicht unbeachtet bleiben sollten auch die Anwendungen verschiedener Teesorten. Besonders bewährt haben sich für den blasenkranken Patienten die Anwendungen des Schachtelhalm- und des Bärentraubenblättertees. Diese Teesorten sollten vor allen Dingen gegen Nachmittag und Abend getrunken werden, damit sie zu einer raschen Flüssigkeitsausscheidung führen und dann dem Patienten eine ruhigere Nacht gewährleisten.

Auch die Reflexzonenarbeit (s. S. 186) und die Beckenbodengymnastik (s. S. 175) sind neben der Motivation des Betroffenen wichtige unterstützende Maßnahmen beim Toilettentraining.

## Voraussetzungen für ein erfolgreiches Toilettentraining

Ohne Zweifel kann mit Hilfe des Toilettentrainings heute ein Großteil aller älterer inkontinenten Patienten wieder „trocken" gemacht werden. Allerdings sollte man sich dabei an bestimmte Grundsätze halten und die Voraussetzungen für ein erfolgreiches Kontinenztraining beachten:

- richtige Diagnosestellung der Inkontinenzursache,
- Aufklärung des Patienten, bei Bedarf der Angehörigen,
- in stationären Einrichtungen in der aktivierenden Pflege geschultes und motiviertes Personal, Teamarbeit,
- Einsatz der richtigen Hilfsmittel,

- richtige Hautpflege,
- der Inkontinenz angepaßte Kleidung,
- Anpassung der Umgebung (bauliche Besonderheiten usw.),
- Miktionsschema.

### Richtige Diagnosestellung

Vor jedem Training steht selbstverständlich die Diagnostik der Inkontinenz. Ein Toilettentraining zu beginnen, bevor die genaue Diagnose feststeht, heißt, in einem hohen Grad mit einem Mißerfolg zu rechnen.

### Aufklärung des Patienten bzw. der Angehörigen

Ist die Diagnose sicher und erscheint es sinnvoll, dann sollte mit dem Patienten über das Problem seiner Inkontinenz und das bevorstehende Toilettentraining gesprochen werden. Dem Kranken muß bewußt werden, daß er die Blase vielfach zu oft entleert und er selbst zu seiner Blaseninstabilität beiträgt. Er muß ermutigt werden und soll lernen, daß dieses Organ im wesentlichen als Reservoir funktioniert. Der Patient muß die Bedeutung des Miktionsschemas erkennen: Es soll ihm seine Gewohnheiten bewußt machen und das wichtigste Hilfsmittel zu dem Ziel sein, von Tag zu Tag die Intervalle der Toilettenbesuche zu verlängern. Die Aufklärung und Motivation des Patienten dürfen nie ein nachlässiges Ritual sein. Dabei müssen gerade bei pflegebedürftigen Älteren die Angehörigen miteinbezogen werden. Die Aufklärung und Motivation des Patienten bzw. der Angehörigen, aber auch der Pflegenden sind wichtig, auch um initiale Frustration und Mißerfolge zu verarbeiten.

### Aktivierende Pflege und Teamarbeit

Toilettentraining hat auch immer mit geistiger und körperlicher Aktivierung zu tun. Wer geistig und körperlich besser trainiert ist, kann auch erfolgreicher mit seiner Blasenfunktion umgehen. Die aktivierende Betreuung bzw. Pflege hat als Ziel, geistigem und körperlichem Abbau entgegenzutreten und insbesondere bei Bettlägerigkeit die negativen Folgeerscheinungen zu verhindern. Die aktivierende Pflege muß schon beim Auftreten einer akuten Erkrankung und einer damit verbundenen oft unumgänglichen Phase der Bettruhe beginnen. Sie umfaßt Lagerungsmaßnahmen sowie passive und aktive Bewegungsübungen, um Dekubitus und Versteifungen vorzubeugen. Psychische Anregungen aller Art stoppen einen möglichen geistigen Abbau. Sobald der Patient das akute Stadium der Krankheit überwunden hat, sollte seine Bettruhe abgesetzt werden. Er ist zu „mobilisieren", aber ohne ihn zu überfordern. Ist dies gelungen, sollte der Patient die verschiedenen Verrichtungen des täglichen Lebens wieder selbst durchführen. Dazu gehört der Gang zur Toilette und die selbständige Verrichtung des Urinlassens, einschließlich des An- und Auskleidens.

Für den beweglichen Patienten zu Hause bedeuten geistige Aktivierung kognitive Trainingsmaßnahmen und körperliche Aktivität wie Gymnastik, Wandern, Radfahren usw.. Zweifellos stellt die aktivierende Pflege beim bettlägerigen Patienten große Ansprüche an die Betreuenden. Es wäre häufig leichter, dem Wunsch des Patienten nachzugeben, ihn doch in Ruhe (und somit im Bett) zu lassen. In stationären Einrichtungen kommt noch hinzu, daß für ein erfolgreiches Toilettentraining eine abgestimmte und übergreifende Arbeit des gesamten therapeutischen Teams nötig ist. Für den Erfolg der Arbeit des therapeutischen Teams in stationären Einrichtungen wird entscheidend sein, ob alle Mitarbeiter bereit und fähig sind, die Eigenständigkeit des Patienten zu wahren und zu fördern. Der Kranke muß befähigt werden, den Zusammenhang zwischen seiner Person, seiner Urininkontinenz und den daraus resultierenden Problemen und Schwierigkeiten zu erkennen, um das Leben besser und erfolgreicher zu meistern. So muß das Toilettentraining immer „Hilfe zur Selbsthilfe" unter Abstimmung aller Beteiligten sein. Jede Mühe eines therapeutischen Teams in der Institution wird scheitern, wenn der Patient bzw. seine Angehörigen nicht mit in das Team einbezogen werden. Entscheidungen über den Patienten hinweg sind von vornherein zum Scheitern verurteilt.

Im Rahmen der aktivierenden Pflege ist auch auf eine ausreichende Flüssigkeitszufuhr zu achten, damit ein erhöhter Harndrang durch konzentrierten Urin vermieden wird. Die noch öfter durchgeführte Flüssigkeitsreduktion beim Toilettentraining ist falsch.

## Inkontinenzhilfsmittel

Für die Inkontinenzversorgung während des Toilettentrainings sind Hilfsmittel nötig (s. S. 109). Der Einsatz des richtigen Hilfsmittels muß den Bedürfnissen entsprechen (in Abhängigkeit vom Schweregrad der einzelnen Inkontinenzformen individuelle Anpassung und Versorgung mit Inkontinenzhilfsmitteln in Form von Vorlagen oder Windelhosen, Kondomurinalen oder suprapubischer Harnblasenableitung). Alle Hilfsmittel sollten nicht nur funktionsgerecht sein, sondern sich auch bequem und einfach wechseln lassen, am besten ohne fremde Hilfe. Das ist eine sichere Gewähr dafür, daß der notwendige Wechsel oft genug ausgeführt wird. Die Möglichkeit, Hilfsmittel vollständig oder teilweise ohne Hilfe auszutauschen, stärkt das Selbstbewußtsein des Patienten und damit sein allgemeines Wohlbefinden.

## Richtige Hautpflege

Jeder Mensch kann eine rote und gereizte Haut bekommen, wenn er im Liegen oder Sitzen längere Zeit mit Nässe in Verbindung kommt. Gerade ältere Patienten sind hier aufgrund der altersphysiologischen Hautveränderungen besonders gefährdet. Durch passend ausgewählte Inkontinenzhilfsmittel und sorgfältigste Hygiene ist es sogar bei großer Harnmenge möglich, Hautprobleme und Geruchsentwicklung zu verhindern.

Ist die Haut von Schweiß, Harn und Exkrementen gereinigt, muß sie gut abgetrocknet werden. Damit keine mechanischen Hautschäden gerade bei gefährdeten Patienten entstehen, sollte bei diesen die Abtrocknung behutsam geschehen. Besondere Sorgfalt gebührt den Hautfalten, in denen es schon normalerweise feucht ist, so daß dort Hautschäden besonders leicht entstehen. Es empfiehlt sich für die Reinigung eine milde, sparsam verwendete Seife. Ihre Reste sind sorgfältig abzuspülen, damit die Haut nicht gereizt wird. Es sollten möglichst keine die Haut austrocknende Waschlotion, parfümierte Seife oder Desodorant verwendet werden.

Beim Waschen des Unterleibes ist es wichtig, zuerst die Schleimhäute zu reinigen. Beim Mann beginnt man mit dem Penis und den Falten der Vorhaut, bei der Frau mit dem Bereich zwischen den Schamlippen. Man wäscht immer in Richtung zum After, um einen Kontakt von Haut- und Darmbakterien mit der Harnröhrenöffnung zu vermeiden. Anschließend wird die Haut um die Geschlechtsorgane und zum Schluß die Gesäßpartie gewaschen. Nach dem Waschen ist der ganze Bereich sorgsam trocken zu tupfen. Reiben ist zu vermeiden!

Eine milde Babycreme (dabei ist darauf zu achten, daß bei Altershaut möglichst eine Wasser-in-Öl-Lotion verwandt wird) verhindert das Austrocknen der Haut. Durch vorsichtiges Einmassieren in die Haut wird die Durchblutung angeregt. Eine zu kräftige Massage schadet.

Immer wieder kommt es vor, daß die Haut in der Gesäßregion auf eine Salbe empfindlich reagiert. Zuerst sollte abgeklärt werden, ob es nicht noch durch andere Einflüsse zu dieser Reaktion kommt. Ansonsten ist eine andere Salbe zum Vergleich aufzutragen. Für diesen Test reibt man auf der einen Gesäßhälfte die alte Salbe, auf der anderen die neue ein und läßt nach Möglichkeit eine kleinere Hautregion ganz salbenfrei. Viel wichtiger als alle Hautpflegemittel sind aber bei streng bettlägerigen Patienten ein qualitativ hochstehendes Inkontinenzmaterial und Lageänderungen. Auf besonders empfindliche Hautstellen, die vor Harn geschützt werden sollen, kann man eine dünne Schicht wasserabstoßender Salbe auftragen.

Bei Fieberzuständen und Infektionen muß die Haut des Inkontinenten mit größter Sorgfalt gepflegt werden, weil sonst schnell Druckgeschwüre drohen. Kommt es trotz sorgfältiger Hygiene und häufigem Wechsel des Inkontinenzhilfsmittels zu Hautreizungen, sollte man versuchen, ohne sie auszukommen, bevor man zu einem neuen Material übergeht. Wer wegen der größeren Bewegungsfreiheit auch nachts Vorlagen und Fixierhöschen benützt, kann bei Hautreizungen diese weglassen und stattdessen vorübergehend Unterlagen verwenden. Hat sich die Haut erholt, kann der Kranke wieder auf Vorlage und Höschen bzw. Windelhose zurückgreifen.

## Miktionsschema

Das Eintragen der Blasenentleerungsgewohnheiten auf einer Liste ist für den Patienten selbst als auch für das Personal eine Voraussetzung im Rahmen des Inkontinenztrainings. Das Miktionsschema (s. S. 83) dient dabei mehreren Aufgaben. Es ermittelt den Typ der Inkontinenz und findet Wege für eine wirksame Behandlung sowie für nötige Hilfen. Dies „individualisiert" das Toilettentraining und ist damit direkt mitverantwortlich für den Erfolg. Zwischenzeitlich muß immer wieder über die Analyse des Miktionsschemas die Therapie bzw. das weitere Vorgehen beim Toilettentraining angepaßt werden.

## Der Inkontinenz angepaßte Kleidung

Inkontinente ältere Menschen leiden häufig außerdem an anderen Behinderungen. Diese können mannigfaltig sein und die Inkontinenz auf unterschiedliche Weise beeinflussen. Gerade Bewegungsbehinderungen kommen oft vor und erschweren dem Älteren, der an häufigem Harndrang leidet oder Inkontinenzhilfsmittel selbst wechseln muß, seine Beschwerden zu meistern. Gerade beim Toilettentraining ist es wichtig, daß die Kleidung den Bedürfnissen des Inkontinenten angepaßt ist, weil sie sonst zu einer unüberwindbaren Hürde für ein erfolgreiches Toilettentraining werden kann. Dabei sind eigene Kleider für den Älteren von hohem Wert, denn sie bestärken das Selbstwertgefühl.

Spezielle Konfektionskleidung für ältere Behinderte wird gegenwärtig noch selten angeboten. Viele müssen sich daher mit schlechtsitzender Kleidung abfinden, neu gekaufte ändern oder ihre Garderobe anfertigen lassen. Daraus ergeben sich vielfältige Probleme, vom finanziellen Mehraufwand einmal abgesehen. Schwierigkeiten beim An- und Ausziehen der Kleider (neben größerer Abhängigkeit von anderen) führen zu der Sorge, nicht rechtzeitig zur Toilette zu kommen. Kleider, die zu eng sind oder unzweckmäßige Nähte haben, erhöhen das Risiko von Druckgeschwüren und können die Beweglichkeit einschränken. Hat die Kleidung zusätzlich einen schlechten Schnitt, beeinflußt sie auch das seelische Wohlbefinden. Kleidung, die die Bedürfnisse des Inkontinenten berücksichtigt, bedeutet für viele Unabhängigkeit von fremder Hilfe. Aufgrund der unterschiedlichen individuellen Ansprüche und des Geschmacks ist es schwer, hier allgemeine Ratschläge zur Wahl und Änderung von Bekleidung für bewegungsbehinderte Inkontinente zu geben. Im folgenden sind einige allgemeine Hinweise als Aufforderung zu verstehen, eigene Lösungen zu finden.

### *Allgemeine Hinweise*

Es ist wichtig, daß die Bekleidung luftdurchlässig ist und Feuchtigkeit abweist! Sie soll warm sein, aber nicht isolierend wirken und überschüssige Wärme abgeben. Ihr Träger darf weder frieren noch schwitzen. Solches Material ist unter anderem Trikot aus reiner Baumwolle, das sich auf der Haut weich und behaglich anfühlt und den Schweiß gut aufsaugt. In der Regel verursacht Baumwolle weniger Hautreizungen als synthetisches Gewebe, und sie kann außerdem oft gewaschen bzw. sogar gekocht werden. Haltbarkeit, Wärmeeigenschaften und Dehnbarkeit des Trikots hängen von der

Strickart und der Garnbehandlung ab. Beim Kauf der Kleidung ist die Bezeichnung auf den Etiketten zu beachten. Sie gibt Aufschluß über Qualität und Pflege. Oft werden die Materialeigenschaften und die Waschvorschriften in Symbolen angegeben. Daneben kann man sich vom Verkäufer beraten lassen. Viele Behindertenorganisationen beraten über diese Themen in Schriften über Bekleidung und Möglichkeiten, diese zu ändern. Manche Organisationen vermitteln sogar Schnittmuster und einen allgemeinen Erfahrungsaustausch.

Mehrere dünne, übereinandergezogene Kleidungsstücke schenken mehr Wärme als ein einziges dichtes. Um größtmögliche Bewegungsfreiheit zu sichern, soll die Kleidung leicht sein. Gerade Sportkleidung wird bevorzugt aus leichtem Material hergestellt. Beispiele dafür sind Steppjackenstoff mit synthetischer Füllung und sog. Fiberpelz, ein Material, welches sowohl warm hält als auch leicht zu waschen sowie haltbar und geschmeidig ist. Für Sportler gibt es Unterwäsche, die die Haut besonders trockenhält. Das Material, aus dem sie gefertigt ist, saugt Feuchtigkeit nicht auf, sondern transportiert den Schweiß von der Haut schnell ab. Darüber hinaus ist dieses Material leicht und dünn und trocknet rasch.

### Lockere Kleidung

Je lockerer die Kleidung sitzt, um so leichter läßt sie sich an- und ausziehen! Müssen die Kleider über den Kopf gezogen werden, sollten sie dehnbar sein und große Halsausschnitte haben. Am besten ist es, wenn sie sich ganz öffnen lassen. Große Armlöcher im Raglan- oder Kimonoschnitt sowie weite Hosenbeine erleichtern das An- und Auskleiden. Weite Hosenbeine verhindern auch das Einklemmen eines möglicherweise vorhandenen Schlauches, der zu einem Urinbeutel führt. Bei weiten Hosenbeinen läßt sich sogar der Sammelbeutel austauschen, ohne daß in die Seitennähte ein Reißverschluß eingenäht werden muß. Ein weiter Schnitt ist besonders für diejenigen wichtig, die auf körpernahe Hilfsmittel angewiesen sind.

Knöpfe, Spangen oder ähnliche Befestigungsmittel sind an der Kleidung nur hinderlich. Praktischer erweisen sich Reißverschlüsse, große Haken oder sog. Klettbandverschlüsse, die sich sogar mit einer Hand bedienen lassen. Klettbandverschlüsse gibt es in jeder Nähzubehörabteilung oder in einem Kurzwarenladen. Das Band läßt sich überall an der Kleidung annähen und ersetzt sowohl Knöpfe als auch Reißverschlüsse, Spangen und sogar Schnürsenkel, falls man dafür nicht einen elastischen Gummizug bevorzugt. Knöpfe und Spangen können aber zur Verzierung über diese einfachen Verschlüsse genäht werden. Die meisten Befestigungen und Verschlüsse an der Kleidung lassen sich leicht ändern, selbst die am Hosenschlitz.

### Tageskleidung für Männer

Beim Tragen von Inkontinenzhilfsmitteln ist es wichtig, daß der Hosenschlitz bis zum Schritt verlängert wird. Dadurch wird der Wechsel von

Inkontinenzhilfsmitteln erleichtert, weil die Hose nicht mehr auseinander gezogen werden muß. Locker sitzende Hosen mit einem elastischen Bund sind gleichfalls praktisch. Um den Bund zu verdecken, kann man ein bequem sitzendes Freizeithemd tragen oder einen Gürtel annähen, der mit einem Klettbandverschluß versehen ist. Trägt man Hosen, bei denen der Gürtel teilweise durch den Bund gezogen wird, kann der unsichtbare Teil des Gürtels durch einen elastischen Gummizug ersetzt werden.

In der Regel ist es am einfachsten, Hosen vorn oder an den Seiten zu öffnen. Für viele kann es praktisch sein, die Hosen in den Seitennähten zu öffnen – mit Hilfe eingenähter Reißverschlüsse und/oder Klettbandverschlüsse. Durch einen zusätzlich auf der Vorderseite oder hinten an der Hose eingenähten Bund, läßt sich der vordere, bzw. der hintere Teil der Hose, bei einem Toilettenbesuch hernunterklappen. Der zusätzliche leicht zu öffnende Bund hält das Hemd auf seinem Platz und verhindert ein Herabgleiten der Hose, was allen Schwierigkeiten bereitet, denen das Bücken schwerfällt (Abb. 42).

Die Seitennähte sollten sich mittels eingenähter Reiß- oder Klettbandverschlüsse auf mindestens 30 cm Länge öffnen lassen. Falls Reißverschlüsse verwendet werden, kann man durch den Gleiter einen Schlüsselring ziehen oder dort ein Band befestigen, womit sich die Griffmöglichkeit verbessert (Abb. 42c). Eine ähnliche Form hat das Hosenmodell in Abbildung 43. Dieses Beinkleid hat eine herunterlaßbare Vorderseite sowie einen stufenlosen Verschluß mit Klettband in der Taille.

Reißverschlüsse oder Klettbänder über die gesamte Länge sowohl an inneren als auch äußeren Seitennähten eines oder beider Hosenbeine, kön-

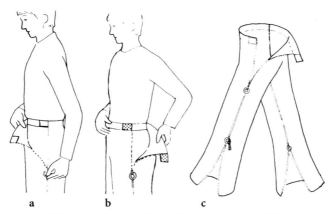

     a         b         c

**Abb. 42.** Hose mit seitlich eingenähten Reißverschlüssen und zusätzlich vorn bzw. hinten eingenähtem Band, um die Hose vorn (**a**) bzw. hinten (**b**) herunterklappen zu können. Hosen mit durchgehenden Reißverschlüssen in den Seitennähten sowohl von oben als auch von unten zu öffnen (**c**) mit Ring bzw. Band. c Hose mit Reißverschluß an der inneren Seitennaht bei Katheterträgern mit Urinsammelbeutel

**Abb. 43.** Hose mit herunterlaßbarer Vorderseite, sowie stufen-
loser Verschluß mit Klettband in der Taille

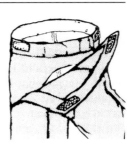

**Abb. 44.** Hose mit Reißverschluß an der inneren
Seitennaht bei Katheterträgern mit Urinsammelbeutel

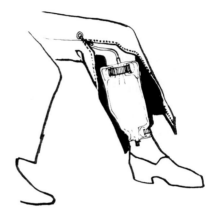

nen gerade beim Tragen eines Katheters oder eines Urintropfensammlers
von großem Wert sein (Abb. 44). Falls Reißverschlüsse verwendet werden,
kann man sie so einnähen, daß sie entweder von oben oder von unten auf-
zumachen sind. Zum Öffnen und Schließen einer ganzen Seitennaht ist es
praktisch, einen Reißverschluß zu verwenden, der von beiden Seiten funktioniert (Abb. 42c). Patienten, die sich nicht voll bewegen können und
gezwungenerweise viel sitzen müssen, haben oft Probleme mit dem Hosen-
bund. Vorn sitzt er zu hoch, hinten zu tief. Dem läßt sich teilweise abhelfen,
indem man Hosen aus dehnbaren Stoffen kauft oder solche, die über einen
elastischen Bund verfügen. Wer seine Garderobe anfertigen läßt oder selbst
näht, sollte bei Hosen den Bund vorne tiefer und hinten höher als üblich
anlegen. Für den, der im Rollstuhl sitzt, sind Taschen an der Kleidung normalerweise überflüssig, weil sie schwer zu erreichen und somit funktionslos
sind. Sie machen durch unnötige Nähte das Kleidungsstück unbequem. Wer
viel sitzt, kann Jacken und Hemden hinten verkürzen. Dadurch werden
unbequeme Falten am Rücken vermieden. Eine Gegenfalte im Rückenteil
ergibt hingegen zusätzliche Weite über den Schultern und in den Rücken-
partien, ein Vorteil für den, der mit den Armen den Rollstuhl bedienen
muß.

### Tageskleidung für Frauen

Auch für Frauen sind lange Hosen ein ideales Kleidungsstück, weil sie viele Möglichkeiten einer individuellen Anpassung bieten. Weite Hosen verbergen gleichzeitig Inkontinenzhilfsmittel. Für Hosen bei weiblichen Patienten gilt sonst das Gleiche wie oben bei den Männern angeführt.

Für Frauen mit eingeschränkter Beweglichkeit (z.B. bei halbseitiger Lähmung) sind Wickelkeider am zweckmäßigsten. Wickelröcke und Kimonos lassen sich bei einem Toilettenbesuch vorn leicht auseinanderziehen. Man braucht den Rock nicht zu heben und sich nicht zu bücken. Ein Klettbandverschluß in der Taille eines Wickelrockes ermöglicht eine stufenlose Befestigung (Abb. 45). Der Wickelrock kann so gedreht werden, daß die Öffnung vorn, hinten oder an der Seite sitzt. Beim Toilettenbesuch ist die rückwärtige Öffnung praktisch, besonders für Kranke, die im Rollstuhl sitzen. Die Seitenöffnung gestattet eine größere Bewegungsfreiheit beim Gehen.

### Unterwäsche

Eine Unterhose mit weiten Beinöffnungen kann oft schon durch Seitwärtsziehen der Beinöffnung hilfreich sein (Abb. 46a). Besonders günstig sind

**Abb. 45.** Wickelrock mit stufenlosem Klettbandverschluß

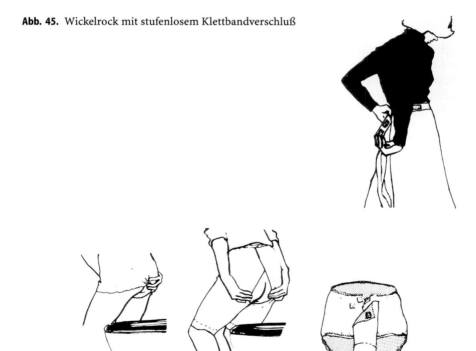

a          b          c

**Abb. 46.** Unterhose mit weitem Bein (**a**), Unterhose mit rückwärtigem Schlitz (**b**), Unterhose mit Klebeverschlüssen und vorn abklappbarem Latz (**c**)

**Abb. 47.** Im Intimbereich offene Strumpfhose (a),
Strumpfgürtel mit seitwärtiger Strumpfbefestigung (b)

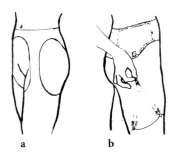

a          b

Unterhosen mit einem rückwärtigem Schlitz, der allerdings groß genug sein muß (Abb. 46b). Recht empfehlenswert sind Unterhosen mit Klebeverschlüssen und einem vorn abklappbaren Latz (Abb. 46c). Gerade für den Patienten mit Inkontinenzhilfsmitteln und Bewegungsstörungen bietet diese Unterhose viele Vorteile. Sie kann in der Größe durch einfaches Versetzen der Klettbandverschlüsse verstellt werden. Bei Frauen empfiehlt sich das Tragen von im Intimbereich offenen Strumpfhosen (Abb. 47a) und von Strumpfgürteln mit seitwärtiger Strumpfbefestigung (Abb. 47b).

### Nachtgewand

Nachthemden sollten sich vorne öffnen lassen, hinten aber eine überwerfende Falte haben, so daß sie leicht an- und ausziehbar sind (Abb. 48). Die Rückenfalte sollte den Patienten im Stehen voll abdecken, muß sich aber bei Bedarf, etwa beim Toilettenbesuch, leicht auf die Seite ziehen lassen. Hosen als Nachtbekleidung sind in der Regel nicht nützlich.

**Abb. 48.** Nachtgewand mit hinten überwerfender Falte

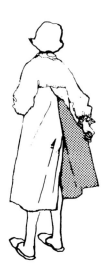

## Anpassung der Umgebung und Hilfen zur Selbsthilfe

Zu den Hindernissen, die ein Toilettentraining fast unmöglich machen, gehört eine ungeeignete Umgebung. Immer sollte der Kranke seine Bedürfnisse ungestört und ohne Hektik erledigen können. Dazu gehört allerdings, daß Kleidung und Umgebung der körperlich meist etwas Behinderten dies auch zulassen. Auf die Kleidung wird ab Seite 165 eigens eingegangen.

Der Raum neben dem Bett des Patienten muß für einen eigenen Nachtstuhl bzw. für die Ablage einer Urinflasche oder eines Steckbeckens ausreichen. Auch die Höhe des Bettes spielt eine Rolle. Ist das Ruhelager zu hoch, überkommt den Kranken möglicherweise die Angst, zu Boden zu fallen. Bettgitter erzeugen in ihm den Eindruck, sich in einem Gefängnis zu befinden, was die Angst schürt und Inkontinenz verursacht. Eine Dämmerleuchte für die Nacht ist dringend notwendig, ebenso eine nahe, schnell erreichbare Toilette. Der Weg zum „stillen Örtchen" sollte so kurz wie möglich und durch Haltegriffe gesichert sein. Im Flur ist schließlich eine ausreichende Beleuchtung erforderlich, frei von Schattenstreifen. Zu viele sich ähnelnde Türen verwirren im Krankenhaus ältere Patienten. Darum ist die Toilettentür groß und auffällig zu markieren. Oft verstellen nachts Rollstühle, mit Blumen gefüllte Vasen aus den Zimmern und Müllsäcke den Weg.

Außerdem sollte die Toilette den Patienten genügend Platz bieten. Es gibt eine Reihe von technischen Hilfsmitteln, die in diesem Zusammenhang unbedingt erwähnt werden müssen. Ein kräftiger Griff an der Wand (Abb. 49 a)

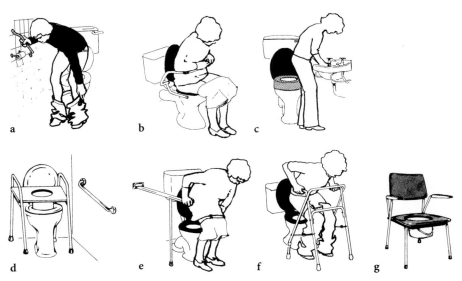

**Abb. 49.** Handgriff an der Wand (**a**), an der Toilette montierte Stütze (**b**), erhöhte Toilette (**c**), Toilettenaufsatz mit Stützgriffen (**d**), an der Wand befestigte Stütze (**e**), Gehbock (**f**), Toilettenstuhl (**g**)

oder eine Stütze um die Taille für Personen mit Gleichgewichtsstörungen (Abb. 49b) erlauben dem Patienten, auf der Toilette allein zu bleiben. Bei einer Einschränkung der Beweglichkeit in den Hüftgelenken (Hüftgelenksarthrose) kann es u. U. nützlich sein, eine höhere Toilette einzubauen (Abb. 49 c) oder einen Toilettenaufsatz zu verwenden (Abb. 49d). Eine Reihe von Hilfen erlaubt es, leichter aus sitzender Haltung aufzustehen (Abb. 49e, f). Nicht vergessen werden sollte in diesem Zusammenhang der bereits oben angesprochene altbewährte Toilettenstuhl, der bei einer zu langen Strecke zur Toilette direkt neben dem Bett plaziert werden kann (Abb. 49g).

Wichtig ist auch der richtige Ort für den Lichtschalter, der leicht neben der Tür zu finden sein soll. Die Toilettenrolle muß leicht erreichbar und auch die Türklinke bequem plaziert sein.

Oft ist es eine körperliche Behinderung, die den älteren Inkontinenten hindert, rechtzeitig die Toilette zu erreichen. Neben der Durchführung der aktivierenden Pflege, der Ergotherapie und Gymnastik muß auch überlegt werden, ob durch die Verwendung eines Hilfsmittels dem alten Patienten wieder ein größeres Maß an Selbständigkeit und Unabhängigkeit vermittelt werden kann. Im gemeinsamen Gespräch zwischen Arzt, Schwester und Therapeut wird man klären müssen, welches Hilfsmittel für den Patienten geeignet ist und was dem Patienten dabei zugemutet werden darf. Unter Umständen können dann bestimmte Geräte ärztlicherseits verordnet werden.

Die Hilfsmittel, die in Abbildung 50 in begrenzter Zahl dargestellt werden, betreffen vorwiegend den halbseitengelähmten bzw. bewegungsbehinderten Patienten. Im Vordergrund der Versorgung beim alten inkontinenten Patienten stehen hier natürlich Hilfsmittel zum Gehen. Im Einzelfall ist es sinnvoll, den Orthopädietechniker bzw. Bandagisten beratend hinzuzuziehen, der über die bestehenden Möglichkeiten technischer Hilfe bei bestimmten Behinderungen informieren kann.

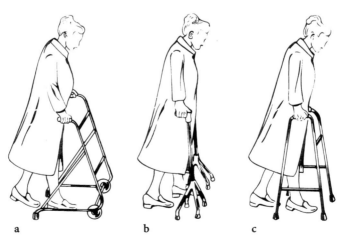

**Abb. 50.** „Rollator" (a), „Vierfußgehhilfe oder Gehbänkchen" (b), „Gehbock" (c)

# Physiotherapie

Physikalische Behandlungmöglichkeiten können sowohl bei der Streßinkontinenz, als auch bei der Dranginkontinenz eingesetzt werden. Vorrangig wird die Physiotherapie jedoch bei der Streßinkontinenz eingesetzt. An erster Stelle der therapeutischen Möglichkeiten steht hier die Beckenbodengymnastik, kombiniert mit allgemeiner Konditionierung, die teilweise mit Biofeedback-Mechanismen, seltener in Form der alleinigen Elektrostimulation und unter Einsatz von Kegeln, die in die Scheide eingelegt werden (Vaginalkonen), durchgeführt wird. Weiterhin sind hier ein Harnröhrenstöpsel (Urethral-Plug), das Pessar mit Jo-Jo-Kugel, die Balneotherapie und die Reflexzonentherapie zu erwähnen.

Ziel der physikalischen Maßnahmen ist es, die geschwächte Beckenbodenmuskulatur wieder zu kräftigen. Dabei scheint der Erfolg der physikalischen Therapiemaßnahmen sowohl von der richtigen Auswahl der Patientinnen bzw. Patienten als auch von der sachgerechten Durchführung abhängig zu sein. Oft ist es notwendig, physikalische Behandlungsmaßnahmen mit Kontinenztraining und/oder medikamentöser Therapie zu kombinieren.

## Beckenbodengymnastik

Beckenbodengymnastik wurde für Menschen mit Inkontinenzproblemen entwickelt, stärkt die Beckenmuskulatur und aktiviert die Bereiche, die für eine einwandfreie Funktion der Ausscheidungsorgane zuständig sind. Beckenbodengymnastik kann Inkontinenz günstig beeinflussen und wirkt in verschiedenen Fällen vorbeugend.

Beckenbodengymnastik ist aus zwei Gründen wichtig. Einerseits wird versucht, die teilweise oder vollständig für die Inkontinenz verantwortliche Insuffizienz der Beckenbodenmuskulatur zu trainieren, andererseits kann der Patient an der Überwindung seiner Inkontinenz selbst mitwirken. Die psychische Führung ist beim Überwinden der Inkontinenz von großer Bedeutung. Hier bietet sich die Beckenbodengymnastik, unabhängig von ihrem direkten somatischen Wert, als wichtiges psychologisches Führungsinstrument an.

Meist wird die Beckenbodengymnastik bei der Frau eingesetzt, aber im Einzelfall kann sie auch für den Mann sinnvoll sein. Ursachen für die männliche Inkontinenz können persönliche Veranlagung zu einer primären Gewebsschwäche, häufige Druckbelastung des Beckenbodens (z.B. durch allergisches Niesen, chronischen Husten, Verstopfung) und Beeinträchtigungen am Verschlußapparat der Harnblase (verursacht z.B. durch Entzündungen, Geschwülste, Prostata- oder Harnröhrenerkrankungen, Nervenschädigungen, Operationen) sein. Das früher übliche isolierte Beckenbodentraining ist heute zugunsten einer komplexen Physiotherapie verlassen worden. Sie gliedert sich in zwei Stufen.

Komplexe Physiotherapie

1. Stufe:

- Aufklärung
  - Anatomie und Physiologie des weiblichen Beckenbodens,
  - Formen und Ursachen der Inkontinenz,
  - gesunde Lebensweise (Ernährung, Gewichtsabnahme, Bewegung).

2. Stufe:

- Beckenbodentraining
  - Kneifübung,
  - bewegungstherapeutische Programme.
- Allgemeine Konditionierung
  - Sauna,
  - Schwimmen,
- Vaginalkonen,
- Pessar mit Jo-Jo-Kugel,
- Elektrotherapie,
- Balneotherapie.

Ein solches Programm erfordert von Seiten der Patientin bzw. bei Teileinsatz des Programmes bei Patienten Motivation und Geduld. Es sollte zumindest anfänglich unter Leitung einer dafür geschulten Physiotherapeutin stehen. Erster Hinweis auf einen Trainingserfolg ist die wiedererlangte Fähigkeit, den Harnstrahl willkürlich zu unterbrechen. Burgio et al. (1986) erzielten damit bei 75,9% ihrer Patientinnen eine Besserung der Inkontinenzsymptome. Die besten Ergebnisse werden erzielt bei der Streß- bzw. Mischinkontinenz 1. Grades (etwa 80%) wie auch 2. Grades (etwa 50%). In Fällen 3. Grades kann bei einem Drittel auch eine Besserung erzielt werden, jedoch keine Heilung (Fischer 1995). In einer Studie von Klarskov und Mitarbeiter (1986) verzichteten 52% der Frauen nach mehrwöchigem Trainingsprogramm auf die ursprünglich geplante Operation, da sie mit dem erreichten Zustand zufrieden waren. Auch Henalla et al. (1988) registrierten nach intensivem Beckenbodentraining in 67% ihrer Fälle entweder völlige Kontinenz oder eine signifikante Besserung der Beschwerden.

### Aufklärung

Bevor mit einer Beckenbodengymnastik begonnen wird, sollte der Patientin bzw. dem Patienten anhand von anatomischen Tafeln und Modellen die Bedeutung eines normal funktionierenden Beckenbodens darstellt werden. Die Aufklärung sollte einen Überblick über die Formen und Ursachen sowie Schweregrade der Harninkontinenz geben. Dabei sollen den Patientinnen bzw. den Patienten die Einflußfaktoren auf die Funktion des Beckenbodens wie Atmung, Körpergewicht, körperliche Belastung und Bewegungsmangel verdeutlicht werden. Diese Aufklärung kann in Form von Kursen, aber auch einzeln in der Praxis erfolgen. Innerhalb der Aufklärung sollte man auch Hinweise über gesunde Ernährung und Möglichkeiten der Gewichtsabnahme diskutieren. Haben die Patientinnen die Zusammenhänge erkannt, so sind sie motiviert, auch aktiv mitzuarbeiten.

### Beckenbodentraining

Viele Frauen haben im Laufe der Jahre verlernt, ihre Muskulatur bewußt und gezielt einzusetzen, nur etwa 60 % der inkontinenten Patienten sind dazu in der Lage. Daher gilt es zunächst, daß Muskelgefühl wieder zu erlangen, das „sich erspüren", d. h. das richtige Anspannen und Entspannen der Beckenbodenmuskulatur zu erlernen (Blowman et al. 1991; Kirschner-Hermanns 1992). Nach Pages (1996) hat es sich als günstig erwiesen, die harninkontinenten Frauen hinsichtlich der Reaktionsfähigkeit des Beckenbodens in zwei Gruppen einzuteilen: Frauen mit guter Kontraktionsfähigkeit und Frauen mit fehlender Kontraktionsfähigkeit. Dazu ist eine einfache gynäkologische Untersuchung mit Prüfung der Kontraktionsfähigkeit notwendig, z. B. kann der Arzt nach Einführen von ein oder zwei Fingern in die Vagina anschließend eine Kneifübung durchführen lassen. Diese Einteilung ist für die Physiotherapieplanung wichtig. Frauen mit guter Beckenbodenreaktion sollten sofort mit einem Beckenbodentraining beginnen. Frauen mit fehlender Reaktion sollten zunächst elektrisch muskelstimulierend behandelt werden. Kommt dadurch eine Reaktivierung des Beckenbodens zustande, so wird diese dann mit Kneifübungen kombiniert.

### Grundsätze beim Training

Beckenbodengymnastik führt dann zum Erfolg, wenn sie richtig und unter entsprechender Kontrolle regelmäßig und konsequent durchgeführt wird. Die Patientin muß lernen, was es heißt, den Beckenboden zu trainieren: Etwa 30 % der Frauen pressen beim Beckenbodentraining statt zu kneifen und bewirken damit natürlich das Gegenteil. Desweiteren muß die Patientin selbst den Erfolg ihrer Bemühungen kontrollieren, und zwar kann durch Einführen von ein oder zwei Fingern in die Vagina der Effekt des Beckenbodentrainings selbst kontrolliert werden. Diese Maßnahme dient nicht nur zur Kontrolle, sondern vermittelt der Patientin auch eine positive Biofeedback-Information über den Erfolg der Bemühungen. Auch Tonometer wurden entwickelt, damit der Erfolg des Beckenbodentrainings exakt erfaßt werden kann.

Das Beckenbodentraining muß regelmäßig mehrmals täglich durchgeführt und das Erlernte gezielt eingesetzt werden, z.B. bewußtes Kneifen des Beckenbodens bei Streßbedingungen oder willkürliche Unterbrechungen der Miktion. Darüber hinaus muß die Patientin bzw. der Patient motiviert sein, dieses Beckenbodentraining über Monate fortzusetzen, zumal sich erste Erfolge erst nach vier bis sechs Wochen einstellen. Zu Beginn der Therapie ist eine fachliche Anleitung – allein oder im Rahmen einer Gruppe – wie oben erwähnt durch eine Physiotherapeutin sinnvoll.

Um den Beckenboden wirksam zu trainieren, muß das Prinzip des Kräftetrainings bekannt sein und berücksichtigt werden. Das heißt, um rehabilitierend zu wirken, muß eine Muskelkontraktion maximale Stärke erreichen. Es sind also mehr Kräfte aufzuwenden, als man zu haben glaubt, und die Anspannung ist länger durchzuhalten, als man imstande zu sein vermeint. Eine Faustregel, wie oft die einzelnen Übungen durchgeführt werden sollten, gibt es nicht. Man sollte die Intensität des Trainings nach der persönlichen Befindlichkeit richten und darauf achten, daß man sich nicht selbst überfordert. Oft erklären sich die vielen unbefriedigenden Trainingsresultate auch damit, daß die Patientin zwar angewiesen wird, ein bestimmtes Programm abzuwickeln, sie jedoch noch zu wenig auf die Bedeutung und die Qualität der einzelnen Übungen hingewiesen wird.

Das erste Training kann allein zu Hause durchgeführt werden. Die Patientin sollte versuchen, jedes Mal, wenn sie auf der Toilette sitzt, während des Wasserlassens den Urinstrahl mehrmals zu unterbrechen. Zuerst tief einatmen, dann laut langsam bis 10 zählen (das bewirkt, daß die Patientin dabei ausatmet und so den Beckenboden vom Bauchraumdruck entlastet) dann „kneifen". Diese Übung soll sie einige Tage lang machen, bis sie das richtige Gefühl dafür bekommt, welche Bereiche der Beckenbodenmuskulatur angespannt werden müssen. Dann ist es sinnvoll, ein Beckenbodenübungsprogramm mit Hilfe einer Physiotherapeutin zu beginnen.

Angeboten werden in der Regel heute neben den klassischen Kneifübungen (Gotved 1983; Zimmermann 1989) auch mehr bewegungstherapeutische Programme (Pharmacia 1995) und Vaginalkonen. Nachfolgend seien die klassischen „Kneifübungen" dargestellt. Vor Beginn der Übungen ist immer die Blase zu entleeren. Während der Übungen sollten die Patienten möglichst durch die Nase einatmen und durch den Mund mit Zischgeräusch auf SSSSS. . . . . . oder SchSchSch. . . . . langsam und drucklos ausatmen. Dazu folgende Trainingsanleitungen:

Grundübung (Abb. 51)
Legen Sie sich flach auf den Rücken auf eine ganz flache Unterlage und stellen Sie beide Beine auf. Atmen Sie tief ein. Während Sie langsam ausatmen, machen Sie Ihr Kreuz langsam etwas rund, Ihr Gesäß ganz hart und schließen Sie alle Öffnungen: After, Scheide, Harnröhre. Betonen Sie vor allem das Ver-

**Abb. 51.** Grundübung

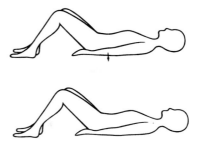

schließen der Scheide und versuchen Sie, sie etwas in den Bauch hineinzuziehen. Je mehr Luft Sie ausgeatmet haben, desto stärker soll die Spannung werden. Wenn Sie jetzt wieder einatmen, lassen Sie während der Einatmung die ganze Spannung ganz langsam los und werden unten ganz weit. Mit dem Beginn des Ausatmens fängt die Übung wieder beim Spannen an.

Übung 1 (Abb. 52)
Sie liegen wieder auf dem Rücken mit aufgestellten Beinen. Die Füße stehen nahe beieinander, aber die Knie sind weit geöffnet. Während des Ausatmens machen Sie ihr Kreuz etwas rund, ihr Gesäß wieder ganz hart, schließen alle Öffnungen. Auch ihre Knie schließen sich langsam. Wenn Sie sich berühren, pressen Sie sie zusammen, aber nur so viel, daß Sie ihre Öffnungen besser schließen können. Während des Einatmens lösen Sie langsam die Spannung, öffnen ihre Knie und werden unten ganz weit

Übung 2
Legen Sie sich auf den Rücken. Stellen Sie ein Bein auf; das andere bleibt gestreckt liegen. Atmen Sie langsam aus, machen Sie dabei das Kreuz etwas rund, und lassen Sie das Gesäß „hart" werden. Schließen Sie die Muskeln aller Körperöffnungen und ziehen Sie das gestreckte Bein und die Scheide etwas in den Bauch hinein, ohne das Bein anzuheben und die Spannung zwischen ihren Beinen zu lösen. Lösen Sie die Spannung langsam beim Einatmen und schieben Sie das Bein wieder etwas zurück

Übung 3
Sie liegen wie bei der Grundübung auf dem Rücken, haben aber beide Beine aufgestellt. Während Sie ausatmen, machen Sie das Kreuz wieder rund und das Gesäß wieder „hart". Schließen Sie wieder die Muskeln aller Körperöffnungen. Strecken Sie dann ein Bein so lange hoch, bis Sie wieder ganz ausgeatmet haben. Achten Sie darauf, alle Körperöffnungen fest geschlossen zu halten. Erst wenn Sie wieder einatmen, lösen Sie langsam die Spannung und stellen dann das Bein wieder neben das andere. Wichtig: Stoßen Sie sich nicht vom aufgestellten Bein ab, wenn Sie das Knie des anderen Beines strecken.

Übung 4
Legen Sie sich, die Beine ausgestreckt, auf den Rücken. Machen Sie beim langsamen Ausatmen das Kreuz etwas rund und das Gesäß „hart". Schließen

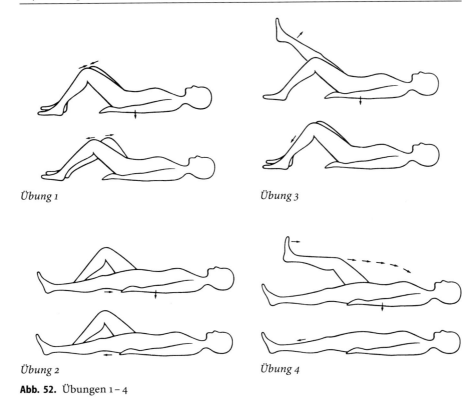

*Übung 1*                    *Übung 3*

*Übung 2*                    *Übung 4*

**Abb. 52.** Übungen 1–4

Sie mit den Muskeln alle Körperöffnungen. Halten Sie diese Spannung sorgsam. Während Sie weiter ausatmen, ziehen Sie die Fußspitze eines Beines
hoch, beugen Sie das Knie und führen Sie es in Richtung der gegenüberlie-
genden Schulter. Erst beim Einatmen wird die Spannung langsam gelöst.
Kehren Sie in die Ausgangsstellung zurück.

Varianten (Abb. 53)
Wechseln Sie bei den Übungen 2–4 das Bein. Die Grundübung und die
Übungen 2–4 lassen sich auch in Seitenlage ausführen. Die Grundübung ist
auch im Sitzen und Stehen möglich.

Übung 5
Diese Übung eignet sich, wenn die Bewegungsfreiheit leicht eingeschränkt ist.

Variation 1
Setzen sie sich, leicht zusammengesunken, auf einen Schemel, so daß der
Druck auf dem hinteren Teil des Beckenbodens liegt. Schnüren Sie, so kräftig wie möglich, die Afterregion zusammen. Verharren Sie in dieser Stellung
10–15 s.

**Abb. 53.** Variationen 1-3

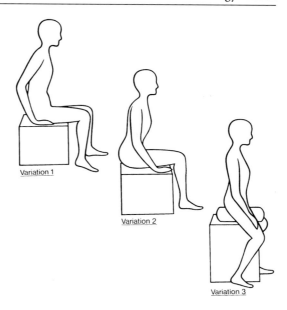

Variation 1

Variation 2

Variation 3

## Variation 2
Setzen Sie sich nun leicht nach vorne gelehnt, damit der Druck auf dem vorderen Teil liegt. Schnüren Sie wieder, wie bei Variation 1, die Afterregion zusammen und halten Sie diese Spannung so lange wie möglich an.

## Variation 3
Diese Übung sollten Sie im Reitsitz auf einer auf dem Schemel liegenden festen Kissenrolle wiederholen. Die Kissenrolle erleichtert eine kräftigere Anspannung. Nach Gotved (1983) läßt sich das wirksamste Training des Beckenbodens auf einem Fahrradsattel ausführen, weil dieser einen idealen Gegendruck leistet. Da Ältere selten Gelegenheit haben, auf dem Sattel eines Stahlrosses zu üben, müssen sie sich mit einer Kissenrolle behelfen. Ausgangspunkt der Übung ist eine leicht zusammengesunkene Haltung. Der Druck hat sich hauptsächlich gegen den hinteren Teil des Beckenbodens zu richten, wodurch er leichter beeinflußbar ist. Die Afterregion läßt sich so besser zusammenschnüren. 10–15 s lang sollten Sie in dieser Stellung verharren und sich anschließend vorbeugen, so daß sich der Druck gegen den vorderen Teil richtet, was Erfassung und Spannung der Muskulatur um Harnröhre und Scheide erleichtert. Auch hier heißt es: Kräftig anspannen und die Spannung so lange wie möglich halten.

### Beckenbodengymnastik für den Mann

Obwohl eine Beckenbodengymnastik in erster Linie für die inkontinente Frau sinnvoll ist, sind dazu auch einige Bemerkungen für den Mann angebracht! Rein anatomisch gesehen, ist das Prinzip für beide Geschlechter in groben Zügen ähnlich, jedoch ist der männliche Beckenboden weniger belastet, denn er ist keiner Schwangerschaft und Geburt ausgesetzt. Organsenkungen sind beim Mann aufgrund des kleineren, nur an zwei Stellen unterbrochenen Beckenbodens selten.

Viele Männer klagen über häufiges Wasserlassen. Sie können aus einem Training der Muskeln des Beckenbodens Nutzen ziehen. Ein anderes, oft auftretendes männliches Problem sind Hämorrhoiden. Hier haben sich Venenpumpübungen bewährt! Ihre Wirkungen, wie von Gotved (1983) beschrieben wurde, beeinflussen Kreislauf und Verdauung und sind nicht nur für Hämorrhoiden, sondern auch für alle Organe im kleinen Becken zuträglich. Eine leichte und nützliche Venenpumpübung mit Wirkung auf Beckenboden und Hämorrhoiden läuft wie folgt ab:

Der Patient soll sich aufrecht hinsetzen und die Gesäßmuskeln anspannen (je fester, desto besser). Dann soll er versuchen, den Beckenboden einzubeziehen. Er muß spüren, wie er gleichsam ein wenig „angehoben" wird! Dann anschließend entspannen – so daß das Gesäß abflacht. Diese Übung sollte etwa 10mal rhythmisch ausgeführt werden, so daß der Patient die Pumpwirkung als prickelnde Wärme spürt.

## Allgemeine Konditionierung und Bewegungsübungen bei Streßinkontinenz

Eine allgemeine körperliche Belastbarkeit durch Bewegungsübungen ist bei Streßinkontinenz anzustreben. Zur Konditionierung können zwei- bis dreimal wöchentlich über eine Zeit von 30 Minuten Bewegungsübungen im Wasser oder auch im Rahmen einer allgemeinen Gymnastik durchgeführt werden. Außerdem wird von einigen Autoren einmal wöchentlich die Benutzung der Sauna empfohlen (Pages 1996).

## Einsatz von Vaginalkonen

Ein weiteres Therapieprinzip zur Trainingsbehandlung der Beckenmuskulatur sind sog. Vaginalkonen. Diese kegelförmigen Kunststofftampons stehen mit aufsteigenden Gewichten zur Verfügung und werden tief in die Scheide plaziert, damit sie sich oberhalb der Levatorschenkel befinden (Abb. 54). Die Patientin soll durch Kontraktion des Beckenbodens diese Kegel in der Scheide halten. Während des Tragens bekommt die Beckenbodenmuskulatur, insbesondere der M. levator ani, ständig verstärkte Nervenimpulse. Durch das Gefühl des Hinausgleitens kommt es zu intermittierenden Beckenbodenkontraktionen. Dies bewirkt eine Tonisierung und damit Stärkung der Beckenbodenmuskulatur. Die Frau hat einerseits eine positive Rückkopplung, indem sie das Gewicht halten kann, und andererseits bekommt sie eine Information über ihre Muskelkraft, da sie durch die Steigerung der Schwere der Konen auf eine Zustandsverbesserung ihres Beckenbodens schließen kann.

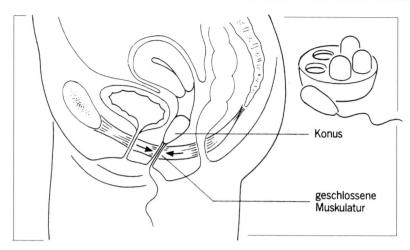

**Abb. 54.** Training mit Vaginalkonen

Die Akzeptanz der Methode scheint hoch zu sein. Nach 6 Monaten Training beobachteten Olah et al. (1990) bei 42 % der Betroffenen ein völliges Sistieren des unwillkürlichen Harnabgangs. Peattie et al. (1988) erzielten nach nur 4wöchigem Training bei 70 % ihrer Patientinnen eine deutliche Besserung.

Das Therapieprinzip vereinigt ein aktives Training mit einem relativ geringen zeitlichen Aufwand. Diese Methode kann jedoch nicht angewendet werden, wenn schon der leichteste Konus in Folge eines klaffenden Scheideneinganges oder bei erheblicher Muskelschwäche nicht in der Scheide gehalten werden kann. Dies trifft öfter bei älteren Patientinnen zu. Hier ist evtl. mit Hilfe der Elektrostimulation und der konventionellen Beckenbodengymnastik eine Verbesserung soweit möglich, daß anschließend mit der Konentherapie begonnen werden kann. Bei zu kurzer Vagina nach Radikaloperationen, bei erheblichem Deszensus oder bei bestehendem Prolaps der Genitalorgane verbietet sich ebenso die Anwendung.

Die Konen können als Hilfsmittel rezeptiert werden. Die Verordnung ist aber nur sinnvoll, wenn mindestens das niedrigste Gewicht, jedoch nicht das höchste gehalten werden kann, um einen Trainingseffekt zu erwarten. Die Frauen werden angehalten, zweimal täglich 15–20 Minuten lang bei leichter Tätigkeit mit den Konen zu trainieren. Können sie das Gewicht 15 Minuten lang halten, so wird das Konusgewicht gesteigert. Die meisten Erfolge werden erzielt bei der Harninkontinenz 1. Grades und beim Deszensus 1.–2. Grades (etwa 60 %).

## Pessar mit Jo-Jo-Kugel

Die Erfolge einer Beckenbodengymnastik bei Streßinkontinenz sind im Einzelfall durch eine besondere Art von Scheidenpessaren noch zu verbessern: Dieses Pessar besteht aus einer runden, wasserdichten Plastikhülle, die eine kleine Stahlkugel enthält (Abb. 55). Mit einem anhängendem Silikonfaden kann das Spezialpessar leicht wieder entfernt werden.

Die Wirkungsweise des Pessars erklärt sich folgendermaßen: Die Vibrationen der Stahlkugel übertragen sich auf das umgebende Gewebe im Beckenbodenbereich. Bei jeder Bewegung der Patientin bewegt sich auch die Kugel. Sie liefert damit Anreiz für Muskelkontraktionen bzw. erhöhte Grundspannung der Muskeln. Das Pessar kann sowohl bei bereits bestehender Streßinkontinenz als auch zur Vorbeugung eingesetzt werden. Im ersteren Fall sollte die Frau das Pessar zwei- bis dreimal täglich für jeweils 30–45 Minuten einlegen. Bei vorbeugender Anwendung im Falle einer Scheidensenkung noch ohne Harninkontinenz muß das Pessar nur einmal täglich eingelegt werden.

Vor Behandlungsbeginn muß der Durchmesser des Scheideneinganges mit einem als Kolpomyometer bezeichneten Instrument gemessen werden, das zusammen mit dem Pessarset geliefert wird. Hiermit läßt sich sowohl die Weite des Scheideneinganges (Größe der Meßkugel) als auch die Distanz des Introitus der kontraktionsfähigen Muskeln des Beckenbodens bestimmen. Die Patientin führt dann „ihre Größe" selbst zu Hause in die Scheide ein. Mit eingesetztem Pessar kann sie ihre normale Tätigkeit verrichten.

Das Kugelpessar wirkt durch seine ständigen Vibrationsimpulse passiv auf die Beckenmuskulatur. Ähnlich wie mit den oben beschriebenen Vaginalkonen, die ebenso wie das Kugelpessar das Diaphragma urogenitale des

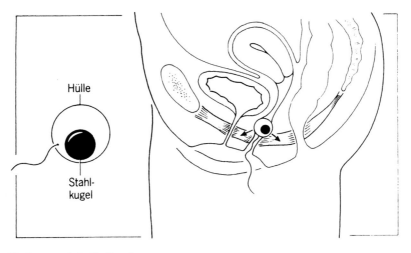

**Abb. 55.** Pessar mit Jo-Jo-Kugeln

Beckenbodens kräftigen, steigert auch die Pessarmethode den Erfolg einer Beckenbodengymnastik.

## Elektrotherapie (Elektrostimulation)

Die Elektrostimulation des Beckenbodens wirkt über eine Aktivierung der feinen Fasern des N. pudendus. Sie sind für die Frequenzen 10–50 Hz ansprechbar. Die elektrische Muskelstimulation ist eine sinnvolle Ergänzung zur Beckenbodengymnastik (Madersbacher et al. 1993; Thom 1991). Dabei ist die Elektrotherapie (s. Tabelle 14) bevorzugt einzusetzen, wenn eine nur schwache oder fehlende Kontraktionskraft des Beckenbodens vorliegt, sowie als unterstützende Maßnahme, um den durch die Therapie erzielten Erfolg aufrechtzuerhalten. Voraussetzung für die Effizienz ist ein trainierbares neuromuskuläres Substrat. Bei ausgeprägten degenerativen Veränderungen bzw. geburtstraumatischer Zerstörung der Levatorplatte ist die Effizienz der Behandlung eingeschränkt.

Patientinnen mit Streß- oder Mischinkontinenz können täglich 15 Minuten mit Schwellstrom (Rechteckimpulse, 50 Hz, 2 ms, 12–15 Schwellungen/min, Kathode im Dammbereich, Anode über Schambein) behandelt werden. Ältere Patientinnen (jenseits des 60. Lebensjahres) scheinen die Anwendung mittelfrequenter Ströme wesentlich besser zu vertragen. In diesen Fällen wird die Elektrostimulation mit dem Interferenzstromverfahren nach Nemec eingesetzt. Dabei werden zwei Elektroden suprasymphysär und je eine Elektrode an den Oberschenkelinnenseiten plaziert, so daß der Beckenboden im

**Tabelle 14.** Elektrotherapie. (Nach Pages 1996)

| Stromart | Anwendung |
|---|---|
| *Niederfrequenter Strom* | |
| Transkutane elektrische Nervenstimulation (TENS) | sensorische Dranginkontinenz Urethralsyndrom |
| 10–100 Hz | Reizblase |
| 10–20-Hz-Kurzzeitstimulation | idiopathische (motorische) Dranginkontinenz |
| 50-Hz-Langzeitstimulation | Streßinkontinenz |
| 10–20/50-Hz-Stimulation | Streß- und Dranginkontinenz |
| *Mittelfrequenter Strom* | |
| (Interferenzstrom) | Streß- und/oder Dranginkontinenz (vor allem im höheren Lebensalter) |
| *Hochfrequenter Strom* | |
| (Kurzwelle, Mikrowelle) | Verbesserung der Durchblutung, allgemeine Entspannung und Entkrampfung im Detrusor-Sphinkter-Bereich |

Kreuzungsbereich der zwei mittelfrequenten Ströme liegt. Die tägliche Behandlung erfolgt motorisch mit einer Schwebungsfrequenz von 50 Hz über eine Zeit von 15–20 Minuten.

Die heute übliche und moderne Stimulation erfolgt über bipolare Oberflächenelektroden, die auf Vaginal- oder Analstöpsel montiert sind und über einen externen Impulsgeber versorgt werden. Man unterscheidet kontinuierliche, phasische oder in einzelnen Sitzungen maximale Stimulation. Hinsichtlich Ausrüstung, technischer Kennziffern und Anwendung sollten die Empfehlungen der International Continence Society berücksichtigt werden (Andersen et al.1992).

Im Krankengut von Eriksen u. Eik-Nes (1989) waren nach knapp 6monatiger Langzeitstimulation 68% der Patientinnen soweit gebessert, daß sie von einer Operation Abstand nahmen. Nach zwei Jahren betrug die Erfolgsrate immerhin noch 56%. Auch von Glavind et al. (1992) sowie von Bent et al. (1993) wird der günstige Effekt der Elektrostimulation bei Patientinnen sowohl mit Streßinkontinenz als auch bei Detrusorinstabilität hervorgehoben. Allerdings war die subjektive Erfolgsrate nicht durch signifikante Änderungen urodynamischer Parameter zu belegen. Ob Anal- oder Vaginalelektroden angewendet werden, ergibt keinen Unterschied.

Die Möglichkeiten einer analen bzw. vaginalen Elektrostimulation stellen sicherlich einen Fortschritt in der Therapie der Beckenbodenschwäche dar (Abb. 56). Ob sie allerdings für ältere Patienten immer zumutbar sind, bleibt dahingestellt.

Mindestens vier Wochen tägliches Beckenbodentraining sind notwendig, bis die Patientinnen die Übungen beherrschen. Danach muß regelmäßig das Erlernte selbständig fortgesetzt werden, um den erreichten Erfolg zu halten. Dieser kann nur mit Hilfe von Vaginal- oder Analstöpseln erfolgen.

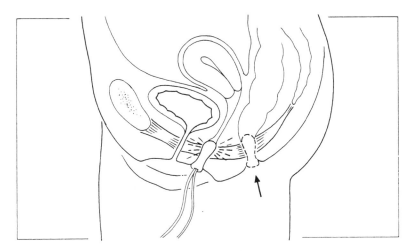

**Abb. 56.** Elektrostimulation der Beckenbodenmuskulatur

Neuere Geräte bieten durch Kombination aus Beckenbodentraining und Elektrostimulation vielseitige Anwendungsmöglichkeiten für die Harninkontinenzbehandlung. Dabei erleichtert die Druckaufzeichnung der Beckenbodenmuskulatur in Verbindung mit visuellem und/oder akustischem Feedback die Behandlung und beeinflußt die Patientin positiv (z.B. PFX-System, Innocept Medizintechnik Vertriebs GmbH, Schermbeck). Die Elektrostimulation fördert das raschere Erlernen der Beckenbodenkontraktion und scheint deshalb besonders geeignet für Patientinnen, bei denen das Erlernen des Beckenbodentrainings schwierig ist (Kirschner-Hermanns 1993).

Es gibt allerdings auch eine Reihe von Kontraindikationen zur Elektrotherapie:

- Schwangerschaft,
- Menstruation, Zwischenblutungen,
- Entzündungen (Kolpitis),
- Uterus myomatosus mit Wachstumstendenz,
- Harnwegsinfektionen,
- Harnretention,
- Urogenitalfistel,
- schwere Herzrhythmusstörungen, Schrittmacher,
- Metallimplantate im Behandlungsbereich.

Bei der reinen Dranginkontinenz kann neben der Pharmakotherapie eine Elektrostimulation intravaginal mit maximal tolerierbaren Stromstärken angewendet werden (AMFES = akute maximale funktionelle Elektrostimulation). Dabei werden kurzdauernde (= 300 µs) biphasische Rechteckimpulse niedriger Frequenz (10-20 Hz) und hoher Amplitude (bis 100 mA) gewählt. Die Behandlung erfolgt ein- bis zweimal täglich 20 Minuten lang über einen Zeitraum von 2-4 Wochen. Es kann eine Besserung erzielt werden, eine Heilung ist nicht zu erwarten (Pages 1996).

Die Heimgeräte können als Hilfsmittel rezeptiert werden, jedoch verlangen die Krankenkassen eine genaue Diagnose und Prognose. Im Rahmen eines zweimonatigen Verordnungszeitraumes sollte durch Kontrolluntersuchungen die Voraussetzung für eine erfolgreiche Fortsetzung der Elektrotherapie geprüft werden, bevor ein Gerät für längere Zeit verschrieben wird.

## Balneotherapie

Als Adjuvanz zu den bisher genannten physiotherapeutischen Maßnahmen bei der Streßinkontinenz aber auch Dranginkontinenz können Peloide (Moor, Fango), Heilwässer (Sole, Thermalquellen) und Heilgase ($CO_2$) bei gezielter Anwendung die Durchblutung im kleinen Becken verbessern. Sie werden bei klimakterischer Involution, alten Adhäsivprozessen sowie bei Narben oder Infiltrationen empfohlen.

Im Rahmen einer Badekur kann neben der Therapie mit Heilwässern oder Peloiden auch Gymnastik, Massagen, Diät und Psychotherapie eingesetzt werden.

Kurindikationen. (Nach Fischer et al. 1995)

- leichte Inkontinenzerscheinungsformen,
- kombinierte Streß-/Dranginkontinenz,
- Rehabilitation nach Harninkontinenzoperationen,
- Harninkontinenzrezidive,
- multifaktorielle Ätiologie der Harninkontinenz.

Auch die Thermotherapie mit warmen Sitzbädern einschließlich Temperatursteigerung, Kurzwellen- oder Mikrowellenbehandlung wird empfohlen, da sie durchblutungsfördernd wirkt und eine allgemeine Entspannung sowie Entkrampfung im Detrusor-Sphinkter-Bereich zur Folge hat.

## Neuraltherapie nach Huneke

Hierunter wird die Segmenttherapie mit gezielten Procaininjektionen und das Auslösen des „Sekundenphänomens" durch Auslöschen von „Störfeldern" zusammengefaßt. Die Harnblase und die Geschlechtsorgane sind den Körpersegmenten (Head-Zonen) Th10–L5, die Harnblase zusätzlich S1–S4 zugeordnet. Über diese Körpersegmente wird versucht, durch Procaininjektionen Einfluß zu nehmen.

## Akupunktur

Zur traditionellen chinesischen Therapie im Bereich von Miktionsbeschwerden gehören neben der Akupunktur die Phytotherapie, Massage, Gymnastik, Atemtherapie, Diätetik und die Moxibustionsbehandlung (Fischer et al. 1995).

Für die Inkontinenz kommen in erster Linie im Bereich der Akupunkturbehandlung der Blasenmeridian und für psychosomatische Störungen der Magenmeridian in Frage. Ein Meridian ist dabei die Verbindungslinie zwischen Akupunkturpunkten, die therapeutisch funktionell zusammenhängend verwendet werden. Besondere Formen der Akupunktur sind die Ohr-Akupunktur, die Schädel-Akupunktur und die Hand-Akupunktur. Vergleichende Untersuchungen bezüglich des Erfolgs dieser Therapiemaßnahmen liegen nicht vor.

## Reflexzonentherapie

Eine Reihe von Autoren (Marquardt 1985; Thomas 1985) berichten von großen Erfolgen beim Einsatz der Reflexzonentherapie bei Inkontinenz. Dabei scheint besonders der ältere Mensch in der Regel erstaunlich positiv und rasch auf diese natürlichen Heilreize anzusprechen. Voraussetzung für eine erfolgreiche Therapie ist allerdings eine ausreichende Schulung des Therapeuten.

Die Wirkung der Reflexzonentherapie hat man sich folgendermaßen vorzustellen: Über die Reizung passender, zugeordneter Hautrezeptoren in der Reflexzone kommt es zu einer neuronalen Reizfortleitung und im Anschluß daran zu einer viszeralen Reaktion mit Mehrdurchblutung, Temperaturanstieg und Stoffwechselsteigerung. Diese betrifft aktive und inaktive Muskelgruppen im Bereich des Kontinenzapparates mit glatter und quergestreifter Muskulatur, so daß Reserven zuzüglich zu bereits vorhandenen aktiven Mechanismen mobilisiert werden. Im Zusammenhang mit der Stoffwechselsteigerung werden gefäßerweiternde Stoffe freigesetzt. Je nach Ort der Einwirkung des primären Reizes ist es auch möglich, zu einer Steigerung der Hormonausschüttung zu gelangen (Östrogene). Das wiederum wäre bei weiblicher Inkontinenz für die Durchblutung des Venenpolsters der Harnröhre von Vorteil. Kontrollierte Studien und Untersuchungen fehlen allerdings zu diesem Thema.

Eine Vielzahl von Möglichkeiten, Reize auf die Rezeptoren in der Hautzone auszuüben, ist gegeben. Manuell werden angewandt: Druck, Zug, Verschiebung, Reibungen, Vibrationen, Triggern, Kneten, Walken, Drehungen, Klopfungen in verschiedener Stärke. Die Stärke umfaßt leiseste Berührungen bis zu Drücken mit mehreren Kilogramm. Besonders hervorgehoben wird von Marquardt (1985) die Reflexzonenarbeit am Fuß. Thermisch kommen Wärme, Packungen, kalte Güsse und Wechselbäder in Frage. Auch der Einsatz der Elektroreflexzonentherapie wird diskutiert.

# Selbstverarbeitung der Inkontinenz

Der Kontrollverlust über den eigenen Körper wird von den meisten Patienten als Versagen empfunden. Darin liegt zum einen ganz allgemein die Erfahrung „abzubauen", nicht „hundertprozentig in Ordnung zu sein", welche immer mit Krankheit und Alter zu verbinden ist. Zum andern kommt hier aber auch ein Aspekt zum Tragen, der den Menschen in seinem Selbstwert als soziales und kulturelles Wesen anspricht. So ist die Selbstverarbeitung der Inkontinenz bei jeder Diagnostik und Therapie bewußt wahrzunehmen und auch miteinzubeziehen, wenn man erfolgreich in der Bewältigung des Problems sein will.

Das Verhältnis zwischen „Harninkontinenz und Psyche" ist ein weitgehend unerforschter Themenbereich. Dennoch kristallisieren sich verschiedene Reaktionsmuster heraus. Grob eingeteilt hat ein Patient fünf verschiedene Alternativen, auf seinen „Defekt" hin zu reagieren.

Der Patient kann mit Aktivität reagieren. Er akzeptiert sein Leiden als solches und möchte eine Verbesserung seines Zustands herbeiführen. Er kommt deshalb zum Arzt und möchte alle Chancen möglicher Therapien wahrnehmen, wobei er sich seiner Mitverantwortung bewußt ist.

Der Patient kann aber auch mit Depressivität antworten. Solche Patienten leiden unter den Schuldgefühlen, Selbstverursacher ihres Leidens zu sein. Resigniert betrachten sie ihren Zustand als unveränderbar und bedauern es, anderen zur Last zu fallen.

Viele Patienten nehmen einfach die Inkontinenz als gegeben hin. Dies kann einmal aktiv und einmal passiv verlaufen. Aktiv bedeutet ein wirkliches Verarbeiten der Tatsache, daß keine Verbesserung des Zustands erreicht werden kann. Man bekommt dazu eine Einstellung und versucht, daß Leiden in den normalen Lebenslauf zu integrieren. Passiv bedeutet, daß keine große Auseinandersetzung stattfindet. Harninkontinenz wird z. B. als natürliches „Altersleiden" interpretiert und hingenommen.

Viele Patienten aber leugnen einfach auch ihren „Defekt". Aus Angst- und Schamgefühl wollen solche Patienten den Zustand nicht wahrhaben. Sie verdrängen ihn und überlassen den weiteren Verlauf dem Schicksal.

Die Inkontinenz kann aber auch funktionalisiert werden als Daseinsstrategie. In diesem Fall wird Inkontinenz als Mittel eingesetzt, Einfluß auf die Umwelt ausüben zu können. Für dieses Verhalten können verschiedenste Motive der Grund sein: Sei es, daß man auf die Zuwendung im Intimbereich nicht mehr verzichten will, weil sie ein willkommener Ersatz für ein nicht mehr vorhandenes Sexualleben ist, sei es, daß ganz allgemein Zuwendung damit erreicht werden kann. In diesen Fällen bedeutet Inkontinenz Appell, Anklage, Rache. Noch weiter verstärkt kann sie Aggression zum Ausdruck bringen, was meistens mit einem Machtspiel zwischen Patient und Pflegendem verbunden ist. In speziellen Fällen kann Inkontinenz auch Trauer verkörpern. Der Patient identifiziert sich mit einer verlorenen inkontinenten Person oder übt Sühne ihr gegenüber.

# Psychotherapie

Probleme bei der Therapie des Symptoms Harninkontinenz entstehen oft weniger durch die Vielzahl der Ursachen als vielmehr dadurch, daß im Rahmen der Selbstverarbeitung der Inkontinenz eine weitgehende psychische Überformung der Symptome stattfindet. Welche der zahlreichen Behandlungsmöglichkeiten der Psychotherapie (Gesprächs-, Sexual- und Verhaltenstherapie, Entspannungstechniken, formelhafte Vorsatzbildungen oder imaginative Techniken nach dem Selbstexplorationsmodell oder in Gruppentherapie) angewandt werden, muß dem jeweiligen Psychotherapeuten überlassen bleiben.

Eine direkt auf den Patienten abgestimmte Psychotherapie stellt bereits die psychische Führung des von Inkontinenz betroffenen Patienten durch den behandelnden Arzt dar. Hier können schon Anamneseerhebung, Diagnostik und Gespräch gleichzeitig Therapie sein. Wichtig ist „Zuhören können". Neben dem Zuhören kommt es darauf an, „Verstehen" zu vermitteln. Das Aussprechen von Befürchtungen, verdrängten Ängsten, Verleugnungen und die Auseinandersetzung der Patientin bzw. des Patienten mit sich selbst werden durch einfühlendes Verstehen, Anteilnahme und Akzeptierung durch eine helfende Person zu einem „heilsamen" Vorgang (Selbstexplorationsmodell).

Weiterhin ist es von Bedeutung, den Patienten von der Gutartigkeit des Leidens zu überzeugen und ihn dadurch zu beruhigen. Nur so erhält die Patientin bzw. der Patient eine eigene Bewältigungschance. Darauf muß die Aufklärung über die Ursachen erfolgen. Ungenügende Information über die Inkontinenz bedeutet einen schlechteren Therapieverlauf. Die Erkrankung muß objektiv erfaßt werden, diese Schulung der Wahrnehmung wird durch die Anordnung eines Miktionsprotokoll unterstützt. Über eine Verarbeitung des Symptoms Harninkontinenz gelangt dann der oder die Betroffene zu einer neuen Einstellung zur Harninkontinenz und damit zu einer Änderung seines bzw. ihres Verhaltens, vor allem hinsichtlich der Vermeidung von Harninkontinenz induzierenden oder verschlechternden Faktoren. Dies muß das Hauptziel der psychischen Führung sein.

# Pflege Inkontinenter

## Pflegeanamnese und Pflegediagnose

Primär wird der Pflegende zu Hause, im Krankenhaus und im Pflegeheim mit den Fragen der Inkontinenz konfrontiert. Der geschulte Pflegende läßt es nicht mit der Feststellung einer Inkontinenz bewenden. Vielmehr wird er durch exakte Beobachtung eine große Zahl an Fragen beantworten können, die für die Erstellung einer Pflegediagnose unumgänglich sind. So kann in etwa 90 % der Fälle mit Hilfe der Pflegeanamnese und der ärztlichen Basisuntersuchung (s. S. 77) eine ausreichend fundierte medizinische Diagnose gestellt werden.

Der Pflegende sucht folgende Fragen zu klären:

- Besteht Harn- oder Stuhlinkontinenz?
- Wenn ja, seit wann?
- Ist die Inkontinenz einmal diagnostisch abgeklärt worden, welche Diagnose wurde gestellt?
- Trägt der zu Pflegende einen Katheter?
- Wie oft geht Harn (tagsüber, nachts, tropfenweise, Strahl) oder Stuhl (breiig, durchfällig) unfreiwillig ab?
- In welchen zeitlichen Abständen erfolgt Urinabgang, ist dieser regelmäßig (z. B. 4stündlich)? Ist er unregelmäßig oder dauernd?
- Verspürt der Kranke Harndrang? Wenn ja, meldet er sich und wie?
- wie schnell erfolgt die Miktion (unwillkürlich) nach dem ersten Miktionsreiz?
- Ist die Harnblase nach dem Urinabgang leer oder besteht signifikanter Restharn (mehr als 80–100 ml)? Die Restharnmengenprüfung erfolgt mittels Einmalkatheter nach Miktion oder mittels Ultraschall (hierzu muß der Arzt gefragt werden!).
- Ist der Patient orientiert? Wenn ja:
- Kann er sprechen und ausreichend sehen?
- Ist er kooperationsbereit?
- Kann er die Urinflasche oder das Steckbecken selbst anlegen?
- Kann er das Bett ohne Hilfe verlassen?
- Kann er die Toilette erreichen?
- Kann er die Toilette selbst öffnen?

- Kann er die Kleidung selbst aus- und wieder anziehen?
- Ist die Höhe des Bettes und des Toilettenstuhls passend?
- Kann er die Trinkgewohnheiten, z.B. dem Blasentraining oder anderen vorgesehenen Trainingsmaßnahmen, bei Bedarf anpassen?

## Pflegeziel und Pflegeplanung

Das Pflegeziel sollte natürlich die Kontinenz sein. Im Einzelfall wird es aber die soziale Kontinenz oder aber auch die Kontinenz mit Hilfe sein (s. S. 56). Auf keinen Fall sollte unnötigerweise ein Katheter gelegt werden oder dauerhaft bleiben, wenn es von seiten der Diagnose nicht notwendig ist. Im Rahmen des Pflegeziels und der Pflegeplanung müssen natürlich auch ganz bewußt rehabilitierende Maßnahmen, insbesondere das Toilettentraining aufgenommen werden.

Nachdem der Patient oder die Patientin über Notwendigkeit und Sinn eines Trainings aufgeklärt worden ist, werden Pflegepersonal (einschließlich der Nachtschwester) und Angehörige über das Ziel des Toilettentrainings informiert und von dessen Sinn überzeugt. Mitbewohner im Heim bzw. Krankenhaus sollten einbezogen werden. Gerade ein Zimmernachbar ist wichtig, weil eine ablehnende Haltung den Patienten schnell demotivieren kann. Das Toilettentraining folgt dann entsprechend dem Miktionsschema. Alle Pflegenden müssen sich konsequent daran halten und Daten gewissenhaft eintragen. Dazu gehören auch begleitende physikalische, diätetische und medikamentöse Maßnahmen.

### Beispiel für einen Pflegeablauf

Aufnahme einer 81jährigen, inkontinenten Patientin mit einem apoplektischem Insult, kompletter Hemiparese links, ansprechbar, orientiert, labile Hypertonie, koronare Herzkrankheit. Unter häuslichen Bedingungen zuvor Stuhlregulierung mit Joghurt und Weizenkleie, Harnausscheidung ohne Befund. Aufnahme der Patientin in 3-Bettzimmer, Pflege unter Beachtung des Bobath-Konzeptes, Durchführung einer umfassenden Pflegeanamnese u.a. der Blasen- und Darmtätigkeit.

### Beispiel a:

Urinverlust erfolgt dauernd und tröpfelnd bei Vorliegen einer neurogenen Überlaufblase. Patientin spürt nicht das Vollwerden der Blase. Gefahr der Blasen- und Nierenschädigung sowie des Wundliegens. Es wird alle 4–5 Stunden intermittierend einmalkatheterisiert. Nach 8 Tagen langsame Rückkehr des Blasengefühls. Nach der ersten spontanen Miktion wird mittels Ultraschall bzw. Einmalkatheterisierung die Restharnmenge festgestellt. Diese beträgt 160 ml und wird durch Einmalkatheterisierung entfernt. Auch in den folgenden Tagen muß jede Spontanentleerung durch Einmalkatheterisierung ergänzt werden. Der entscheidende Fortschritt tritt ein, als die Patientin am Ende der zweiten Woche zur Miktion regelmäßig auf den Toilettenstuhl gebracht werden kann. Der geringe Restharn von 70 ml ist akzeptabel. Es wird nun ein Toilettentraining begonnen (s. S. 157).

### Beispiel b

Bei derselben Patientin besteht von anfang an eine Dranginkontinenz mit imperativem Harndrang. Die Blase entleert sich vollständig. Eine genaue Pflegebeobachtung ergibt, daß die unwillkürlichen Miktionen etwa 2stündlich auftreten; offenbar löst bereits ein Blasenvolumen von etwa 150 ml Detrusorkontraktionen aus. Es dauert drei Tage, bis alle diese Informationen zur Verfügung stehen. Bis dahin wird die Patientin mit einer Windelhose versorgt. Entsprechend dem aufgestellten Miktionsplan wird die Patientin dann 2stündlich auf das Steckbecken gesetzt und im Rahmen eines Toilettentrainings versucht, Kontinenz zu erreichen.

Nach 7 Tagen tritt unerwartet ein schmerzhafter Harndrang kurzfristig auf. Die Patientin klingelt dauernd, entleert dann aber nur jeweils 30–50 ml. Eine Urinuntersuchung ergibt den Nachweis einer signifikanten Bakteriurie, von Leukozyten und positivem Nitrit. Nach bakteriologischer Austestung erfolgt die gezielte antibiotische Therapie der akuten Cystitis, die zur Überlagerung der Dranginkontinenz durch eine sensorische Urgeinkontinenz geführt hat. Nach drei Tagen beginnt man erneut mit dem Toilettentraining, wenn die schmerzhafte Drangsymptomatik nachgelassen hat.

Nachdem tagsüber Trockenheit im Rahmen des Toilettentrainings erreicht wurde, näßt die Patientin weiter nachts regelmäßig ein, so daß ein auf die Nachtstunden beschränktes Miktionsschema entworfen wird. Zuerst wird versucht, mit Gabe eines Anticholinergikums die „Naßzeiten" hinauszuschieben. Dann wird entsprechend dem Miktionsprotokoll 4stündlich die Patientin nachts geweckt und auf den Toilettenstuhl gesetzt; nach 6 Wochen hat die Patientin auch im Schlaf die Kontrolle über die Blasenfunktion erreicht. Gelegentliches Einnässen tritt immer dann wieder auf, wenn die Blasenentleerung nach Auftreten des ersten Miktionsreizes nicht innerhalb von 5 Minuten erfolgen kann. Hier muß der Arzt überlegen, ob er eine Erhöhung der anticholinergen Therapie unter Kontrolle einer möglichen Restharnentwicklung durchführt. Immobilität der Patientin und Instabilität der Blase bleiben bei dieser Patientin noch lange die wesentlichen Einschränkungen einer optimalen Blasenkontrolle.

### Pflegeeffektivitätskontrolle

Es sollte je nach Durchführung der geplanten Pflege alle 5–7 Tage gezielte Überprüfung stattfinden, ob die pflegerischen Maßnahmen zu dem gewünschten Ziel geführt haben oder nicht. Dies muß auch in der Pflegedokumentation vermerkt werden. Falls es nicht zu dem angestrebten Erfolg gekommen ist, muß abgeklärt werden, ob die Analyse nicht ausreichend, ob vielleicht auch einmal die ärztliche Diagnose nicht stimmt oder nicht umfassend genug war. Es müssen evtl. kleinere Ziele und Teilschritte angegangen werden bzw. die geplante Pflege oder die geplanten Maßnahmen müssen in Abstimmung mit dem Arzt verändert und den bestehenden Bedingungen angepaßt werden.

## Erfassung und Betreuung Inkontinenter zu Hause

Pflegende Angehörige zu Hause sind in erster Linie mit Problemen der Immobilität und Inkontinenz konfrontiert. Für einige Angehörige ist nach Hirschfeld (1983) die Inkontinenz sogar ein so dominantes Problem, daß sie sich kaum trauen, das Haus zu verlassen, da dann ein „Malheur" passieren könnte. Die ständige Wäsche ist eines der größten Probleme im Haushalt Inkontinenter. In dieser israelischen Studie fühlten sich alle Angehörigen mit der Pflege ihrer inkontinenten Angehörigen überfordert und alleingelassen. Es ist deshalb besondes wichtig, daß eine ausführliche und gut verständliche Erklärung der Inkontinenz mit ihren Problemen gegenüber den pflegenden Angehörigen erfolgt. Dazu bieten sich natürlich bevorzugt der behandelnde Arzt und die Schwester aus der Sozialstation an. Es muß dem Betroffenen, aber auch den Angehörigen verständlich gemacht werden, daß es sich bei der Inkontinenz nur um ein Symptom einer Krankheit handelt, die in einer Reihe von Fällen geheilt werden kann, und, wenn dies nicht möglich ist, so doch mit den heutigen Möglichkeiten (personelle Hilfe durch Sozialstationen, materielle Hilfe durch Rezept für Einweghilfsmittel usw.) sozial erträglich versorgt werden kann.

Genauso wie bei dem Patienten im Krankenhaus oder im Altenheim muß zuerst eine genaue Diagnose der Inkontinenzursache gestellt werden. Dann wird man bei der Dranginkontinenz mittels eines Miktionsschemas versuchen, Inkontinenzzeiten und dazu parallel auch die Flüssigkeitszufuhr festzuhalten. So wird man in kürzester Zeit feststellen können, welche Flüssigkeiten wann zu einer Ausscheidung führen bzw., wann der Patient problemlos abends noch welche Getränke zu sich nehmen kann. Sinnvoll ist es, zu Hause ein solches Schema doppelt zu führen. Einen Teil des Schemas bezüglich der Ausscheidung wird man auf der Toilette anbringen und den anderen Teil bezüglich der Flüssigkeitszufuhr am besten in der Küche deponieren. Auch dem Patienten zu Hause muß immer wieder verdeutlicht werden, daß es sich bei der Erfassung des Miktionsschemas nicht darum handelt, die Flüssigkeitszufuhr zu reduzieren, sondern daß damit nur der individuelle Ausscheidungsmodus in Abhängigkeit von der jeweiligen Zufuhr erfaßt werden soll.

Vor Beginn des Toilettentrainings bei der Dranginkontinenz muß noch eine Situationserfassung der häuslichen Umstände erfolgen. Dabei ist es wichtig, zu überprüfen, wie weit die Wege vom Wohnzimmer oder vom Küchenbereich, in dem sich der Patient erfahrungsgemäß am häufigsten aufhält, bis zur nächsten Toilette sind. Ist es möglich, einen Toilettenstuhl in den Räumlichkeiten, z. B. im Schlafzimmer, aufzustellen? Treppensteigen sollte möglichst gerade über Nacht vermieden werden, da es den intraabdominellen Druck erhöht. Sind schnell Lichtschalter zu erreichen, damit die nächtliche Situation genügend ausgeleuchtet ist? Wichtig ist, daß das Bett der betroffenen Person immer am dichtesten zur Toilette hin liegt, d. h. daß die inkontinente Person möglichst nicht das Fensterbett bei Ehebetten einnimmt.

Aber auch die Erfassung psychischer Einflußfaktoren, insbesondere von Streßfaktoren sind wichtig. Befinden sich noch weitere Personen im Haushalt, die den Patienten unter psychischen Druck setzen? Fühlt sich der Patient vereinsamt und will auf sich aufmerksam machen? Sind laute Geräusche auszuschließen, die zu schreckhaftem Verhalten führen (z. B. überlaute Klingel)?

Zur Therapie muß dann das ganze rehabilitative Programm mittels physikalischer Maßnahmen und vielleicht auch Einsatz mechanischer Hilfsmittel genutzt werden.

Verschiedene Studien mit Toilettentraining und Beckenbodengymnastik bei inkontinenten älteren Patienten haben in der häuslichen Betreuung eine Erfolgsrate von bis zu 70 % gezeigt (Wells et al. 1991; Consensus Conference 1989; Fantl et al. 1991; Fonda et al. 1994; Hadley 1986). Allein das Beckenbodentraining zeigt bereits eine Erfolgsrate bis zu 40 % (Wells et al. 1991). Das Beckenbodentraining scheint dabei nicht weiter durchgeführt werden zu müssen, nachdem Kontinenz erreicht wurde. Diese Aussage bezieht sich nach bisherigen Kenntnissen aber nur auf jüngere Frauen (Fergusson et al. 1990).

Unter Einsatz von therapeutischen Konzepten wie Toilettentraining, Physiotherapie, Pharmakotherapie und psychischer Führung gelingt es, bis zu 80 % der von Inkontinenz Betroffenen zu Hause erfolgreich zu behandeln. Dabei muß aber beachtet werden, daß die Lebensqualität vom subjektiven Befinden und nicht so sehr von klinischen und/oder urodynamischen Einschätzungen der Betroffenen abhängt. Die Untersuchung von Fonda (1994) zeigte den Unterschied zwischen objektiven und subjektiven Einschätzungen. So scheint allein das intensive Kümmern um einen Harninkontinenten, wie es nun einmal in Doppelblindstudien geschieht, schon eine erhebliche Besserung auch bei der Placebogruppe zu bewirken (Frewen 1982; Jarvis et al. 1980).

## Inkontinenzprophylaxe und Inkontinenzerfassung im Pflegeheim

Bei alten Menschen nehmen Angehörige zunehmende Sehbehinderungen, Schwerhörigkeit, Bewegungseinschränkungen, Gedächtnisschwächen meist in Kauf. Stellt sich aber bei den Betroffenen außerdem unfreiwilliger Urinabgang ein, reagieren sie, als sei eine sehr schwere gesundheitliche Störung aufgetreten. In diesem Moment ist oft der kritische Punkt erreicht, wo die häusliche Betreuung des älteren Menschen die Kräfte der pflegenden

Angehörigen überfordert. Denn sie selbst stehen manchmal schon im fort-geschrittenen Alter und leiden unter den Folgen ihrer Betreuertätigkeit. Ihr Schlaf wird gestört; sie sind dauernd an den Kranken gebunden, der Wäscheverbrauch und die damit verbundenen Kosten nehmen spürbar zu. Darum wird der Angehörige zur Pflege in ein Heim gebracht (Svanborg 1981).

Viele alte Menschen wechseln vom Krankenhaus in ein Altenpflegeheim. Im Krankenhaus wurde ihnen eröffnet, daß sie aufgrund ihrer körperlichen oder vielleicht geistigen Behinderungen in ein Pflegeheim übersiedeln müs-sen. Gelegentlich werden ältere Menschen sogar im unklaren gelassen und finden sich überraschend in einem Altenpflegeheim wieder. Diese Frauen und Männer sind wenig oder gar nicht auf die Situation eines Daseins in einem Heim vorbereitet. Sie verkraften die Umstellung und die plötzliche Entwurzelung (Verlust der eigenen Wohnung, Einschränkung der Selbstän-digkeit, Übergang zur Hilfsbedürftigkeit) sehr schlecht. So ist es kein Wun-der, daß bei einer zwangsweisen Unterbringung in einem Heim der Anteil inkontinenter Personen deutlich höher liegt als bei jenen, die auf eigenen Wunsch in eine Pflegestätte übergesiedelt sind (Kämmer u. Büchler 1983).

Eine Heimaufnahme bedeutet für jeden Menschen eine extreme psychi-sche und soziale Krise. Personen, die bettlägerig aus dem Krankenhaus kommen, tragen schnell den Stempel „inkontinent". Dies sollte darum grundsätzlich in den ersten Tagen bezweifelt werden. Denn schon der Orts-wechsel kann eine kurzfristige Desorientierung des alten Menschen verur-sachen und somit Inkontinenz auslösen. Ebenso ist es möglich, daß die Ver-dauung durch die Aufregung durcheinandergeraten ist. Oft scheuen sich neu aufgenommene Heimbewohner, in der ihnen ungewohnten Umgebung um Hilfe zu klingeln, und halten Urin oder Stuhl so lange zurück, bis es zu spät ist: Sie nässen ein.

Bei der Aufnahme neuer Heimbewohner ist darum das Pflegepersonal besonders gefordert. Es muß geplant werden, welche Pflegekraft sich schwer-punktmäßig um den neuen Bewohner kümmert. Das Aufnahmegespräch soll klären, ob Disposition zur Inkontinenz besteht und welche Hilfen der alte Mensch benötigt. Gerade die ersten Tage sind entscheidend für das Einleben im Heim, für Vertrauensbildung und Orientierung. Durch geplantes Einge-wöhnen kann die Krisensituation entschärft und damit einer beginnenden Inkontinenz entgegengewirkt werden.

Wichtig ist, bestimmte Alltagsprobleme aller Heimbewohner, einschließ-lich der schon länger hier weilenden, in ihrer Bedeutung richtig einzuschät-zen. Als Beispiel muß die Rivalität unter Zimmerbewohnern angeführt wer-den, wenn z.B. der eine das Gefühl hat, man kümmere sich um den ande-ren mehr als um ihn. Läßt jetzt ein Patient plötzlich „unter sich" und macht ab und zu ins Bett (schleicht sich also eine Inkontinenz ein), so sollte diese Beobachtung ernstgenommen und in der Pflegegruppe besprochen werden. Ziel dieser Auseinandersetzung muß die Verbesserung der persönlichen Situation des Betroffenen sein! Durch den täglichen Umgang mit inkonti-nenten Heimbewohnern ist eine Gewöhnung der Pflegenden möglich. Sie finden dann oft nichts dabei, wenn jemand das Bett beschmutzt. Zwar ermöglicht Pflegeroutine ein selbstverständliches Umgehen mit Inkontinenten, andererseits kann sie auch zur Verharmlosung der Problematik und zu mangelndem Engagement in der Prophylaxe führen, was zu vermeiden ist.

Sollte es einmal soweit gekommen sein, muß sich das Pflegepersonal bei der Aufnahme des neuen Heimbewohners umorientieren, um eine erfolgreiche Prophylaxe der Inkontinenz zu sichern. Wie bereits gesagt wurde, soll gemeinsam mit dem neu aufgenommenen Patienten – soweit es möglich ist – die Pflege geplant werden! Wichtig ist es, individuelle, auf die Bedürfnisse abgestimmte „Pflegeziele" festzulegen. Pflegerische Maßnahmen und ein schrittweises sinnvolles Vorgehen sind in einem „Pflegeplan" zu notieren. Solche „Pflegeplanungen" in bezug auf eine Inkontinenz lassen sich schon nach vier Wochen beenden, sollte sich der oder die „Neue" gut eingelebt haben und keine Inkontinenz nachweisbar sein.

Schnelle et al. (1988) fanden, daß sich Pflegepersonal gerne davor drückt, den Älteren beim Toilettengang zu helfen. Andere Studien zeigten, daß das Pflegepersonal oft die Bitte nach Hilfe beim Toilettengang mit dem Hinweis „Komme in einer Minute" beantwortet und so das Inkontinenzproblem erst schafft (Burgio et al. 1988; Hunt et al. 1993). Aufgrund fehlender Kenntnisse über physiologische Veränderungen im Alter (verkürzte Drangzeit und kleineres Blasenvolumen) kommt es so schnell zur Inkontinenz. Ein weiteres Problem bildet oft, daß Inkontinenz einfach hingenommen wird. Darum sind regelmäßige Fortbildungen in diesem Bereich von hoher Bedeutung (Yu et al. 1991; Campbell et al. 1991). Eine erfolgreiche Inkontinenzpflege ist nur möglich, wenn ausreichendes und geschultes Personal auf Station vorhanden ist (Hunt et al. 1993; Campbell et al. 1991; McCormick et al. 1988).

Nicht vergessen darf man im Heim auch, daß die Umgebung einer Kontinenz auch gerecht sein muß (s. S. 171). Oft sind es die Höhe der Betten und Stühle, schlechte Beleuchtung, schlechte Toilettenkennzeichnung, fehlende Gehhilfen und unpassende Kleidung, die die Inkontinenz verstärken. Gerade bei einem Toilettentraining kommt hier den Voraussetzungen (s. S. 161) besondere Bedeutung zu.

Auch für das Pflegeheim gilt, daß nach einer entsprechenden Diagnostik durch den Arzt unter Mithilfe des Pflegepersonals eine Therapie angestrebt werden muß. Die Diagnostik wird sich ohne Zweifel an der Gesamtsituation des Patienten orientieren. Aber auch bei kognitiv eingeschränkten Patienten kann durch ein Toilettentraining und ein entsprechend abgestimmtes realitätsorientiertes Training häufig eine Reduktion der „Malheure" bzw. eine soziale Kontinenz oder wenigstens eine mit Hilfe zu versorgende Inkontinenz erreicht werden (Schnelle 1990). Soziale Kontinenz gelingt aufgrund der heute vorhandenen qualitativ hochstehenden Hilfsmittel meistens (Fonda 1994).

# Hilfe für Betroffene

*Gesellschaft für Inkontinenz-Hilfe e. V. (GIH)*
Die Gesellschaft für Inkontinenz-Hilfe e. V. hat sich die Aufgabe gestellt, die neuesten Forschungsergebnisse über Ursachen, Diagnostik und Therapie der verschiedensten Inkontinenzformen möglichst weit zu verbreiten: Ärzte aller an der Inkontinenzversorgung beteiligten Fachbereiche ebenso wie Apotheker und Sanitätsfachhändler zu informieren, Schwestern, Pfleger und Therapeuten anzuleiten sowie Betroffene und deren Angehörigen zu beraten. Bei der Gesellschaft für Inkontinenzhilfe kann auch ein Adreßverzeichnis von Inkontinenz- Beratungsstellen angefordert werden.

Unter dem Dach der Gesellschaft für Inkontinenz-Hilfe besteht noch eine Reihe von Selbsthilfevereinigungen. Die Adresse der Gesellschaft lautet.

GIH, Gesellschaft für Inkontinenz-Hilfe e. V.  -
Friedrich-Ebert-Straße 124
34119 Kassel
Telefon: 05 61/78 06 04
Telefax: 05 61/77 67 70

*Die „Deutsche Vereinigung der Enterostoma-Therapeuten" (DVET)*
Die DVET ist ein Zusammenschluß von Krankenschwestern und -pflegern, die sich besonders der pflegerischen und therapeutischen Betreuung von Stomaträgern und inkontinenten Patienten widmen. Der Verein arbeitet eng mit der Deutschen ILCO zusammen. Die Adresse lautet:

Deutsche Vereinigung der Enterostoma-Therapeuten e. V.
Geschäftsstelle, Kantstraße 20
73033 Göppingen

*Die „Deutsche ILCO e. V."*
Die Deutsche ILCO ist eine Selbsthilfevereinigung von Trägern einer Kolostomie, Ileostomie oder Urostomie. Sie hat sich anfänglich nur für die Stomaträger verantwortlich gefühlt. Heute ist sie jedoch auch für Harninkontinente eine wertvolle Hilfe bei der Bewältigung aller auftretenden Probleme. Die Adresse lautet:
Deutsche ILCO e. V., Kepserstraße 50, 85356 Freising

# Anhang

*Bücher und Videos zum Thema Beckenboden:*

Gotved H: Harninkontinenz ist überwindbar. TRIAS, Stuttgart,
ISBN 3-89373-164-4

Kirchenham-Pec S, Bopp A: Beckenbodentraining. TRIAS, Stuttgart,
ISBN 3-89373-304-3

Zimmermann I: Beckenbodentraining. Schlütersche Verlagsanstalt, Hannover,
ISBN 3-87706-292X

*Videos:*

Beckenbodentraining 25 Min. VHS
Verlag Zimmermann, Herrester Str. 26, 46286 Dorsten

Gymnastik für den Beckenboden
Ein Video für Patienten VHS
Dr. R. Pfleger, Chemische Fabrik GmbH, Postfach 22 40, 96013 Bamberg

# Literatur

Abrams P (1995) Managing lower urinary symptoms in older men. BMJ 310:1113

Abrams PH, Blaivas JG, Stanton SL, Andersen JT (1990) The standardisation of terminology of lower urinary tract function. Int Urogynecol J 1:117

Alloussi S (1985) Harnblasenentleerungsstörungen als Folge einer sacralen autonomen diabetischen Neuropathie. Urologe A 24:291–295

Alloussi S, Mast GJ, Kopper B, Ziegler M (1985) Harnblasenentleerungsstörungen als Folge einer sacralen autonomen diabetischen Neuropathie. Urologe A 24:291–295

Alloussi S, Baldauf J, Derouet H, Zwergel U, Meessen S (1991) Effect of trospium chloride, oxybutynine and propiverin on the interaction of acetylcholine with isolated preparations of the human urinary bladder. In: Jocham D, Thüroff JW, Rübben H (Hrsg) Investigative Urology 4. Springer Verlag Berlin Heidelberg New York, p 157

Andem (1995) Évaluation de l'état des connaissances concernant l'incontinence urinaire de l'adulte. Janvier. Persönliche Mitteilung von F Daoud, 24 rue Juge, 75015 Paris, France

Andersen JT (1985) Disturbances of bladder and urethral function in Parkinson's disease. Int Urol Nephrol 17:35

Andersen JT, Blaivas JG, Cardozo G, Thüroff J (1992) Lower urinary tract rehabilitation techniques: Seventh report on the standardisation of terminology of lower urinary tract function. Int Urogynecol J 3:75–80

Andersson KE (1988) Current concepts in the treatment of disorders of micturition. Drugs 35:477–494

Andersson KE, Ek A, Hedlung H, Mattiason A (1981) Effects of prazosin on isolated human urethra and in patients with lower motor neuron lesions. Invest Urol 19:39–42

Ando M, Nagamatsu H, Tanizawa A (1991) Clinical analysis of urinary incontinence in the institutionalized elderly. Jpn J Urol 82:1299–1304

Appell RA (1990) New developments: injectables for urethral incompetence in women. Int Urogynecol J 1:117

Aranda B, Cramer R (1993) Effects of Apomorphine and L-Dopa on the Parkinsonian Bladder. Neurourol Urodyn 12:203–209

Asplung R, Äberg H (1993) Desmopressin in elderly women with increased nocturnal diureses. Br J Urol 72:42–45

Awad SA, Downie JW, Kiriluta HG (1978) Alpha-adrenergic agents in urinary disorders of the proximal urethra. Pt I. Sphincteric incontinence. Br J Urol 50:332–335

Awad SA, Gajewski JB, Sogbein SK, Murray TJ, Field CA (1984) Relationship between neurological and urological status in patients with multiple sclerosis. J Urol 132:499–502

Bach D (1995) Kathetermaterialien, Katheteraufbau und Kathetertypen. In: Bach D, Brühl P (Hrsg) Harnwegsinfektionen. Jungjohann, Neckarsulm Lübeck Ulm, S 8–15

Bach D, Panknin HT (1995) Pflege und Hygieneprobleme beim katheterisierten Patienten. In: Harnwegsinfektionen. Bach D, Brühl P (Hrsg) Jungjohann, Neckarsulm Lübeck Ulm, S 47–55

Baker DI, Bice TW (1995) The influence of urinary incontinence on publicly financed home care services to low-income elderly people. Gerontologist 3/35:360–369

Bates P, Bradley WE, Glen E et al. (1979) The standardization of lower urinary tract function. J Urol 121:551–554

Batra SC, Josif CS (1983) Female Urethra: A target for estrogen action. J Urol 129:418

Batsford S (1990) Harnansäuerung in der Nephrologie und Urologie. Info-Dienst Nephrol 5, 2/3:1–6

Beal MF, Gink JS,. Marin JB (1994) Parkinson's disease and other extrapyramidal disorders. In: Isselbacher KJ, Braunwald W, Wilson JD et al. (eds) Harrison's principles of internal medicine, 13th edn. McGraw Hill, New York

Becker DGW (1820) Die Schwächen des Alters. Baumgärtnersche Buchhandlung, Leipzig

Beisland HD, Fassberg E, Sander S (1981) On incompetent urethral closure mechanism: treatment with estriol and phenylpropanolamine. Scand J Urol Nephrol 60 Suppl: 67–69

Bemelmaus LHB, Omm OR, Debruyne FM (1991) Evidence for early lower urinary tract dysfunction in clinically silent multiple sclerosis. J Urol 145:1219–1224

Bent AE, Sand PK, Ostergard DR, Brubaker LT (1993) Transvaginal electrical stimulation in the treatment of genuine stress incontinence and detrusor instability. Int Urogynecol J 4:9–13

Berger M (1995) Diabetes mellitus. Urban & Schwarzenberg, München Wien

Berger Y, Blaivas JG, de la Rocha ER, Salinas JM (1987) Urodynamic findings in Parkinson's disease. J Urol 138:836–838

Beske F (1994) Epidemiologie und soziale Bedeutung der Harninkontinenz. In: Füsgen I (Hrsg) Harninkontinenz – eine sozialpolitische Herausforderung. MMV Medizin, München, S 12–25

Blaivas JG (1982) The neurophysiology of micturition: A clinical study of 550 patients. J Urol 127:958

Blaivas, JG (1988) Neurologic dysfunctions. In: Yalla SV, McGuire EJ, Elbadawi A et al (Hrsg) Neuro-urology and urodynamics: Principles and practice. Macmillan Publishing, New York, S 245–255

Blaivas JG, Barbalias GA (1984) Detrusor-external sphincter dyssergia in men with multiple sclerosis: an ominous urologic condition. J Urol 131:91–94

Blaivas HG, Bhimani G, Labib KB (1979) Vesicourethral dysfunction in multiple sclerosis. J Urol 122:342–347

Blowman C, Pickles C, Emery S, Creates V (1991) Prospective double blind controlled trial for intensive physiotherapy with and without stimulation of the pelvic floor in treatment of genuine stress incontinence. Physiotherapy 77/10:661–664

Bödeker J (1993) Medikamentöse Therapie von Blasenentleerungsstörungen und der Harninkontinenz. Extracta urologica1 6:24–26

Bödeker J (1995) Harninkontinenz im höheren Lebensalter. Extracta urologica 18:20–25

Borrie MJ, Davidson HA (1992) Incontinence in institutions: costs and contributing factors. Can Med Assoc J 147:322–328

Bors E (1967) Intermittent catheterization in paraplegic patients. Urol Int 22:236–249

Bradley DV, Cazort RJ (1970) Relief of bladder spasm by flavoxate. A comparative study. J Clin Pharm 1:65–68

Bradley WE, Scott FB (1978) Physiology of the urinary bladder. In: Campells Urology, Vol. 1, I Saunders, Philadelphia, S 87–124

Brainin M (1989) Risiko und Prognose des Schlaganfalls. Springer, Berlin Heidelberg New York, S 54–55

Branch LG, Walker LA, Wetle TT (1994) Urinary incontinence knowledge among community-dwelling people 65 years of age and older. JAGS 42/12:1257–1262

Briggs RS, Castleden CM, Asher MJ (1980) The effect of Flavoxate on uninhibited detrusor contractions and urinary incontinence in the elderly. J Urol 123:665

Brocklehurst JC (1993) Urinary incontinence in the community – analysis of a MORI poll. Market and Opinion Research International. BMJ 306:832–835

Brühl P (1978) Die Katheterdrainage der Harnblase. In: Just OH (Hrsg) Praxis der klinischen Hygiene in Anästhesie und Intensivpflege. Thieme, Stuttgart, S 183–204

Brühl P, Piechota HJ, Meessen S (1995) Die suprapubische Harnblasendrainage. In: Harnwegsinfektionen. Bach D, Brühl P (Hrsg) Jungjohann, Neckarsulm Lübeck Ulm, S 56–67

Bultitude MI, Hills NH, Shuttleworth KED (1976) Clinical and experimental studies on the action of prostaglandins and their synthesis inhibitors on detrusor muscle in vitro and in vivo. Br J Urol 48:631–637

Bump RC, McClish DK (1992) Cigarette smoking and urinary incontinence in women. Am J Obstet Gynecol 167:1213–1218

Burch JC (1968) Cooper's ligament urethrovesical suspension for stress incontinence. Am J Obstet Gynecol 100:764

Burgio J (1994) Incontinence in the elderly. JAGS 42:208–212

Burgio KL, Robinson JC, Engel BT (1986) The role of biofeedback in Kegel exercise training for stress incontinence. Am J Obstet Gynecol 154:58–64

Burgio LD, Jones LT, Engel TE (1988) Studying incontinence in an urban nursing home. J Gerontol Nurs 14:40–45

Burnside JM (1980) Symptomatic behaviors in the elderly. In: Birren JE, Sloane IB (eds) Handbook of mental health and aging. Prentic Hall, Englewood Cliffs, S 209

Cazzulani P, Panzarasa R, De Stefani C, Graziani G (1985) Mechanism of flavoxate antispasmodic activity comparative in vitro studies. Arch Int Pharmacodyn 274:189–200

Campbell EB, Knight M, Benson M, Colling J (1991) Effect of an incontinence training program on nursing home staff's knowledge, attitudes und behaviour. Gerontologist 31:788–794

Canstatt E (1839) Die Krankheiten des höheren Alters und ihre Heilung. Enke, Erlangen

Cardozo LD, Stanton SL (1980) A comparison between bromocriptine and indomethacine in the treatment of detrusor instability. J Urol 123:399–401

Cardozo LD, Stanton SL, Robinson H, Hole D (1980) Evaluation of flurbiprofen in detrusor instability. BMJ 280:281–282

Carus CG (1820) Lehrbuch der Gynäkologie. Gerhard Fleischer, Leipzig

Carus CG (1822) Zur Lehre von Schwangerschaft und Geburt. Gerhard Fleischer, Leipzig

Chia YW, Fowler CJ, Kamm MA (1995) Prevalence of bowel dysfunction in patients with multiple sclerosis and bladder dysfunction. J Neurol 242:105–108

Consensus conference (1989) Urinary incontinence in adults. JAMA 261:2688–260

Crowder H (1991) Incontinence – The Secret Problem. N Z Nurs J 9–21

Delaere K, Thomas C, Moonen T, Debruyne F (1981) The value of prostaglandin $E_2$ and $F_{2\alpha}$ in women with abnormalities of bladder emptying. Br J Urol 53:306–309

Desmond A, Bultitude M, Hills N, Shuttleworth K (1980) Clinical experience with intravesical prostaglandin $E_2$. A prospective study of 36 patients. Br J Urol 53:357–366

Diokno AC (1995) Epidemiology and psychosocial aspects of incontinence. Urol Clin North Am 22:481–485

Diokno AC, Iles RL (1988) Harninkontinenz: Die verschwiegene Behinderung. Acron, Berlin New York

Diokno AC, Brock BM, Brown MB, Herzog AR (1986) Prevalence of urinary incontinence and other urological symptoms in the noninstitutionalized elderly. J Urol 136:1022–1025

Diokno AC, Brown MB, Goldstein N, Herzog AR (1992) Epidemiology of bladder emptying symptoms in elderly men. J Urol 148:1817

Diokno AC, Brown MB, Goldstein NG, Herzog AR (1994) Urinary flow rates and voiding pressures in elderly men living in a community. J Urol 151:1550–1553

Dorschner W (1994) Treatment of urgency and incontinence in elderly patients with propiverin hydrochloride. Poster: 24. Tagung der ISC, Prag 30.08.–02.09.1994, 03.08.

Dorschner W, Jakob J, Höfner K, Dieterich F (1982) Die Wirkung des Anticholinergikums Mictonorm auf den unteren Harntrakt. 2. Mitteilung: Klinische Wirkungen – Untersuchungen zur Ermittlung der Indikation. Dt Gesundheitswesen 37:950–952

Dufour A (1992) Geschichte der Urologie. In: Toellner R (Hrsg) Illustrierte Geschichte der Medizin. Andreas & Andreas, Vaduz, S 1395

Dyck PJ, PK Thomas (1993) Periperal neuropathy. Saunders, Philadelphia

Eckford SB, Kohler-Ockmore J, Feneley RC (1994) Long-term follow-up of transvaginal urethral closure and suprapubic cystostomy for urinary incontinence in women with multiple sclerosis. Br J Urol 74:319–321

Eckford SD, Swami KS, Jackson SR, Abrams PH (1994) Desmopressin in the treatment of nocturia and enuresis in patients with multiple sclerosis. Br J Urol 74/6:733–735

Egarter C, Penetewa-Petrov Z, Fitz R (1994) Lokale versus systemische Östriolbehandlung bei Harninkontinenz. Der praktische Arzt 48:102–106

Ek A, Andersson KE, Gullberg B, Ulmsten K (1978) The effects of long-term treatment with norephedrine on stress incontinence and urethral closure pressure profile. Scand J Urol Nephrol 12:105–110

Elbadawi A, Yalla SV, Resnick NM (1993a) Structural basis of geriatric voiding dysfunction. I. Methods of a prospective ultrastructural/urodynamic study, and an overview of the findings. J Urol 150:1650–1653

Elbadawi A, Yalla SV, Resnick NM (1993b) Structural basis of geriatric voiding dysfunction. II. Aging detrusor: normal versus impaired contractility. J Urol 150:1657–1667

Elbadawi A, Yalla SV, Resnick, NM (1993c) Structural basis of geriatric voiding dysfunction. III. Detrusor overactivity. J Urol 150:1668–1680

Elbadawi A, Yalla SV, Resnick NM (1993 d) Structural basis of geriatric voiding dysfunction. IV. Bladder outlet obstruction. J Urol 150:1681–1695

Ellenberg M (1980) Development of urinary bladder dysfunction in diabetes mellitus. Ann Intern Med 92:321–323

Enzelsberger H, Kurz CH, Schatten CH, Huber J (1991) Zur Wirksamkeit einer intravaginalen Östrioltablettenapplikation bei Frauen mit Urge-Inkontinenz. Geburtshilfe Frauenheilkd 51:834

Eriksen BC; Eik-Nes SH (1989) Long-term electrostimulation of the pelvic floor: primary therapy in female stress incontinence. Urol Int 44:90–105

Ewing, DJ, Campell IH, Clarke BF (1980) The natural history of diabetic autonomic neuropathy. Q J Med 49:95–108

Fabian KM (1980) Die urologische Spirale. Urologe 19:236–239

Fall M (1985) Urologische Diagnostik der Inkontinenz bei alten Patienten. In: Böhlau V (Hrsg) Inkontinenz. Schattauer, Stuttgart New York, S 49–58

Fantl JA, Wyman JF, McClish DK et al. (1991) Efficiency of bladder training in older women with urinary incontinence. JAMA 265:609–613

Ferguson KL, McKay PL, Bishop KR et al. (1990) Stress urinary incontinence. Effect of pelvic muscle exercise. Obstet Gynecol 75:671–675

Fintelmann V (1989) Phytotherapie Manual. Hippokrates, Stuttgart

Fischer W, Kölbl H, Lamm D, Schönberger B, Schwenzer T, Ulmsteen U (1995) Harninkontinenz. In: Fischer W, Kölbl H (Hrsg) Urogynäkologie für Praxis und Klinik. de Gryter, Berlin New York, S 175–280

Fitzmaurice H, Fowler CJ, Rickards D et al. (1985) Micturition disturbances in parkinson's disease. Br J Urol Nephrol 57:652–656

Fonda D (1995) Management of the incontinent older patient. International Continence Survey Medicom Europe 2:2–9

Fonda D, Nickless R, Roth R (1988) A prospective study of the incidence of urinary incontinence in an acute care teaching hospital. Aust Clin Rev 8:102–108

Fonda D, Nickless R, Roth R (1990) Improving management of urinary incontinence in geriatric centres and nursing homes. Aust Clin Rev 10:66–71

Fonda D, Woodward M; D'Astoli M, Chin WF (1994) The continued success of conservative management for established urinary incontinence. Aus J Ageing 13:12–16

Frewen UK (1970) Urge and stress incontinence: fact und fiction. J Obstet Gynecol 77:932–934

Frewen WK (1979) Role of bladder training in the treatment of the unstability bladder in the female. Urol Clin North Am 6:273–277

Frewen WK (1982) A reassessment of bladder trianing in detrusor dysfunction in the female. Br J Urol 54:372–373

Füsgen I, Barth W (1987) Inkontinenzmanual. Springer, Berlin Heidelberg New York

Füsgen I (1989) Inkontinenz nach zerebral-ischämischen Insulten. Z Gerontol 2:249–252

Füsgen I (1995) Inkontinent- und? Geriatrie Praxis 5:73–76

Füsgen I (1996a) Die Situation der Harninkontinenz in Deutschland. Notabene medici 8:379–380

Füsgen I (1996b) Harninkontinenz bei Älteren: hoher Aufklärungsbedarf bei Arzt und Patienten. Geriatrie Praxis 12:P24–P25

Füsgen I (1997) Multimorbidität und Harninkontinenz. In: Multimorbidität und Harninkontinenz. GIH – Bamberger Gespräche Band 1

Garcia C (1997) Inkontinenz, Multimorbidität und Demenz als Einflußfaktoren der Heimaufnahme. Dissertation, Universität Witten/Herdecke

Gaudenz R (1979) Der Inkontinenz-Fragebogen mit dem neuen Urge- und Streß-Score. Geburtshilfe Frauenheilkd 39:784–792

Geissbühler V, Bachmann U, Eberhard J (1994) Vaginale Östrioltherapie bei postmenopausalen Harninkontinenz- und Blasenbeschwerden: klinische und urodynamische Ergebnisse. Therapieempfehlungen. Kontinenz 3:231–237

Gelber DA, Good DC, Laven LJ, Verhulst SJ (1993) Causes of urinary incontinence after acute hemispheric stroke. Stroke 24/3:378–382

Glavind K , Mohr S, Walter S (1992) Pelvic floor training using biofeedback for muscle awareness in the treatment of stress urinary incontinence: preliminary results. Int Urogynecol J 3:288–291

Gormley GJ, Stoner E, Bruskewitz RC (1992) The effect of finasteride in men with benign prostatic hyperplasia. N Engl J Med 337:1185–1191

Gotved H (1983) Harninkontinenz ist überwindbar. Hippokrates, Stuttgart

Graber P (1973) Static and dynamic pressure parameters in the closure of the bladder. In: Lutzeyer W, Melchior H (Hrsg) Urodynamics. Springer, Berlin Heidelberg New York, S 96–102

Griebenow R, Kraemer L (1994) Cardial rhythm in elderly patients under therapy with Propiverin Hydrochloride. Poster: 24. Tagung der ICS, Prag 30.08.–02.09.1994/01.08.1994

Griffiths DJ, Harrison G, Moore M, McCracken P (1996) Variability of postvoid residual urinae volume in the elderly. Urol Res 24:23–26

Grüneberger A (1984) Treatment of motor urge incontinence with clenbuterol and flavoxate hydrochloride. Br J Obstet Gynaecol 91:275–278

Hadley EC (1986) Bladder training and related therapies for urinary incontinence in old people. JAMA 256:372–379

Hafner M, Meier A (1996) Geriatrische Krankheitslehre. Huber, Bern Göttingen Toronto, S 63–71

Hahn G, Mayer A (1993) Kürbisgewächse: Nutz-und Arzneipflanzen. Notabene medici 23:49–56

Hahn G, Mayer A, Wiltfang B (1993) Die Zwerg-Sägepalme: Serenoa repens – Sabal serrulatum. Notabene medici 23:89–96

Hahnemann CFS (1828 a) Reine Arzneimittellehre. Arnoldsche Buchhandlung, Dresden

Hahnemann CFS (1828 b) Chronische Krankheiten, ihre eigentümliche Natur und homöopathische Heilung. Arnoldsche Buchhandlung, Dresden

Hammersen E (1995) Das „Göttinger-Luftpessar" gegen Inkontinenz und Senkungsbeschwerden. In: GIH (Hrsg) Referate Band 7. Deutscher Kongreß Dortmund, S 55–56

Hannapel J (1997) Medikamentöse Therapie. In: Stöhrer MH, Palmtag H, Madersbacher H (Hrsg) Neurogene Blasenfunktionsstörung – Neurogene Sexualstörung. Springer, Berlin Heidelberg New York, S 129–140

Hanzal E (1995) Aktuelles Therapiespektrum bei der weiblichen Harn-Inkontinenz. Kontinenz 4:143–148

Hanzal E, Berger R, Koelbl H (1993) Levator ani muscle morphology and recurrent genuine stress incontinence. Obstet Gynecol 81:426–429

Harrison GL, Memel DS (1994) Urinary incontinence in women: its prevalence and its management in a health promotion clinic see comments. Br J Gen Pract 44:149–152

Hasenbach J (1984) Steinschneider, Wundärzte, Heilkräuter. W Zuckschwerdt, München Bern Wien

Hauser W, Frick J, Ladurner G, Aulitzky W (1995) Blasenentleerungsstörungen bei Patienten mit Multipler Sklerose (MS). Kontinenz 4:247–249

Henalla SM, Kirwan P, Castleden CM, Hutchins CJ, Bresson AJ (1988) The effect of pelvis floor exercises in the treatment of genuine urinary stress incontinence in woman at two hospitals. Brit J Obstet Gynaecol 95:602–606

Herzog AR, Fultz NH (1990) Prevalence and incidence of urinary incontinence in community-dwelling Populations. JAGS 38:273–281

Hilton P, Stanton SL (1983) The use of intravaginal oestrogen cream in genuine stress incontinence. Br J Obstet Gynaecol 90:940

Hirschfeld M (1983) Workgroup of European Nurse-Researchers. Bern, 7.9.

Hochuli E, Buess H (1979) Die suprapubische Blasendrainage. Gynäkol Praxis 3:87

Höfner K (1995) Inkontinenzversorgung aus medizinischer Sicht. Madaus Inkontinenz Forum, München 6.12.

Hollo A (1984) Pflegerische Aspekte der Urininkontinenz. Altenpflege 9:500

Holst K, Wilson PD (1988) The prevalence of female urinary incontinence and reasons for not seeking treatment. N Z Med J 101:756–758

Hude R (1995) Blasenprobleme bei Diabetes mellitus. In: Referateband 5, Jahrestagung Medizinische Gesellschaft für Inkontinenzhilfe Österreich, S 7–12

Hufeland CW (1836) Enchiridion medicum. Jonas Verlagsbuchhandlung, Berlin

Hu T (1994) The cost impact of urinary incontinence on health care services. National Multi-Speciality Nursing Conference on Urinary Continence, Phoenix/AZ

Hu T, Gabelko K, Weis KA, Fogerty TE, Diokno AC, McCormick KA (1994) Clinical guidelines and cost implications in the case of urinary incontinence. Geriatr Nephrol Urol 4:85–91

Hunt S, Green A, Steel J et al. (1993) Promoting incontinence in the nursing home. Deakin Unversity Publishing Unit, Melbourne

Iosif CS, Bekassy Z (1984) Prevalence of genito-urinary symptoms in the late menopause. Acta Obstet Gynecol Scand 63:257–260

Jarvis GJ, Millar DR (1980) Controlled trial of bladder drill for detrusor instability. Br Med J 281:1322–1323

Jeffcate TNA, Francis WJA (1966) Urgency incontinence in the female. Amer J Obstet Gynecol 94:604–618

Jonas U, Petri E, Kissal J (1979) The effect of flavoxate on hyperactive detrusor muscle. Eur Urol 5:106–108

Josif CS, Batra S, Ek A, Astedt A (1981) Estrogen receptors in the human female lower urinary tract. Am J Obstet Gynecol I 41:817

Jünemann KP, Melchior H (1990) Blasenfunktionsstörungen bei Parkinson-Syndrom. Urologe A 29:170–175

Kämmer K, Büchler H (1938) Inkontinenzvorsorge und Blasentraining. Altenpflege 8:489

Kane RL, Ouslander JG, Abrams IB (1989) Essentials of Clinical Geriatrics. Chapter 6: Incontinence. McGraw-Hill, New York St. Louis San Franciso, S 139–189

Kaplan SAE, Blaivas JG (1995) Urodynamic findings in patients with diabetic cystopathy. J Urol 153:342-344

Kastert HB (1978) Urologische Erfahrungen mit einem Einmalbesteck zur suprapubischen Blasendrainage. Prakt Anäst 13:229

Kastrup O, Eikmeier G, Gaspar M (1991) Zentral-anticholinerges Intoxikationssyndrom. DMW 116:1748-1751

Katona F (1975) Stages of vegetative afferentation in reorganisation of bladder control during electrotherapy. Urol Int 20:19-26

Kelly LU, Wehner J (1979) Die Wirkung von Anticholinergika auf den Harnblasentonus und auf die Funktion der Harnentleerung. Z Urol Nephrol 72:763-769

Ketz E (1985) Harnblaseninkontinenz als Folge neurologischer Erkrankungen. In: Böhlau V (Hrsg) Inkontinenz. Schattauer, Stuttgart New York, S 97-108

Khan Z, Hertann J, Yang WC et al. (1981) Predictive correlation of urodynamic dysfunction and brain injury after cerebrovascular accident. J Urol 126:86

Kieswetter H, Schober W (1975) Lioresal in the treatment of neurogenic bladder dysfunction. Urol Int 30:63-66

Kieswetter H, Hennrich F, Englisch M (1983) Clinical and urodynamic assessment of pharmacologic therapy of stress incontinence. Urol Int 38:58-63

Kieswetter H (1979) Medikamentöse Behandlung der neurogenen Blasenstörung. In: Stöhrer M (Hrsg) Urologie bei Rückenmarkverletzten. Springer, Berlin Heidelberg New York, S 54-68

Kirschner-Hermanns R, Niehaus S, Wein B, Jakse G (1992) Konzept zur Durchführung eines erfolgreichen Beckenbodentrainings zur Therapie der weiblichen Streß-Inkontinenz. Kontinenz 1:62-66

Kirschner-Hermanns R, Niehaus S, Jakse G (1993) Bedeutung der vaginalen Elektrostimulation in der Therapie der Streß-Inkontinenz. Kontinenz 2:259-263

Kirschner-Hermanns R, Roos E, Schmiemann C, Jakse G (1995) Ambulante Uroflowmetrie als wichtige Ergänzung einer nicht-invasiven Diagnostik der Harn-Inkontinenz weiblicher Altenheimbewohner. In: Referateband 1995, 7. Deutscher Kongreß GIH, Dortmund, S 54

Klarskov P, Belving D, Bischoff N et al. (1986) Pelvic floor exercise versus surgery for female urinary stress incontinence. Urol Int 41:129-132

Kleinschmidt K, Weißbach L (1984) Instrumentelle Harndrainage. Altenpflege 9:133

Knebel L (1985) Blasenentleerungsstörungen nach zerebral-ischämischen Insulten. In: Bergener M, Kark B (Hrsg) Zerebrale Gefäßkrankheiten im Alter. Steinkopff, Darmstadt

Kohler P, Morales P (1968) Cystometric evaluation of flavoxate hydrochloride in normal and neurogenic bladders. J Urol 100:729-735

Kohli-Kumar M, Pearson ADJ, Sharkey I, Craft AW (1991) Urinary retention - an unusual dystonic reaction to continuous metoclopramide infusion. ICCP Ann Pharmacother 25:469-470

Koyano W, Shibata H (1985) Prevalence and Outcome of Low ADL and Incontinence. 13th International Congress of Gerontology. New York

Kunikata S, Park YL Kurita T, Hashimoto K (1993) Clinical study of the timed voiding schedule for urinary incontinence in demented elders. Acta Urol Jpn 39:625-629

Labay P, Boyarski S (1973) The action of imipramine on the bladder musculature. J Urol 109:385-387

Lachnit KS (1983) Behandlung der Urininkontinenz - Gestern und Heute. Jahrestagung der Schweizerischen Gesellschaft für Gerontologie 3.11. Luzern

Lagace EA, Hansen W, Hickner JM (1993) Prevalence and severity of urinary incontinence in ambulatory adults: an UPRNet study (Upper Peninsula Research Network). J Fam Pract 33:610-614

Lamm D (1995) Reizblase der Frau. In: Fischer W, Kölbel UH (Hrsg) Urogynäkologie in Praxis und Klinik. de Gruyter, Berlin New York, S 139-144

Lapides J, Diokno AC, Gould FR, Lowe BS (1976) Further observations on self-catherization. J Urol 116:169–170

Lara C, Nacey J (1994) Ethnic differences between Maori, Pacific Island and European New Zealand women in prevalence and attitudes to urinary incontinence. N Z Med J 107:374–376

Lauritzen C (1986) Die Behandlung der klimakterischen Beschwerden durch vaginale, rektale und transdermale Östrogensubstitution. Gynäkologie 19:248

Laval KU, Lutzeyer W (1980) Spontaneous phasic activity of the detrusor: a cause of uninhibited contractions in unstable bladders. Urol 35:182–187

Lee KS, Chan CJ, Merriman A, Tan EC, Osborn V (1991) Clinical profile of elderly urinary incontinence in Singapore: a community-based study. Ann Acad Med Singapore 20: 736–739

Lehr U (1985) Inkontinenz im Alter – psychologische Aspekte. In: Böhlau V (Hrsg) Inkontinenz. Schattauer, Stuttgart

Lenzen E, Füsgen I (1995) Ökonomische Bedeutung der Inkontinenz für das Pflegeheim. Kontinenz 4:200–202

Lewin RJ, Dillard GV, Proter RW (1967) Extrapyramidal inhibition of the urinary bladder. Brain Res 4:301

Light JK, Scott FB (1985) Management of urinary incontinence in women with the artificial urinary sphincter. J Urol 134:476

Lonicerus A (1564) Kräuterbuch. Frankfurt/M.

Lucke C (1986) Inkontinenz. In: I. Füsgen u. H. Komber (Hrsg) 1. GF Hennig-Symposium Gelsenkirchen Louisgang

Lyons AS, Petrucelli II RJ (1980) Die Geschichte der Medizin im Spiegel der Kunst. DuMont, Köln

Maany J, Greenfield H, Dhopesh V, Woody G (1991) Urinary retention as a possible complication of long-term diazepam abuse. Am J Psychiatry 148:685

Madaus G (1938) Lehrbuch der biologischen Heilmittel. Thieme, Leipzig

Madersbacher H (1984) Blasenentleerung ohne Hilfsmittel. In: Stöhrer M, Palmtag H, Madersbacher H (Hrsg) Thieme, Stuttgart, S 50–69

Madersbacher H (1987) Urinary incontinence – conservative therapy. Wien Med Wochenschr 137:377–381

Madersbacher H (1991) Harndrang und Reflexinkontinenz. Urologe A 30:215–222

Madersbacher H (1992) Die Harndranginkontinenz. Kontinenz 1:4–9

Madersbacher H (1993) Die Elektrotherapie der Harninkontinenz – Renaissance einer Behandlung. Therapiewoche 43:508–512

Madersbacher H (1995) Reizblasensymptomatik und Harndranginkontinenz – Wirksame Therapie mit Spasmolyt-Dragees. Der Allgemeinarzt 17:501–503

Madersbacher H (1996) Rationelle Diagnostik der Harninkontinenz im Alter. Urologe B 36:441–443

Madersbacher H, Jilg G (1990) Control of detrusorhyperreflexia by the infravesical instillation of oxybutynine hydrochloride. Paraplegia 29:84–90

Madersbacher H, Scott FB (1979) The twelve o'clock spincterotomy: technique, indications, results. Paraplegia 14:261–267

Madersbacher H, Stöhrer M, Richter R, Giannetti BM, Mürtz G (1991) Hochdosierte Applikation von Trospiumchlorid zur Therapie der Detrusorhyperreflexie. Urologe A 30:260–263

Madersbacher H, Stöhrer M, Mürtz G, Lauven G, Kuhn U (1993) Trospiumchlorid. Urologe B 33:89–93

Madersbacher H , Stöhrer M, Burgdörfer H, Richter R, Hachen HJ (1995a) Oxybutynin versus Trospiumchlorid: Vergleichsstudie zur Wirkung bei Detrusorhyperreflexie. Urologe A Suppl 1:110

Madersbacher H, Stöhrer M, Richter R, Burgdorfer H, Hachen HJ, Mürtz G (1995b) Trospium chloride versus osybutynin: a randomized, double-blind, multicentre trial in the treatment of detrusor hyperreflexia. Br J Urol 75:452–456

Mair D (1996) Fortschritte bei Inkontinenzhilfsmitteln. Iatros Urologie 12:26

Mallet TV Bump RC (1994) The epidemiology of female pelvic floor dysfunction. Curr Opin Obstet Gynecol 6:308–312

Mans U, Füsgen I (1990) Diagnose der Inkontinenz: einfach und sicher. Geriatrie Praxis 2:54–61

Marks RC (1977) How to manage neurogenic bladder after stroke. Geriatrics 32:50–53

Marquardt H (1985) Reflexzonenarbeit am Fuß. Haug, Heidelberg

Marshall VF, Marchetti AA, Krantz KE (1948) The correction of stress incontinence by simple vesicourethral suspension. Surg Gynecol Obstet 88:509–518

Mazur D (1992) Pharmakotherapie der Harninkontinenz. Arzneimitteltherapie 11:392–400

Mazur D, Wehnert J, Dorschner W (1994) Verträglichkeit und Wirksamkeit einer Langzeittherapie mit Propiverinhydrochlorid bei Drangsymptomatik und Dranginkontinenz. Kontinenz 3:17–21

Mazur D, Wehnert J, Dorschner G, Schubert G, Herfurth G, Alken RG (1995) Clinical and urodynamic effects of Propiverine in patients suffering from urgency and urge incontinence. Scand J Urol Nephrol 29:25–31

McCormick KA, Scheve AAS, Leahy F (1988) Nursing management of urinary incontinence in geriatric in-patients. Nurs Clin North Am 23:231–264

McDowell BJ, Engberg SJ, Rodigruez E (1996) Characteristics of urinary incontinence in homebound older adults. JAGS 44/8:963–968

McGrother C, Clarke M (1996) Inkontinenz. In Ebrahim S, Kalache A (eds) Inkontinenz. BMJ Publishing Group, London, S 353–368

McGuire EJ, Savastano J (1983) Long term followup of spinal cord injury patients managed by intermittent catherization. J Urol 129:775–776

Mehnert H (1992) Diabetes mellitus. In: Hornbostel H, Kaufmann W, Siegenthaler W (Hrsg) Innere Medizin in Praxis und Klinik. Thieme, Stuttgart New York 17:2

Melchior H (1995) Blasenfunktionsstörungen im Alter. Urologe A 34:329–333

Melchior H (1996) Harninkontinenz im Alter. Urologe B 36:435–440

Merkle W (1995) Die Harnröhrenverengung. Kontinenz 4:235–240

Methfessel HB (1993) Konservative Therapie der weiblichen Streß-Inkontinenz. Kontinenz 2:195–199

Milani R (1993) Double-blind crossover comparison of flavoxate and oxybutynine in women affected by urinary urge syndrom. Int Urol Gynecol J 4:3–8

Minaire P, Jacquetin B (1992) The prevalence of female urinary incontinence in general practice. J Gynecol Obstet Biol Reprod 21:731–738

Möhren I, Bach D (1995) Medikamentöse Behandlung der Harninkontinenz. Internist. Praxis 35:43–50

Moisey CU, Stephenson TP, Brendler CB (1980) The urodynamic and subjective results of treatment of detrusor instability with oxybutynine chloride. Br J Urol 52:472

Molander U (1993) Urinary incontinence and related urogenital symptoms in elderly women. Acta Obstet Gynecol Scand Suppl 158:1–22

Molander U, Milson I, Ehelund P, Mellström D (1990) An epidemiological study of urinary incontinence and related urogenital symptoms in elderly women. Maturitas 12:51–60

Monser C (1996) Blasenschwäche – ein wachsendes Problem der Versorgung. Home Care 4:11–13

Murdock MJ, Olsson CA, Sac DS, Krane RJ (1975) Effects of Levodopa on the bladder outlet. J Urol 113:803–805

Nahrstedt A (1993) Pflanzliche Urologica – eine kritische Übersicht. PZ 19:9–24

Narik G, Palmrich AH (1962) A simplified sling operation suitable for routine use. Am J Obstet Gynecol 84:400

National Kidney and Urologic Diseases Advisory Board (1994) Barriers to rehabilitation of persons with end-stage renal disease or chronic urinary incontinence. Workshop summary report, Mar 7–9, Bethesda/MC

Naurath HJ (1994) Diabetes mellitus im Alter. Habilitationsschrift, Universität Witten/ Herdecke

Naurath HJ, Füsgen I (1989) Typische Erkrankung des alten Menschen: Diabetes mellitus Typ II. Münch Med Wochenschr 131:164-168

Nichols DH, Randall CL (1989) Anterior colporrhaphy. In: Nichols DH, Randall CL (eds) Vaginal Surgery, 3rd edn. Williams & Wilkins, Balimore, pp 239-268

Nicolle EL (1995) Urinary tract infection in the elderly. Curr Opin Urol 5:45-47

Nietsch P (1990) Therapiemöglichkeiten bei Harninkontinenz. Wbu, Bingen

Noll F, McGuire EJ, Wang SC, Vasher EA, Savastano JA (1988) Intermittent catheterization and low pressure bladder. Proceedings, ASIA 14, Annual meeting, p 70

Noll F, Schreiter F, Goepel M (1997) Der artefizielle Sphinkter bei neurogener Blasenentleerung. In: Stöhrer M, Madersbacher H, Palmtag H (Hrsg) Neurogene Blasenfunktionsstörungen. Springer, Berlin Heidelberg New York, S 204-212

Nottingham C (1899, zit. nach Madaus 1938).

Olah KS, Brigdes N, Denning J, Farrar DJ (1990) The conservative management of patients with symptoms of stress incontinence: a randomized, prospective study comparing weighted vaginal cones and interferential therapy. Am J Obstet Gynecol 162: 87-92

Opitz JL (1984) Treatment of voiding dysfunction in spinal cord injured patients: bladder retraining. In: Barret DM, Wein AJ (eds) Controversies in neuro-urology. Churchill Livingstone, New York, pp 437-453

Oppenheimer DR (1978) The cervical cord in multiple sclerosis. Neuropathol Appl Neurobiol 4:151

Ouslander JG (1990) Urinary incontinence in nursing homes. JAGS 38:289-291

Pages IH (1996) Komplexe Physiotherapie der weiblichen Harninkontinenz - Grundlagen, Durchführung, Bewertung. Physiol Rehab Kur Med 6:19-24

Paro M, Pashar A, Prosdocimi M, Cherian PV, Fiori MG, Sima AAF (1994) Urinary bladder dysfunction in the BBW diabetic rate J Urol 151:781-786

Peattie AB, Plevnik S, Stanton SL (1988) Vaginal cones: a conservative method of healing genuine stress incontinence. Br J Obstet Gynecol 95:1049-1053

Peggs JF (1992) Urinary incontinence in the elderly: pharmacologic therapies. Am Fam Physician 46:1763-1769

Peschers U, Ruffinen FZ, Schaer GN, Schüßler B (1996) Der VIVA-Urethrastöpsel. Geburtshilfe Frauenheilkd 56:118-123

Peyrera AJ (1959) A simplified surgical procedure for the correction of stress incontinence in women. West J Surg 67:223-226

Pharmacia (1995) Krankengymnatische Übungen für Männer 1. Pharmacia, Erlangen

Pietzko A (1994) Influences of trospiumchloride and oxybutynine on quantitative EEG in healthy volunteers. Eur J Clin Pharmakol 47:337-343

Platt D, Mühlberg W (1996) Arzneimitteltherapie im Alter. Urologe A 34:249-272

Poewe W (1995) Blasenprobleme bei Morbus Parkinson. In: Referateband 5. Jahrestagung Medizinische Gesellschaft für Inkontinenzhilfe Österreich, S 5-7

Primus G, Fuchs S (1988) Miktionsstörungen bei Multipler Sklerose. Nervenarzt 59: 415-418

Primus G, Schmidt R (1996) Normaldruckhydocephalus als Ursache von Urgency und Urgeinkontinenz. Vortrag auf dem 5. Arbeitstreffen des Forum Urodynamicum, Hannover 10.-12.03.

Ralph G, Pieber D, Zivkovic F, Tamussino K (1995) Die operative Therapie der weiblichen Streß-Inkontinenz. J Urol Urogynäkol 2:7-13

Ratzmann KP (1996) Behandlung älterer Diabetiker mit Insulin. Geriatrie Praxis 6:53-56

Raz S (1976) Parkinsonism and neurogenic bladder. Urol Res 4:133-138

Resnick NM (1984) Urinary incontinence in the elderly. Med Grand Rounds 3:281-289

Resnick NM (1992) Urinary incontinence in older adults. Hosp Pract 27/10:139-184

Resnick NM (1995) Urinary incontinence. Lancet 346:94

Resnick NM (1996) Geriatric Incontinence. In: Diokno AC (ed) Geriatric Urology. The Urologic Clinic of North America WB Saunders, Philadelphia 23:55-74

Resnick NM, Yalla SV (1985) Management of urinary incontinence in the elderly. N Engl J Med 313:800-805

Resnick NM, Yalla SV (1987) Detrusorhyperactivity with impaired contractile function. JAMA 257:3076-3081

Resnick NM, Yalla SV, Laurino E (1989) The pathophysiology of urinary incontinence among institutionalized elderly persons. N Engl J Med 320:1-7

Richert F, Bertram HP (1997) Wechsel- und Nebenwirkungen einer medikamentösen Inkontinenztherapie im Rahmen der Multimorbidität Älterer. In: GIH (Hrsg) Multimorbidität und Harninkontinenz. Difo-Druck, Bamberg, S 38-48

Riotte J, Mutschler E (1987) Untersuchungen zur spasmolytischen Aktivität von Propiverin und einigen seiner Strukturanaloga. Arzneimittelforschung 37:300

Rossier AB (1979) Neurogenic bladder in spinal cord injured. Urol Clin N Am 1:125-138

Roussan MS (1983) Neurogene Blasenfunktionsstörungen. Sandorama 4:3-6

Roussan MS, Abramson AS, Levine SA, Fibel A (1975) Bladder training. Its role in evaluating the effect of an antispasticity drug on voiding in patients with neurogenic bladder. Arch Phys Med Rehabil 56:463-468

Sachsenmeier B (1991) Inkontinenz-Hilfen, Versorgung, Pflege. Schlütersche Verlagsanstalt, Hannover

Sanderson PJ (1995) Preventing hospital acquired urinary and respiratory infection. Br Med J 310:1452

Schach E, Schwartz FW, Kerek-Bodden HE (1989) Die EVaS-Studie – Eine Erhebung über die ambulante medizinische Versorgung in der Bundesrepublik Deutschland. Vol 91.1. Deutscher Ärzte-Verlag, Köln

Schilcher H (1992) Phytotherapie in der Urologie. Hippokrates, Stuttgart

Schmidbauer CP (1992) Vaginale Östriolapplikation zur Behandlung der postmenopausalen Harninkontinenz. Urologe A 31:384-389

Schnelle JF (1990) Treatment of urinary incontinence in nursing home patients by prompted voiding. JAGS 38:356-360

Schnelle JF, Sowelle VA, Hu TW, Traughber B (1988) Reduction of urinary incontinence in nursing homes: does it reduce or increase costs. JAGS 36:34-39

Schreiter F (1996) Stellenwert des artefiziellen Sphinkters in der operativen Behandlung der Harninkontinenz bei Mann und Frau. In: GIH Referateband, 8. Deutscher Kongreß Hamburg, Gesellschaft für Inkontinenzhilfe, S 63-64

Schultz-Lampel D, Thüroff JW (1992) Ansatzpunkt ist die neuromuskuläre Steuerung. Therapiewoche 42:3014-3022

Schultz-Lampel D, Thüroff JW (1993) Mischformen von Harninkontinenz. In: Hertle L, Pohl J (Hrsg) Urologische Therapie. Urban & Schwarzenberg, München Wien Baltimore, S 183-187

Schultz-Lampel D, Thüroff JW (1994) Harninkontinenz muß nicht sein In: GIH (Hrsg) Harninkontinenz. MMW Medizin, München, S 62-76

Schultz-Lampel D, Thüroff JW (1996) Medikamente bei Miktionsstörungen im Alter. Urologe B 36:444-448

Schultz-Lampel D, Thüroff JW (1997) Neurogene Systemerkrankungen – Ursache und Auswirkungen auf die Blasenfunktion. In: Stöhrer N, Madersbacher H, Palmtag H (Hrsg) Neurogene Blasenfunktionsstörungen. Springer, Heidelberg Berlin New York, S 18-33

Schwenzer T (1990) Konservative Behandlung der Harninkontinenz der Frau. Geriatrie 1:47-52

Seidel D, Özmann AS, Hülsbusch R (1990) Blasenstörungen bei multipler Sklerose. Medwelt 41:1053-1055

Seiler WO, Staehelin HB (1992) Desmopression reduces night urine volume in geriatric patients. Clin Investig 70:619

Seim A, Sivertsen B, Eriksen BC, Hunskaar S (1996) Treatment of urinary incontinence in women in general practice: observational study. BMJ 312:1459–1462

Sengler J, Sambuc R, San Marco P, Grosse D, Barbellion M (1993) Enquête épidémiologique sur les troubles mictionnels de la femme. Ann Réapt Med Phys 36 (4):251–257

Shiomi T,Yasukawa M,Yoshi M (1992) Urinary managements of 332 stroke patients in the chronic phase. Jpn J Urol 83:2029–2036

Simeonova Z, Bengtsson C (1990) Prevalence of urinary incontinence among women at a Swedish primary health care centre. Scand J Prim Health Care 8:203–206

Skelly J, Flint AJ (1995) Urinary incontinence associated with dementia. JAGS 43/3: 286–294

Smith A, Hosker G, Warrell D (1989) The role of pudendal nerve damage in the etiology of genuine stress incontinence in women. Br J Obstet Gynaecol 96:29

Stanton SL (1978) Diseases of the urinary system. Drugs acting on the bladder and urethra. Brit med J I:1607–1608

Starer P, Libow L (1990) Cystometric evaluation of bladder dysfunction in elderly diabetic patients. Arch Intern Med 150:810–816

Staskin D (1995) Die multizentrische Prüfung eines aufblasbaren Harnröhreneinsatzes zur Beherrschung der weiblichen Streß-Inkontinenz. In: U. Jonas (Hrsg) Jahrbuch der Urologie. Biermann, Zülpich, S 109

Steel J, Fonda D (1995) Minimising the cost of urinary incontinence in nursing homes. Pharmacoeconomics 7:191–197

Steinegger E, Hänsel R (1988) Lehrbuch der Pharmakognosie und Phytopharmazie. Springer, Berlin Heidelberg New York

Stewart BH, Banowski LHW, Montague DK (1976) Stress incontinence. Conservative therapy with sympathomimetic drugs. J Urol 115:558–559

Stöhrer M (1990) Alterations in the urinary tract after spinal cord injured – diagnosis, prevention and therapy of late sequelae. World J Urol 7:205–211

Stöhrer M (1994) Neurogene Blasenentleerungsstörungen. In: Jocham D, Miller K (Hrsg). Praxis der Urologie Teil 2. Thieme, Stuttgart New York, S 257–275

Stöhrer M (1995) Katheterismus bei neurogener Blase. In: Bach D, Brühl P (Hrsg) Harnwegsinfektionen. Jungjohann, Neckarsulm Lübeck Ulm, S 38–42

Stöhrer M, Bauer P, Giannetti BM, Richer R, Bergdörfer, Mürtz G (1991) Effect of trospium chloride on urodynamic parameters in patients with detrusorhyperreflexia due to spinal cord injuries. Urol Int 47:138–143

Stöhrer M, Burgdörfer H, Goepel M (1997) Der intermittierende Katheterismus. In: Stöhrer M, Madersbacher H, Palmtag H (Hrsg) Neurogene Blasenfunktionsstörungen. Springer, Berlin Heidelberg New York, S 141–148

Sugiyama T, Matsuda H, Oonishi N (1991) Effect of the cerebor-metabolism activator (bifemelane hydrochloride) on urinary incontinence and pollakisuria associated with dementia. Acta Urol Jpn 37:249–254

Sugiyama T, Matsuda H, Oonishi N (1993) Anticholinergic therapy of urinary incontinence associated with the elderly – with special reference to dementia. Jpn J Urol 84: 1068–1073

Sutherland SS (1976) The psychology of incontinence. In: Willington FL (Hrsg) Incontinence in the elderly. Academic Press, London, S 62–93

Svanborg A (1981) National Population Based Studies. Care of the Elderly. Paper submitted to WHO for Clogne Conference.

Tanagho E, McAnich J (1992) Smiths Urologie. Springer, Heidelberg New York

Tapp A, Cardozo L, Versi E, Montgomery J, Studd J (1988) The effect of vaginal delivery on the urethral sphincter. Br J Obstet Gynaecol 95:142

Taub NA (1994) Predicting the Disability of First-Time Stroke Sufferees at I Year. Stroke 25:352–357

Taylor MC, Bates CP (1979) A double-blind crossover trial of baclofen – a new treatment for the unstable bladder syndrome. Br J Urol 51:504–505

Teasdale TA, Taffet GE, Luchi RJ, Adam E (1988) Urinary Incontinence in a Community-residing Elderly Population. JAGS 36:600–606

Thalheim K (1995) Der Katheter in der Medizingeschichte. In: Bach D, Brühl P (Hrsg) Harnwegsinfektionen. Jungjohann, Neckarsulm Lübeck Ulm S, 6–7

Thom H (1991) Training der Beckenbodenmuskulatur und physikalische Therapie bei Harninkontinenz der Frau. Krankengymnastik 43/12:1355–1365

Thomas J (1985) Komplexe Reflexzonentherapie bei Harninkontinenz aus krankengymnastischer Sicht. Krankengymnastik 37, 236–2430

Thon WF (1994) Harninkontinenz. In: Jocham D, Miller K (Hrsg) Praxis der Urologie. Thieme, Stuttgart, S 275–303

Thon WF, Grünewald V, Stief CG (1996) Blasenfunktionsstörungen als urologische Diabeteskomplikation. Der Kassenarzt 23:40–88

Thüroff JW (1994) Gynäkologische Urologie. In: Jocham D, Miller K (Hrsg) Praxis der Urologie, Band 2. Thieme, Stuttgart New York, S 344–391

Thüroff JW, Schultz-Lampel D (1995) Harnblasenentleerungsstörungen. In: Steffens J (Hrsg) Gynäkologische Urologie. Enke, Stuttgart, S 43–53

Thüroff JW, Bunke B, Ebner A et al. (1991) Randomized, double blind multicenter trial on treatment of frequency, urgency and incontinence related to detrusor hyperactivity: oxybutynine versus propantheline versus placebo. J Urol 145:813–817

Thüroff JW, Alloussi S, de Geeter P et al. (1995) Stellungnahme des Arbeitskreises Urologische Funktionsdiagnostik. DGU Mitteilungen 1:20–22

Überreiter S (1995) Blasenprobleme bei Apoplexie. In: Referateband der 5. Tagung der Medizinischen Gesellschaft für Inkontinenzhilfe Österreich. 16.09., S 23–26

US Department of Health and Human Services (1996) Urinary Incontinence in adults: Acute and chronic management. Clinical practice guideline, Number 2 Update, S 13–18

Völter D (1984) Kompendium der Urologie. Fischer, Stuttgart

Wagner H, Wiesenhauer M (1995) Phytotherapie. Fischer, Stuttgart Jena New York

Walsh JJ (1968) Intermittent catheterization in paraplegia. Paraplegia 6:168

Walter S, Wolf H, Barlebo H, Jensen HK (1978) Urinary incontinence in postmenopausal women treated with estrogens. Urol Int 33:135

Warren JW, Muncie HL, Hebel JR, Hall-Craggs M (1994) Long-term urethral catheterization increases risk of chronic pyelonephritis and renal inflammation. JAGS 42/12:1286–1290

Wehnert J, Sage S (1993) Therapie der Blaseninstabilität und Urgeinkontinenz mit Propiverinhydrochlorid (Mictonorm) und Oxybutyninchlorid (Dridase) – eine radomisierte Cross-over-Vergleichsstudie. Aktuel Urol 23:7–11

Wehnert J, Kelly LU, Sage S (1981) Zur Therapie der Detrusorhyperaktivität mit Propiverin (Mictonorm). Z Urol Nephrol 74:827–832

Wein AJ (1991) Practical uropharmacology. Urol Clin N Am 18:269–281

Wells TJ, Brink CA, Diokno AC et al. (1991) Pelvic muscle exercises for stressurinary incontinence in elderly women. JAGS 39:785–791

Welz A (1988) Blasenfunktionsstörung bei Typ-II-Diabetikern – ein multifaktorielles Geschehen. Z Geriatrie 1:102–104

Welz-Barth A, Füsgen I (1995) Inkontinenz. In: Füsgen I (Hrsg) Der ältere Patient. Urban & Schwarzenberg, München Wien Baltimore

Wieland W, Hofstätter A, Melling HE (1977) Infektionsgefährdung bei Harnableitung mittels suprapubischem und transurethralem Katheter. Notabene medici 7:4–8

Wiesenauer M (1995) Geriatrische Praxis der Homöopathie. Hippokrates, Stuttgart, S 76–77

Williams ME, Pannill FC III (1982) Urinary incontinence in elderly: pathophysiology, diagnosis and treatment. Ann Intern Med (1982) 97 (6):895–907

Wolfs GG, Knottnerus JA, Janknegt RA (1994) Prevalence and detection of micturition problems among 2734 elderly men. J Urol 152:1467–1470

Yalla SV (1996) Neuropathic voiding dysfunction. Med Int Continence Survey 6:2–13

Yarnell JWG, Voyle GJ, Richards CJ, Stephenson TP (1981) The prevalence and severity of urinary incontinence in women. J Epidemiol Commun Health 35:71–74

Yu LC, Johnson K, Kaltrieder DL et al. (1991) Urinary incontinence: nursing home staff reaction toward residents. J Gerontol Nurs 17:34–41

Zech-Uber G, Alken P, Biedert S (1989) Neurogene Blasenstörungen. Nervenarzt 60: 127–134

Zeegers AGM, Kieswetter H, Kramer AEJL, Jonas U (1978) Conservative therapy of frequency, urgency and urge incontinence: a double-blind clinical trial of flavoxate hydrochloride, oxybutinin chloride, emepronium bromide and placebo. World J Urol 5: 57–61

Zimmer B (1994) Die Bedeutung der Harninkontinenz für die Hausarztpraxis. In: GIH (Hrsg) Harninkontinenz. MMW Medizin München, S 58–61

Zimmermann I (1989) Beckenbodentraining. Schlütersche Verlagsanstalt, Hannover

Zwergel U, Lindenmeier T, Zwergel T (1995) Harninkontinenz nach radikaler Prostatektomie. Kontinenz 4:51–56

Zwergel U, Wullich B, Rohde U, Zwergel T (1996) Unerwünschte Pharmaeffekte am unteren Harntrakt und bei der Therapie von Miktionsstörungen. Urologe B 36:449–453

# Sachverzeichnis

Druck: Saladruck, Berlin
Verarbeitung: Buchbinderei Lüderitz & Bauer, Berlin

# Springer
# und
# Umwelt

Als internationaler wissenschaftlicher
Verlag sind wir uns unserer besonderen
Verpflichtung der Umwelt gegenüber
bewußt und beziehen umweltorientierte
Grundsätze in Unternehmens-
entscheidungen mit ein. Von unseren
Geschäftspartnern (Druckereien,
Papierfabriken, Verpackungsherstellern
usw.) verlangen wir, daß sie sowohl
beim Herstellungsprozess selbst als
auch beim Einsatz der zur Verwendung
kommenden Materialien ökologische
Gesichtspunkte berücksichtigen.
Das für dieses Buch verwendete Papier
ist aus chlorfrei bzw. chlorarm
hergestelltem Zellstoff gefertigt und im
pH-Wert neutral.

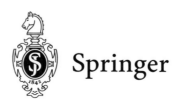